増刊 レジデントノート
Vol.17-No.17

栄養療法が わかる！できる！

プレゼンのカリスマから学ぶ基本知識と
症例問題で身につく実践力で、治療がグッとうまくいく！

泉野浩生／編

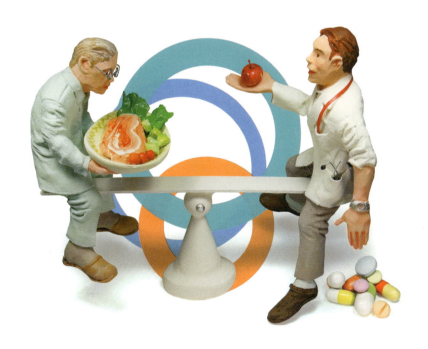

羊土社
YODOSHA

謹告

　本書に記載されている診断法・治療法に関しては，発行時点における最新の情報に基づき，正確を期するよう，著者ならびに出版社はそれぞれ最善の努力を払っております．しかし，医学，医療の進歩により，記載された内容が正確かつ完全ではなくなる場合もございます．

　したがって，実際の診断法・治療法で，熟知していない，あるいは汎用されていない新薬をはじめとする医薬品の使用，検査の実施および判読にあたっては，まず医薬品添付文書や機器および試薬の説明書で確認され，また診療技術に関しては十分考慮されたうえで，常に細心の注意を払われるようお願いいたします．

　本書記載の診断法・治療法・医薬品・検査法・疾患への適応などが，その後の医学研究ならびに医療の進歩により本書発行後に変更された場合，その診断法・治療法・医薬品・検査法・疾患への適応などによる不測の事故に対して，著者ならびに出版社はその責を負いかねますのでご了承ください．

序

 あなたはなぜこの本を手に取りましたか？栄養管理に興味があるから？自分が受けもった患者さんの栄養管理で困ったから？それとも，本の題名に惹かれたから…？

 近年，栄養療法が注目されるようになり，"NST（栄養サポートチーム）"は医療従事者にとっての常識となりました．ご存じの通り，栄養は患者さんにとってのエネルギー源．十分なエネルギーが摂取できなければ筋力も免疫力も低下しますが，栄養療法が成功すれば治癒力が増し，患者さんの表情や意識レベルが改善して，疾患に立ち向かう闘病心がわいてきます．治るため，生きるためには栄養療法が必要不可欠なのです．高カロリー輸液やPEGで命が救えるようになり，栄養に関するデバイスや栄養剤のバリエーションも増えて，たくさんの選択肢が存在するいま，栄養療法を活かすも殺すも，患者さんのQOLを上げるも下げるもあなたのさじ加減次第です．

 しかしその一方で，6年間の医学部教育カリキュラムのなかで栄養に関して学ぶ機会が少ないことが全国的に問題となっています．栄養士はもちろん，看護師，薬剤師，言語聴覚士，他のどの職種の卒前教育と比較しても，医学部における栄養学の講義は少ないのです．あなたは，医学部の講義で栄養について学んだことを覚えていますか？疾患の治療マニュアルにも，処方のレシピは書かれていても，食事・栄養のレシピについて書かれているものは少ないですよね．遭遇する頻度の高い肺炎の診療ガイドラインにさえ，"誤嚥性肺炎では絶食にしましょう"とも"誤嚥性肺炎だからこそ嚥下・摂食状況に合わせた食事を選びましょう"とも書かれていません．薬剤と同じように，食事箋を処方するのも医師なのに．指導医の先生によって考え方も違うし，病棟によって管理方法も違ったりして，「先生，飲水いつからですか？」，「あの患者さん，1割しか食べられていませんが，点滴抜いてもいいですか？」，「下痢していますけど，経腸栄養どうしましょう？」と聞かれて困ったこと，ありませんか？evidence-based medicine と言いながら，とりあえず入院したら絶食，って知らず知らずのうちに決めつけていませんか？栄養について後輩に聞かれたら，教えてあげられる自信がありますか？…医師には必要不可欠な知識だと思いませんか？

 私が長崎大学病院で研修医の先生に栄養の講義をすると，「もっと早く知りたかった」，「こんな大切なことも知らなかったなんて」，「栄養ってわかると面白い」と答えてくれます．たしかに，学生時代に習わなければ栄養管理は難しいですよね．輸液管理のように基礎から教えてくれる指導医の先生もなかなかいないですし，意外なことに若手医師向けに書かれた栄養学のテキストも少ない．しかし，栄養療法というジョーカーを使いこなせるようになると，間違いなくあなたの診療能力，患者さんの治癒力は向上します．なぜなら，患者さんの全身の病態を把握できていないと栄養療法の戦術は立てられ

ないし，栄養療法がうまくいくと合併症を減らすことができるからです．この本を手にした今，あなたの手元に栄養療法というジョーカーが回ってきました．それを活かすか殺すかはあなた次第．このチャンスを逃さずに，一度読んでみてください．

　企画にあたりまして，若手医師の皆さんにわかりやすく栄養療法を学んでもらうために，学会や講演でプレゼンテーションの巧みな先生方や，私と栄養療法に関するベクトル・バイブスが同じ先生方にお願いして資料を作成していただきました．内容に関しては，研修医からよく質問される項目や，栄養療法の醍醐味を味わえるエピソード，症例問題まで，他の職種向けに書かれたテキストにあるような疾患ではなく，若手医師の先生方が困るような病態・シーンを取り上げました．その魅力たっぷりのアツイ講義は，きっと皆さんの脳とおなかを存分に満たし，栄養療法のインパクトを感じさせてくれることと思います．また，普段は普通体で文章を書いていただくところを，執筆される先生方，羊土社編集部さんにお願いして，学会のプレゼンテーション，若手医師向けのセミナーと同じように丁寧体で執筆していただくことにしました．

　皆さんが栄養療法を学び，実践して，患者さんの治癒力と笑顔を引き出せるようになれることを心から願っています．

　そして，無理なお願いを受けていただいたカリスマプレゼンターの先生方と，栄養学講義を全国へ展開するチャンスをいただいた羊土社の皆さまに心から感謝いたします．

2015年12月

長崎大学病院　救命救急センター（前所属）
りんくう総合医療センター・大阪府泉州救命救急センター（現所属）

泉野浩生

増刊 レジデントノート
Vol.17-No.17

栄養療法がわかる！できる！
プレゼンのカリスマから学ぶ基本知識と症例問題で身につく実践力で、治療がグッとうまくいく！

序	泉野浩生	3（3069）
Color Atlas		10（3076）
執筆者一覧		12（3078）

序　章

栄養療法に魅せられた日々 …………………………… 東口髙志　14（3080）
● 命を紡ぐということ　● 広範肝切除周術期の輸液・栄養管理を変える　● 第二の肝臓をつくる
● PENSA2015 in NAGOYA

第1章　教えてほしかった栄養の基本～これだけは知っておきたい！

1. 栄養の基礎
～消化・吸収・代謝の基礎的な生理・生化学 ………………………… 北澤康秀　21（3087）
1. 食物網と栄養素　2. 三大栄養素とミネラル・ビタミン　3. 消化・吸収の解剖生理
4. 三大栄養素の消化・吸収　5. 三大栄養素の代謝　6. 侵襲下の代謝変動

2. 栄養状態の評価方法……………………………………太田黒崇伸，山野修平　30 (3096)
　　1. 入院時の栄養スクリーニング　2. 入院後のモニタリングとアセスメント　●Advanced Lecture

3. 嚥下機能の評価方法……………………………………………………久松徳子　42 (3108)
　　1. 嚥下のメカニズム　2. 嚥下障害が疑われる症状　3. 嚥下機能のスクリーニング・精密検査
　　4. 嚥下障害のパターン　5. 誤嚥のパターン

4. 健康寿命の決め手は腸内環境コントロール………………………辨野義己　51 (3117)
　　1. 現代医療解明のトップランナーとしての腸内常在菌　2. 腸内常在菌の全容解明　3. 腸内常在菌
　　による機能研究の進展　4. プロバイオティクスやプレバイオティクスによる腸内環境コントロー
　　ル　5. プロバイオティクス・プレバイオティクスの機能研究の進展

5. 栄養投与ルートの決めかた
　　〜経口？ 経腸栄養？ 胃瘻？ 静脈栄養？
　　…………………………………………………………………………吉田貞夫　57 (3123)
　　1. 最も生理的な栄養投与ルートを最優先する　2. 経口摂取可能の判断とリスクマネジメント
　　3. 経腸栄養導入の検討　4. 静脈栄養導入の検討　●Advanced Lecture：栄養投与ルートの選択
　　には，かなりの覚悟が必要！？

6. 栄養剤の種類，使い分け
　　〜種類が多くてわかりません………………………………………栗山とよ子　69 (3135)
　　1. 経腸栄養剤の分類方法を知ろう　2. 各種病態別経腸栄養剤の特徴を知ろう
　　●Advanced Lecture　3. 経腸栄養剤の分類と選び方のまとめ　4. こんな症例の経腸栄養管理　ど
　　うする？ 〜私はこうしている〜

7. 必要エネルギー量の計算，静脈栄養の考え方
　　〜計算は苦手です…………………………………………………松永典子　81 (3147)
　　1. 静脈栄養初期メニュー設定までの流れ

8. いつはじめるか？ 初期量は？ スピードは？ 増加・減量のタイミングは？
　　………………………………………………………………白井邦博，小谷穣治　90 (3156)
　　1. 経腸栄養　2. 経静脈栄養　3. refeeding症候群に注意！

第2章　困ったときの栄養管理〜差がつくテクニック

1. こんなときどうする？ ①　〜投与ルートを切り替えるとき ……………清水孝宏

1. 消化管の使用が困難な状況　2. 経腸栄養から静脈栄養への切り替えのタイミング　3. 静脈栄養から経腸栄養ルートへの切り替え　4. 経胃投与から経空腸投与への切り替え

2. こんなときどうする？ ②　〜嘔吐・下痢・便秘のとき ……巽　博臣

1. 経腸栄養施行時の注意点　2. 消化管合併症への対応　● Advanced Lecture：1. 重症患者に特徴的な下痢　2. 消化管機能は常に変化する

3. こんなときどうする？ ③　〜食べてくれないとき …………泉野浩生

1. 隠れている疾患がないか鑑別診断を立てる　2. 現在の咀嚼・嚥下状態に合った食事形態を選択する　3. 食事の量から攻めるコツ　4. 経管栄養を併用する　5. 症例問題の答え

第3章　症例＆問題で身につける栄養療法の実践力〜知りたい病態12選

1. 慢性肝疾患（慢性肝炎・肝硬変）の栄養管理 ……………土師誠二

1. 肝硬変患者の栄養代謝の特徴　2. 慢性肝疾患患者の栄養管理　症例問題1. 胃切除後難治性腹水を併発した肝硬変例の栄養管理　症例問題2. 肝性脳症で救急搬送された肝硬変症例の栄養管理

2. 腎機能障害の栄養療法 ……………………………瀬川裕佳

1. 窒素出納（窒素平衡，窒素バランス）　2. 非侵襲期CKD患者の栄養療法　3. 侵襲期の栄養療法　症例問題1. 保存期腎不全の栄養療法　症例問題2. 維持透析期腎不全の栄養療法　症例問題3. 侵襲期（AKI）の栄養療法

3. COPDの栄養療法 …………………栗原美香，長尾大志，佐々木雅也

1. COPDの基本知識　2. COPDの栄養療法　症例問題1. 安定期のCOPD患者の栄養管理　症例問題2. 急性増悪時のCOPD患者の栄養管理

4. 消化管切除術後の栄養療法 ………………………………………………藤田文彦 154 (3220)
   1. 消化管切除術後の栄養管理　2. 上部消化管手術における管理法　3. 短腸症候群における管理法　4. 術後合併症に対する管理法　症例問題1. 食道癌術後の栄養療法　症例問題2. 大腸全摘術後の栄養管理

5. 嚥下障害の栄養療法 …………………………………………………………小山珠美 166 (3232)
   1. 包括的クリティカル栄養ケアの必要性と職種連携による包括的ケアスキル　2. 経口摂取と経管栄養を併用する場合の提供方法　症例問題1. 脳卒中による摂食嚥下障害　症例問題2. 要介護高齢者の誤嚥性肺炎

6. 糖尿病の栄養療法 ……………………………………………………………川﨑英二 175 (3241)
   1. 糖尿病における栄養療法の基本　2. 血糖値はなぜ高くなるのか　3. 侵襲時の糖代謝　症例問題1. 慢性腎不全，高血圧合併例の栄養療法　● Advanced Lecture：食事療法がうまくいっているかどうかをどのようにして評価しますか？　症例問題2. 四肢切断患者の栄養療法

7. 周術期の栄養管理 ……………………………………………………………日髙重和 185 (3251)
   1. 術前の栄養療法　2. 術後の栄養療法　3. ERASプロトコール　4. 周術期栄養管理の実際　症例問題1. 消化管癌による高度狭窄に対する術前の栄養療法　症例問題2. 胃全摘術後の栄養療法

8. ICUでの栄養療法
   ……………………堤　理恵，中瀧恵実子，井内茉莉奈，阪上　浩，西村匡司 194 (3260)
   1. 栄養評価　2. 栄養投与ルートと開始時期　3. 目標投与エネルギー量の設定　4. 栄養剤の選び方　症例問題1. 熱傷患者の栄養療法　症例問題2. 重症急性膵炎の栄養療法

9. 終末期の栄養療法 ………………………………………………二村昭彦，東口髙志 203 (3269)
   1. 緩和期から終末期の栄養療法の基本知識　症例問題1. 終末期消化管閉塞に対する栄養療法　症例問題2. 終末期頭頸部がんの栄養療法

10. 化学療法中の栄養療法
    　　　　　　　　　熊谷厚志，比企直樹，峯　真司，井田　智，望月宏美，
    ……………………髙木久美，伊丹優貴子，伊沢由紀子，蓑輪雄一，中濱孝志 210 (3276)
    1. 化学療法に伴う摂食障害の発現機序と対策　症例問題1. Wernicke脳症

11. 小児の栄養療法 ……………………………………………………………児玉浩子 220（3286）

1. 小児の特性 2. 小児での栄養アセスメント 3. 小児の nutritional support team（NST）
症例問題1. 嘔吐と下痢をくり返す幼児 症例問題2. 肝機能異常の小児

12. 高齢者の栄養療法 ……………………………………………………………若林秀隆 229（3295）

1. サルコペニア 2. 褥瘡 症例問題1. 医原性サルコペニアの栄養療法 症例問題2. 褥瘡と重度サルコペニアの栄養療法

● **索引** ………………………………………………………………………………………… 237（3303）

Column

印象に残る症例 …………………………………… 29	マラソンしながら食事できますか？ …………… 152
現場から伝わる栄養療法の大切さ ……………… 40	手術は避けたい上腸間膜動脈（SMA）血栓症 …… 164
忘れられない1例 ………………………………… 49	食べたいもので元気になる ……………………… 173
栄養管理はライフワーク ………………………… 79	血糖コントロールで変わる予後 ………………… 183
自ら学び，正しい栄養療法を実践しましょう … 89	褥瘡と栄養 ………………………………………… 193
日々進歩し続ける栄養療法の世界 ……………… 98	なぜ急性期の栄養管理か？ ……………………… 201
患者を支えるアプローチ ………………………… 105	身近であり奥深い栄養管理 ……………………… 209
栄養状態の改善は，どうやって判断するか？ … 113	がん研有明病院における管理栄養士の活動 …… 217
私が栄養に目覚めた理由 ………………………… 121	私が栄養に関心をもったきっかけ ……………… 227
栄養療法の魅力と実践 …………………………… 133	私が栄養に関心をもったきっかけ ……………… 235
人はなぜ食べるのか？ …………………………… 142	

Color Atlas

第1章2 ❶

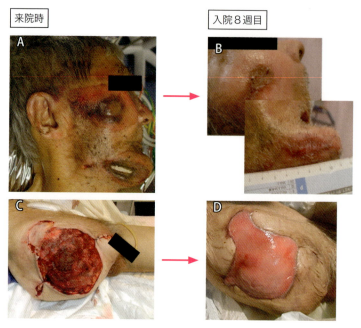

❶ 症例1の創部と褥瘡の経過
　A）顔面の褥瘡
　B）褥瘡は治癒
　C）皮膚縫合できなかった股関節離断部
　D）良好な肉芽が形成
（p. 38, 図5参照）

第1章3 （❷～❹）

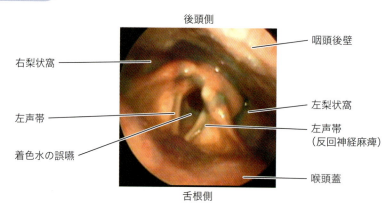

❷ 液体を誤嚥した嚥下内視鏡（VE）画像
　気管内に誤嚥した着色水が確認できる．むせはなかった（不顕性誤嚥）
　（p. 45, 図3参照）

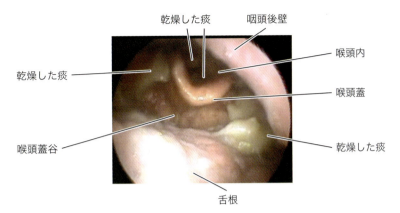

❸ 乾燥した咽頭内（VE画像）
粘膜は乾燥しかなり粘稠（一部硬化）な痰が粘膜にこびりついている．声帯付近にも乾燥した痰がみられる．声門を塞ぎ窒息しそうな状態
（p. 48，図5参照）

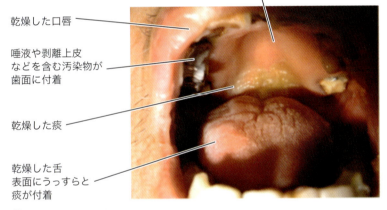

❹ 乾燥した口腔内
痰が乾燥し硬くなり口蓋と舌をつないでいた．痰が口狭をすべて覆うと窒息の危険性がある．また，食塊形成もできず口腔内から咽頭へ送り込むこともできず，話もできない．嚥下機能の評価もできない．まずは口腔ケアが必要
（p. 48，図6参照）

第3章11 ❺

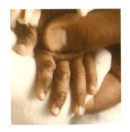

❺ 乳児の亜鉛欠乏による皮膚炎
（p227，コラム参照）

執筆者一覧

■編集

泉野浩生	長崎大学病院救命救急センター，現在　りんくう総合医療センター・大阪府泉州救命救急センター

■執筆（掲載順）

東口髙志	藤田保健衛生大学医学部外科・緩和医療学講座	小山珠美	NPO法人口から食べる幸せを守る会®（KTSM）/JA神奈川県厚生連伊勢原協同病院看護部
北澤康秀	近畿大学医学部救急医学，附属病院救命救急センター	川﨑英二	新古賀病院糖尿病センター
太田黒崇伸	飯塚病院救急部	日髙重和	長崎大学大学院腫瘍外科
山野修平	長崎大学病院救命救急センター	堤　理恵	徳島大学大学院医歯薬学研究部代謝栄養学分野
久松徳子	長崎大学病院特殊歯科総合治療部摂食嚥下リハビリテーションセンター	中瀧恵実子	徳島大学病院救急集中治療部
辨野義己	国立研究開発法人理化学研究所イノベーション推進センター	井内茉莉奈	徳島大学大学院医歯薬学研究部代謝栄養学分野
吉田貞夫	沖縄メディカル病院あがりはまクリニック／金城大学	阪上　浩	徳島大学大学院医歯薬学研究部代謝栄養学分野
栗山とよ子	福井県立病院内科	西村匡司	徳島大学病院救急集中治療部
松永典子	長崎大学病院薬剤部	二村昭彦	藤田保健衛生大学七栗記念病院薬剤課，藤田保健衛生大学医学部外科・緩和医療学
白井邦博	兵庫医科大学救急災害医学	熊谷厚志	がん研有明病院消化器外科胃外科
小谷穣治	兵庫医科大学救急災害医学	比企直樹	がん研有明病院消化器外科胃外科，栄養管理部
清水孝宏	那覇市立病院看護部		
巽　博臣	札幌医科大学医学部集中治療医学	峯　真司	がん研有明病院消化器外科食道外科，栄養管理部
泉野浩生	長崎大学病院救命救急センター，現　りんくう総合医療センター・大阪府泉州救命救急センター	井田　智	がん研有明病院消化器外科胃外科
土師誠二	社会医療法人愛仁会高槻病院消化器外科	望月宏美	がん研有明病院栄養管理部
		髙木久美	がん研有明病院栄養管理部
瀬川裕佳	近江八幡市立総合医療センター腎臓内科，NST	伊丹優貴子	がん研有明病院栄養管理部
		伊沢由紀子	がん研有明病院栄養管理部
栗原美香	滋賀医科大学医学部附属病院栄養治療部	蓑輪雄一	がん研有明病院薬剤部
長尾大志	滋賀医科大学呼吸器内科学講座	中濱孝志	がん研有明病院栄養管理部
佐々木雅也	滋賀医科大学医学部附属病院栄養治療部	児玉浩子	帝京平成大学健康メディカル学部健康栄養学科
藤田文彦	長崎大学大学院移植・消化器外科	若林秀隆	横浜市立大学附属市民総合医療センターリハビリテーション科

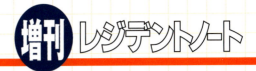

栄養療法が
わかる！できる！

**プレゼンのカリスマから学ぶ基本知識と
症例問題で身につく実践力で、治療がグッとうまくいく！**

序章

栄養療法に魅せられた日々

東口髙志

はじめに

　1998年6月1日，わが国初の全科型栄養サポートチーム（nutrition support team：NST）が，三重県の鈴鹿中央総合病院（病床数：500）に設立された．しかも，Potluck Party Method（PPM：持ち寄りパーティー方式）という欧米諸国には見当たらない兼業兼務で運営される全くオリジナルのシステムを主軸としたチーム医療として構築された．その後，PPMによる全科型NSTは全国に浸透・波及し，2006年には「栄養管理実施加算」，2010年には「NST加算」として診療報酬の算定が認められた．そして世界の舞台でもわが国のNSTの効果が大々的に評価されるようになってきた．

　本稿では，このNSTの立ち上げから栄養療法をわが国の医療の基盤とする取り組みを推進してきた著者が，栄養療法の魅力を皆さんにお伝えしたいと思い記したものである．

命を紡ぐということ

　1998年10月，鈴鹿中央総合病院の集中治療室には，立ち上がってまだ5カ月のNSTのメンバーが1つのベッドの周りを取り囲んでいた．一人の医師，彼はまだ40歳を少し過ぎたくらいの肝胆膵外科医であるが，わが国初の全科型NSTの創設者で，チェアマンでもある…この彼がベッドに横たわる患者さんの気管挿管チューブを抜去した．患者さんは咳き込みながら彼の手をしっかりと握り，涙ながらに自分自身の枯れた声で「ありがとう…先生！」とつぶやいた．この若き医師だけでなくNSTのメンバー全員がうっすらと目頭に涙を浮かべ，それがこぼれるのを必死にこらえていることが感じられた．

　この患者さんは51歳の男性．感染性重症急性膵炎で，発症後しばらく自宅で辛抱していたこともあり，来院されたときにはすでに高度重症症例であった．直ちに治療が開始されたが敗血症性ショックをきたしており，また肝障害および腎障害も併発し，生存はきわめて難しいと判定された．NSTに連絡が入り，直ちにアセスメントを開始し，経静脈輸液ルート（中心静脈カテーテルと末梢静脈カニューラ挿入）の確保と経鼻胃管を挿入した．外科チームとしては討議をくり返して，手術は効果なしと判定．経皮経肝胆道ドレナージを実施して，膵炎の推定範囲が広範なため全域におよぶ経動脈的膵酵素および抗菌薬注入療法を実施．経過を観た後，外科的治療を再度評価することとなった．膵炎の原因は脂質異常症と考えられた．入院時の身体計測値は，身長165 cm，体重78 kg，BMI 28.65と栄養状態は良好で，むしろ肥満傾向にあったが，想定される1日必要エネルギーは3,800 kcal以上であった．まずは敗血症による循環動態を安定させることが必

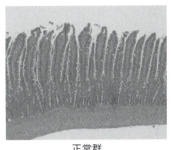 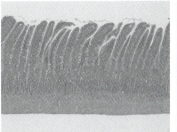 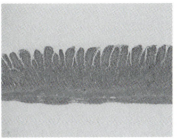

正常群　　　　　　　　　GFO投与群　　　　　　　　GFO非投与群

図1　長期絶食＋高カロリー輸液による絨毛上皮の変化とGFOの効果
GFO：グルタミン・水溶性ファイバー・オリゴ糖配合食品
文献1より転載

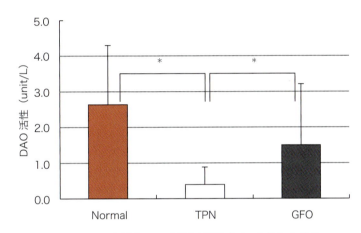

図2　TPNによる血漿中DAO活性の変化とGFO投与の効果
TPN：total parenteral nutrition（中心静脈栄養）
DAO：diamineoxydase
Normal群（n＝5）：対照，TPN群（n＝5）：中心静脈栄養＋絶食，
GFO群（n＝5）：TPN＋GFO投与
文献1より転載

要であり，入院後5日間は連日高度発熱もあったため，−2,800 kcal/日以上，累積14,000 kcal以上のマイナスエネルギーバランスとなった．肝障害，腎障害に加えてやはり肺水腫を併発し，気管挿管を余儀なくされた．

　当時の常識としては重症急性膵炎に経腸栄養の実施は推奨されないとされ，むしろ禁忌とする意見が多かった．しかし，感染性重症膵炎の感染源は腸内細菌叢であり，bacterial translocation（BT）によるものであることは，彼らのこれまでの研究で明らかであったため，その発症あるいは重症化予防を目的にGFO（glutamine-fiber-oligosaccharide）療法を併施した．GFO療法は，1991年，彼が勤務していた米国，オハイオ州シンシナティ大学外科（JE Fischer教授に師事）で行った腸管絨毛上皮の代謝動態の研究から発案し独自に開発したもので，少量の経口・経腸投与で，まるで普通の食事を摂取したように絨毛上皮の発育を維持するものであった（図1，2）[1]．そもそも術後の絶食期間に投与し，長期絶食による絨毛上皮の萎縮を抑制するものとして開発したが[2]，その後の研究で急性膵炎やイレウス時のBT抑制に効果があることが判明した．このGFO

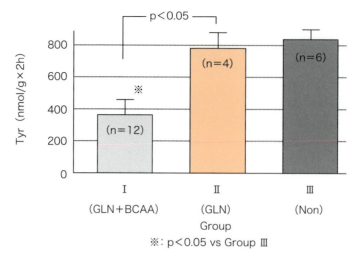

図3 骨格筋におけるタンパク崩壊度 −CLP実施48時間後：経静脈栄養ラット−
GLN＋BCAA：グルタミン＋分岐鎖アミノ酸投与群
GLN：グルタミン投与群　Non：アミノ酸非投与群
CLP：cecal ligation & puncture（敗血症モデル）
Tyr：チロシン

療法に加え，入院後5日目からは分岐鎖アミノ酸（バリン，ロイシン，イソロイシン：BCAA）の投与を開始した．この投与によってタンパクの喪失を抑制し，同時にタンパク合成を促進するためであった（図3）．ちなみに，このようなアミノ酸の経腸投与が胆汁分泌や膵液分泌を亢進しないことも1986年頃の胆汁，膵外分泌に関する研究で明らかにしていた．

結果的にその後，およそ30日間の闘いとなったが，この治療の間，患者さんのストレスを考慮してご家族の同意のもと，ほぼ完全麻酔下で管理した．循環動態や血糖値をはじめとする代謝動態の制御がかなり容易となり，またストレス性潰瘍の併発も抑制できた．

このようにこの患者さんは当時の最新の治療と代謝・栄養管理によって，命を紡ぐことができた．このような代謝制御や栄養療法を実践するに際して，常に念頭におくべきことが，「肝・腸管・骨格筋Axis」（図4）である[4]．この理論は彼が1992年，JE Fischer教授のもとで研究に研究を重ねた結果として，結論づけた臓器間相関の新しい概念である[2〜5]．これを基本にして栄養療法を考案すると，難しい症例であっても意外に簡単かつ効果的に治療が可能となる．

今回もNSTのメンバーはこの奇跡のような瞬間に立ち会うことができ，代謝栄養学の凄さを目の当たりにしたのである．しかし，これは奇跡などではなく，すべてエビデンスとそれをもとにした新しい発想によってもたらされた必然であったと感じる（図5）．

広範肝切除周術期の輸液・栄養管理を変える

1981年，彼は母校である三重大学医学部を卒業後，直ちに第一外科学（現　肝胆膵外科）教室に入局し，水本龍二教授に師事した．当時は研修医制度が今と異なり，まず入局し，その後いくつかの教室をローテーションする．彼はまず肝胆膵外科で，ついで胸部外科での研修を選択した．

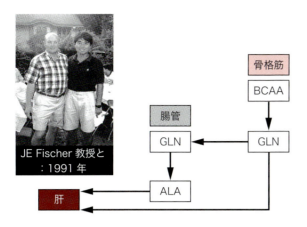

図4　肝・腸管・骨格筋 Axis
　GLN：グルタミン，BCAA：分岐鎖アミノ酸，
　ALA：アラニン
　骨格筋は分岐鎖アミノ酸をエネルギーとして代謝して，グルタミンを放出する．腸管はグルタミンをエネルギーとして用い，アラニンを放出．アラニンとグルタミンは肝臓でエネルギーとして用いられ，糖新生やタンパク合成にも利用される．
　文献4より作成

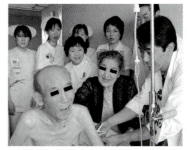

1998年：鈴鹿中央総合病院NST回診

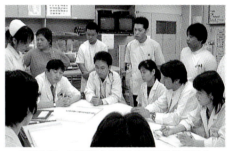

2003年：尾鷲総合病院NST回診前検討会

図5　鈴鹿中央総合病院，尾鷲総合病院NST

　この間，彼は医学部卒業直後ではあったが，当時肝臓外科医にとって花形であったICG Rmax〔ICG（インドシアニン・グリーン）負荷によってその最大処理能Rmaxを判定する〕による残存肝機能の研究に携わることになった．学生時代，やんちゃな素行のおかげで骨折し，学業に精を出したまさにそのわずかな期間に勉強した酵素反応の知識が功を奏したのであった．そして，ICGの代謝反応を応用して全身の循環血液量の測定に成功する．これによって手術侵襲によってもたらされる術後の血管外水分量の増加（3rd space loss）を測定することも可能にした．1982年のことである．すべてはなぜ？　なんで？　どうして？　をくり返して追及した結果であった．この研究の先に，彼の博士課程取得の研究テーマである「硬変肝切除後の肺水腫発生機序の研究」が待っていた．これについての詳細は1987年の日本外科学会雑誌に委ねるとして[6]，この研究によって肝硬変合併肝切除後の輸液は明らかに変化し，現在の高度侵襲あるいは肝障害症例の周術期輸液管理の礎となった．さらに，切除後の残存肝の再生能の促進へと研究は進む．術後早期の経口・経腸栄養の有意性を証明しつつ，BCAA投与の有用性，後に彼の師匠となるJE Fischer教授の肝性脳症発症機序（Fischer理論），BCAA/芳香族アミノ酸（AAA）比（Fischer比），高濃度BCAA液（Fischer液）などの有効性や有用性を肝硬変症例，特に肝切除症例を対象に証明し，情報発信をしていった[7]．また，当時最も有名な肝障害患者の術前評価であったChildのCriteriaのなかにある，唯一主観的な事項，すなわち栄養評価を客観的に評価できないかともがき，あらゆる方法論とデータ解析を試した．結果，当時まだほとんど医学界で用いられていなかった多変量解析を用いた「肝障害症例のためのprognostic nutritional index for surgery（PNIS）」（図6）を考案し，術前の栄養状態が不良な症例では切除後の肝再生が不良であること，栄養状態を改善した症例では，切除範囲の拡大が可能であることなどを証明した[8]．これらの研究は結果的にいくつかの新たな道をもたらすことになった．

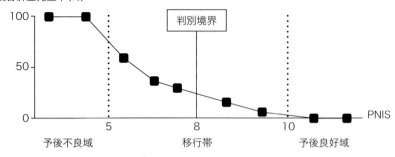

図6　肝障害症例のためのprognostic nutritional index for surgery（PNIS）
多変量解析を用いて算出した栄養評価による術後合併症発生予測指標である．判定基準は以下のごとくである．
PNIS ≧ 10：予後良好
10 ＞ PNIS ≧ 5：数値が高いほど予後良好
PNIS ＜ 5：予後不良
文献8より引用

第二の肝臓をつくる

　これらの臨床研究を行いながらあることに気づいた．肝障害があっても，骨格筋がしっかりしている症例（現在でいうサルコペニアではない症例）では，肝切除後の肝再生が良好で，合併症も少ないことを発見する．多少，オーバーに聞こえるかもしれないが，当時はまだ栄養アセスメントという概念はわが国には浸透しておらず，肝胆膵外科領域では併発する肝障害をベースとする高度栄養障害症例に対しても拡大切除を行っていた．そこで，術前に高濃度BCAAを投与して呼吸器トレーニングと全身運動を併施しながら，呼吸筋や四肢の骨格筋を太くし，質のよいタンパクを貯蓄するような栄養管理を実施したところ，術後合併症は一気に減少した．

　1980年代後半は，肝切除に際しては残存肝の機能が重視され，ICG Rmaxの他，ICG R15などの肝臓の色素代謝による評価が主流であった．その後，残存肝の糖とケトン体の代謝動態を評価するAKBR（ケトン対比）なども研究されたが，あくまで肝機能としての代謝動態に注視したものであり，全身の栄養状態に触れるものではなかった．そんなある日，彼がある研究会に出席した際，動物を用いた肝移植時のAKBRに関する研究発表を耳にした．AKBRはほぼ全面的に肝でのエネルギー代謝を表す指標であり，その理論からいくとAKBRが0.4未満になると肝細胞でのエネルギーチャージが低下し，一部のアミノ酸やケトン体がエネルギー基質となり，これが0.2を切ると細胞レベルでの代謝がストップするはずであった．彼もまた，その理論を検証しつつ肝移植のための研究を続けていたのであるが，自身のデータと発表されたデータを見比べ，ふとあることに気がついた．レシピエント側の手術で，完全に肝臓を除去した際にもAKBRがゼロとならない．理論的には少なくとも限りなくゼロに近い値になるはずである．このことはまだ誰も気づいていなかった．彼はすぐさま大学の研究室に戻り，新しい可能性を模索しはじめた．その脳裏にあったのは，肝臓をすべて失っても動物はしばらく生きており，しかもわずかではあるが肝臓を代償する機能を動物は有している…ならば，第二の肝臓をつくればよい…と．肝移植の場合，

ドナー側の肝機能があまりにも不良であると，レシピエントを求めている間に肝障害が高度となり，移植までの命を紡ぐことができなくなる．また，せっかく移植が上手くいってもその後の全身機能が不良で，生着にいたらなかったりする．もし，第二の肝臓を生体内につくることが可能であれば，移植までの期間を安全に延ばすことも，術後成績の向上にも貢献できる．もちろん，肝切除や他の治療においても大きな効果が得られるはずである．さらに移植すら不要となるかもしれなかった．これまでの臨床研究の成績とそれを補う動物実験によって，彼は第二の肝臓として骨格筋に着目する．そしてBCAAをはじめとする各種アミノ酸の投与効果をさらに突き詰めていった．そして，その考えを先に述べた当時すでにシンシナティ大学の名誉教授であったJE Fischer先生に提出し，その意見を求めた．数週間後に，Fischer教授から一通の手紙が届いた．「直ちに渡米せよ」との内容であった．1989年10月のことである．そして，翌1990年1月よりJE Fischer先生の元で新しいプロジェクトをスタートさせることになった．

PENSA2015 in NAGOYA

　2015年7月24〜26日に名古屋の国際会議場で第16回アジア静脈経腸栄養学会（PENSA）が開催された（図7）．彼は2年前よりこのPENSAの理事長を拝命し，そのまとめとしてこの学会の大会長を務めた．アジアだけでなく欧米各国から本当に大勢の代謝・栄養学を究めようとする多くの医療人が集結し，過去最高の参加を得ることができた．

　もちろん，JE Fischer教授も奥様とともに参加され，多くの日本の医療人とも親交を深めた．この会の最後のセッションで，各国の栄養関連学会のトップが参列するなか，彼はアジアの人々と欧米人との遺伝子的身体構成や食生活の違いなどを明確にする必要性を説き，世界規模での栄養評価の統一を提案した．これまで欧米の栄養に関するガイドラインは，すべて地球人は同じ身体構成をしているということが大前提であった．要するに，これらのガイドラインを用いる場合，欧米人の身体構成や食習慣を前提としたものであり，アジアの人々とはいろいろなところで差異があった．そこでそろそろこの差異について世界規模で話し合ってはどうかという提案である．このような提案をするには結構地道な努力が必要であり，ここに至るまでにおよそ3年の時間を要した．各国のトップ達は，次々と立ち上がり，賛同の意を述べた．そして参加していた各国の医療人達から次々と拍手が起こり，遂に会場全体がこの拍手の渦に飲み込まれていった．

　そして2016年1月，米国静脈経腸栄養学会（ASPEN）から，この世界規模の新しい試みがいよいよスタートする．

引用文献

1) 東口髙志，他：Glutamine-Fiber-Oligosaccharide（GFO）enteral formula の経静脈栄養実施時における腸粘膜の形態的・機能的変化に対する効果の実験的研究．外科と代謝・栄養，43：51-60，2009
2) Higashiguchi T, et al：Effect of glutamine on protein synthesis in isolated intestinal epithelial cells. JPEN J Parenter Enteral Nutr, 17：307-314, 1993
3) Higashiguchi T, et al：Sepsis increases production of total secreted proteins, vasoactive intestinal peptide, and peptide YY in isolated rat enterocytes. Am. J. Surg, 168：251-256, 1994
4) 東口髙志，他：敗血症時の肝，骨格筋，腸管の蛋白・アミノ酸代謝－硬変肝における侵襲時のmetabolic response と栄養管理．日消外会誌，26：1157-1162，1993
5) Higashiguchi T, et al：Effect of sepsis on mucosal protein synthesis in different parts of the gastrointestinal tract in rats. Clin Sci, 87：207-211, 1994

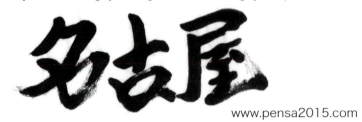

図7 第16回アジア静脈経腸栄養学会（PENSA），2015，名古屋

6) 東口髙志：肺水腫の発生機序からみた肝切除後の適正輸液組成並びに輸液量の実験的研究．日外会誌，88：1632-1643，1987
7) Higashiguchi T, et al：Administration of branched chain amino acids prevents bacterial translocation after liver resection in the cirrhotic rat. J Hep Bil Pancr Surg, 3：291-296, 1996
8) Higashiguchi T, et al：The preoperative nutritional assessment of surgical patients with hepatic dysfunction. Surg Today, 25：113-118, 1995

プロフィール

東口髙志（Takashi Higashiguchi）
藤田保健衛生大学医学部外科・緩和医療学講座　教授

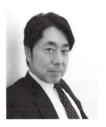

第1章　教えてほしかった栄養の基本〜これだけは知っておきたい！

1. 栄養の基礎
〜消化・吸収・代謝の基礎的な生理・生化学

北澤康秀

● Point

- 三大栄養素の役割と相互関係を理解する
- 栄養の二面性：エネルギー代謝と身体成分の合成
- 侵襲下ではたんぱく質異化の亢進が起こる

はじめに

　食物を摂取しその成分を利用して行われる生命活動を総じて「栄養」と呼び，その食べ物に含まれる身体に必要な成分を「栄養素」と呼びます．

　「医療が病気を治しているのではない」という理念は医療の本質として重要です．つまり，病原菌と戦い，損傷でいたんだ組織を修復しているのは，患者自身の身体であって，医療はそれを支援する環境調整作業にすぎません．わけても栄養管理はその最たるものといえます．

　傷病下の患者に対する栄養素投与（摂取）の量，組成，経路の決定の基本は，その患者に可能な範囲のなかで極力**生理的な方法**を選択することにつきます．その意味で，われわれの身体で日常機能している栄養・代謝の**生理的（健康的）**な様相を知り，それらが傷病時にどのような変容をするのかを知っておく価値は大きいです．

　本稿では，栄養の基礎と栄養素の消化・吸収について概説し，侵襲下における栄養動態の変容についても述べます．

1. 食物網と栄養素

　植物は太陽の光エネルギーを利用して光合成反応で体の構成成分を合成します．このことは，植物が太陽光エネルギーを分子エネルギーに変換して，その組織構造成分に貯蔵していると解釈できます．その植物を動物が食べ，小動物を大動物が食べます．すべての生物の身体（死骸も含めて）や排泄物は，他の動植物の栄養素になり，いわゆる食物網が形成されています．われわれはそれらさまざまな動植物を栄養素として食べて生存しているわけで，つまるところヒトは太陽光エネルギーを摂取して生きているともいえます（図1）．

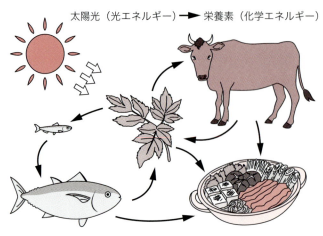

図1 食物網とエネルギー

2. 三大栄養素とミネラル・ビタミン（図2）

　糖質，脂質，たんぱく質は代謝という生命活動の根幹に不可欠であり，**三大栄養素**と呼ばれています．三大栄養素は代謝のための主材料（基質）です．代謝はエネルギー生成（ATP合成）と身体成分の合成という2つの要素からなります．糖質と脂質は前者のエネルギー源として重要であり，たんぱく質は後者の身体成分の基質になります．脂質は細胞膜などの脂肪性身体成分の基質にもなり，さまざまな疾病やエネルギー不足の病態では，たんぱく質はエネルギー源としても利用されるようになります．

　上記の代謝が円滑に行われるためにはミネラルとビタミンが不可欠で，いわば反応**触媒**のような調整因子として働いています．

　ミネラル（無機質とも呼ぶ）は，骨などの体の組織を構成するほか，さまざまな酵素分子内で電子キャリアーとして働いて代謝を調整します．ミネラルは，必要量は少ないですが体内ではつくることができないので，食べ物から摂る必要があります．ヒトの体内に存在し，栄養素として欠かせないことがわかっているミネラルとして，16種類（ナトリウム，マグネシウム，リン，イオウ，塩素，カリウム，カルシウム，クロム，マンガン，鉄，コバルト，銅，亜鉛，セレン，モリブデン，ヨウ素）が知られています．

　ビタミンは補酵素としてさまざまな酵素反応の反応速度を調整します．必要量は少ないですが，体内で合成できないか，できても量が不十分だったりするので，食べ物から摂る必要があります．ビタミンは水溶性ビタミンと脂溶性ビタミンに大分されます．水溶性ビタミンは過剰摂取しても尿中に排泄されますが，脂溶性ビタミンでは過剰摂取が人体に害を及ぼすことがあります．

　三大栄養素にこのミネラルとビタミンを加えて**五大栄養素**と呼ぶこともあります．

【つぶやき】

すべての生物は太陽光由来のエネルギーで生きています．太陽仏を神羅万象の源と考える大日如来信仰はある意味で的を射ています．

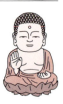

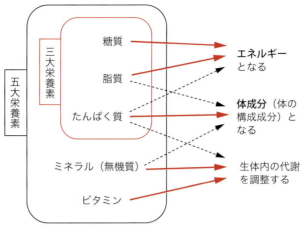

図2 三大栄養素と五大栄養素のはたらき
→：主なはたらき
---▶：副次的なはたらき
文献1より引用

3. 消化・吸収の解剖生理

1 口腔〜咽頭・食道の機能

　食物は，口腔内で咀嚼（嚙み砕き）と同時に唾液と撹拌されます．唾液には消化液としての作用があり，炭水化物の初期消化が行われます．口腔内で咀嚼と初期消化を受けた食物は，咽頭を通過し，食道の蠕動運動により胃に送り込まれます（**嚥下機能**）．

2 胃の機能

　胃は飲み込んだ食物を数時間後まで貯留し，少しずつ十二指腸へ送り出します（**リザーバー機能**）．胃酸（塩酸）により食物を酸性に保ち，菌の繁殖と食物の腐敗を防ぎます．消化酵素のペプシンによって，たんぱく質をペプトンと呼ばれる泥状物に消化します（**粉砕とたんぱく質消化**）．内容物が十二指腸へ出ていくと，十二指腸からセクレチンが内分泌され，その作用で胃のガストリン分泌は抑制され，胃の活動が抑制されます．胃には，アルコールなどの例外を除き，栄養素の吸収機能はありません．

3 小腸（十二指腸〜空腸〜回腸）の機能

　十二指腸総胆管と膵管が合流し，胆汁と膵液が注ぎ込まれます．前者は消化には直接関与しませんが，後者には三大栄養素に対する消化酵素が多く含まれています．炭水化物を分解する消化酵素としてはアミラーゼが，たんぱく分解酵素としてはトリプシンやキモトリプシンが，脂質分解酵素としては膵液リパーゼが知られています．

　食物の消化は十二指腸から空腸前半まででそのほとんどが完了します．消化された栄養素は小腸全域で吸収されることになります．

表1　三大栄養素の消化・吸収プロセス

	食物中の形態	消化による生成物（半消化態 → 消化態）	吸収経路
糖質	炭水化物	デキストリン → 多糖類 → オリゴ糖 → 単糖類*	小腸 → 門脈 → 肝臓
脂質	トリグリセリド	ジアシルグリセロール → モノアシルグリセロール* → 脂肪酸*	小腸 → リンパ管 → 体循環
たんぱく質	たんぱく質	ペプトン → オリゴペプチド* → アミノ酸*	小腸 → 門脈 → 肝臓

＊：腸管から吸収される形態

4 膵臓の機能

　膵臓は，食物の消化のための消化酵素を合成して膵液として十二指腸に流し込む外分泌機能と，全身の糖代謝をコントロールするホルモン（インスリンやグルカゴン）の生成分泌という内分泌機能を併せもっています．

5 大腸の機能

　大腸は，主に水分の吸収と便形態の調整をしています．腸内細菌による未消化物の発酵分解の場の提供もまた大腸の重要な機能です．

4. 三大栄養素の消化・吸収（表1）

1 炭水化物の消化・吸収

　炭水化物は，口腔，胃，小腸でアミラーゼなどの糖質分解酵素で消化されますが，その大半は小腸の役割です．分子形態としては，でんぷん類からデキストリン→多糖類→オリゴ糖（三糖類や二糖類）→単糖類へと低分子化されていきますが，最終消化態の単糖類にまで分解されてはじめて吸収可能になります．**小腸**で吸収された糖質は，**門脈**を経て**肝臓**に到達し，グリコーゲン/糖代謝の基質になります．

2 たんぱく質の消化・吸収

　たんぱく質は胃液中のペプシンによって多少は分解されるものの，消化のほとんどは膵液中のたんぱく分解酵素によってなされます．分子形態としては，たんぱく質からペプトン→オリゴペプチド（2～数個のアミノ酸からなるペプチドで，トリペプチドやジペプチドを含む）→アミノ酸へと低分子化されていきますが，トリペプチド以降で吸収が可能です．小腸粘膜におけるトリペプチドやジペプチドの吸収は，アミノ酸とは異なる輸送系を介していて，アミノ酸よりもすみやかに吸収されます．**小腸**で吸収されたトリペプチドやジペプチドやアミノ酸は，**門脈**を経て**肝臓**に到達し，たんぱく質合成の基質になります．

3 脂質の消化・吸収

　脂質の消化は，口腔や胃でもわずかに行われていますが，その大部分は脂質分解酵素である膵液リパーゼによって**小腸上部**で行われ，そこで吸収されます．分子形態としては，脂質からジアシルグリセロール→モノアシルグリセロール→遊離脂肪酸へと低分子化されていきます．小腸吸収細胞内に取り込まれたモノアシルグリセロールや脂肪酸は，その細胞内でアシルCoAを経てト

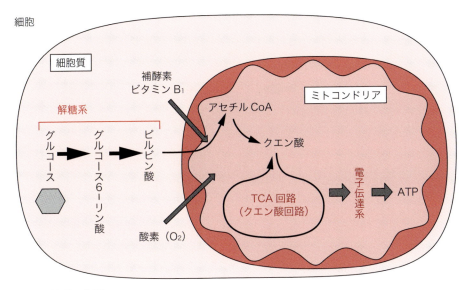

図3　糖質の代謝
文献1より引用

リグリセリドに再合成され，アポたんぱくと結合しキロミクロンを形成してリンパ管に放出されます．このキロミクロンは**胸管**を通って**体循環**に入ることになります．

5. 三大栄養素の代謝

1 糖質の代謝

　ブドウ糖は糖質を燃焼させるときの形であり，その代謝経路である解糖系はエネルギー代謝での主流になります（**図3**）．グリコーゲンは糖質の高分子貯蔵形態です．肝細胞では，糖質摂取が余剰のときに多糖類のグリコーゲンが合成され，糖質摂取が不足時にはグリコーゲンからブドウ糖が合成（**糖新生**）されます．筋細胞内にもグリコーゲンが貯蔵されていますが，そこでの筋肉運動には利用できても，ブドウ糖を合成して血中に放出することはできません．

2 たんぱく質の代謝

　たんぱく質の合成というと，アルブミンや筋肉組織の合成をイメージしがちですが，酵素たんぱくの合成はそれら以上に重要な代謝といえます（**図4**）．なぜなら，生体内代謝はそのほとんどすべてが酵素反応で行われており，「酵素反応は生命活動の根幹である」とすらいえるからです．

　定常状態の身体では，古くなったたんぱく質をアミノ酸へと分解し，その一方でアミノ酸を利用して新しいたんぱく質を合成するという新陳代謝が続けられています．アミノ酸の主たる役割は，たんぱく質の合成基質であり，その供給源は摂取した食品たんぱく質や自身の体たんぱく質です（**図5**）．ここでのたんぱく合成に必要なエネルギーは解糖や脂肪酸の分解（β酸化）でまかなわれます．

　一方，生体内で糖質や脂質からのエネルギーが不足すると，たんぱく質代謝は「分解（異化）＞

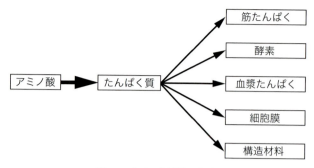

図4 たんぱく質の合成

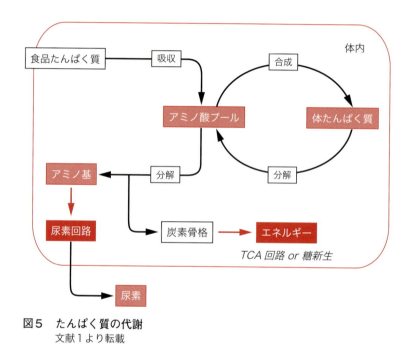

図5 たんぱく質の代謝
文献1より転載

合成（同化）」に傾き，**アミノ酸はブドウ糖の材料になります（糖新生）**．

3 脂質の代謝

　脂質は，エネルギー源になるほかに，細胞膜やホルモンの材料にもなります．脂質は1gあたり9kcalのエネルギーを貯蔵でき，都合のよいエネルギー貯蔵物質であり，多くが脂肪組織に貯蔵されています．脂肪組織中の中性脂肪（トリアシリグリセロール）の酸化（分解）は，ホルモン感受性リパーゼの作用によって起こります．ホルモン感受性リパーゼを活性化して脂肪分解を促進するホルモンとして，グルカゴン，アドレナリン，成長ホルモン，サイロキシン，糖質コルチコイドがあります．インスリンはこのホルモン感受性リパーゼ活性を抑制します．

　食事の直後のように脂肪酸が豊富なときには貯蔵が促進され，ブドウ糖を節約しなければならないときには，脂肪酸のβ酸化が進行するように調節されています．糖質不足で血糖値が低下し

てくると（インスリン分泌が抑制されると），遊離脂肪酸が血中に放出され，脳以外の組織での代替エネルギー源になります．しかし，脂肪酸からブドウ糖を合成する代謝経路がないので，**脂肪酸は糖新生の材料にはなれません**．

6. 侵襲下の代謝変動

　健常者のエネルギー摂取制限では，インスリンの分泌低下とグルカゴンの分泌亢進により，グリコーゲン分解と脂肪分解が起こります．過大侵襲を受けると，カテコラミン，糖質コルチコイド，グルカゴンの分泌が亢進し，エネルギー代謝が亢進します[2]．侵襲直後には，カテコラミンが大量に分泌されるため，インスリン分泌が抑制されますが，その後に回復します．インスリンは本来，ブドウ糖を優先的に燃焼させ，肝グリコーゲン，たんぱく質，脂肪の分解を抑制する作用をもちます．ところが侵襲継続下では，インスリン分泌が回復しても，インスリン拮抗ホルモン（コルチゾール，成長ホルモン，グルカゴンなど）の影響が遷延し，インスリンに対する細胞の反応性は低下しています．

　侵襲下のエネルギー代謝亢進はHypermetabolismと呼ばれ，圧倒的な糖新生の亢進が特徴です．この糖新生亢進は外からのエネルギー投与でも充足されにくく，患者はしばしばエネルギー不足に陥ります[3]．糖質の代替エネルギーとして，脂質の代謝は脂肪分解による遊離脂肪酸生成から脂肪酸のβ酸化へと連なる異化に向かいますが（カテコラミン期に著しい），遊離脂肪酸は糖新生の材料にはなれません．また，高カロリー輸液へのインスリン投与の積極的併用は，脂肪酸のβ酸化には抑制的に働きます．さらに食品中の脂肪でも点滴用の脂肪製剤でも，その主成分はトリグリセリドであり，遊離脂肪酸として投与できるものはありません．侵襲下のHypermetabolismに対する脂肪製剤投与の有用性については不明です．

　過大侵襲下での糖新生の基質としては糖原性アミノ酸が動員され，著しいたんぱく質異化の原因になります．アミノ酸動員によりアミノ酸プールが縮小に傾くと，異化の亢進に合成障害も加わり，低アルブミン血症がひどくなります．さらにたんぱく質異化とアミノ酸のエネルギー源としての利用が亢進すると，大量の尿素が合成されます（図6）．この尿素合成の亢進は，潜在的腎機能障害があると血清尿素窒素値（BUN）の上昇として顕在化します（BUN/Creatinine比＞10）．Creatinine上昇を伴わないBUN上昇をみたら，①エネルギー投与不足，②窒素投与過多，③消化管出血を想定して検討するのが臨床現場での常道です．

　重症患者の栄養管理で最も難渋するのが低アルブミン血症で，その原因への対策が重要です．低アルブミン血症の原因解明（表2）と栄養管理戦略において，尿中窒素量測定による窒素バランス評価とエネルギー消費量の評価が有用であることはいうまでもないでしょう．

【つぶやき】

健常人がエネルギー摂取制限を続けると，体脂肪が減少して痩せます．ところが重病を患うと，エネルギー不足に対して筋たんぱくがエネルギー源として動員されるため，サルコペニア型の体重減少が起こります（やつれる）．このやつれこそが，栄養管理の最大の難敵といえます．

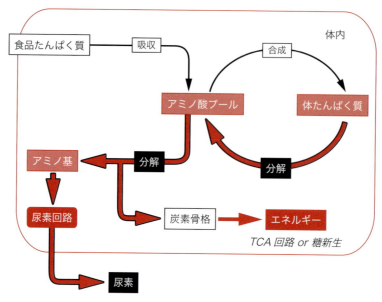

図6 過大侵襲下のたんぱく質異化亢進
文献1より転載

表2 低アルブミン血症の原因と対策

原因		確認方法	対策
熱量投与不足		窒素バランス，BUN/Creatinine比，間接熱量測定	カロリーアップ，NPC/N比の再調整
アミノ酸欠乏症		低アミノ酸血症のチェック〔アミノ酸分析，総分岐鎖アミノ酸／チロシンモル比（BTR）〕	窒素（たんぱく質，アミノ酸）投与の増量
栄養吸収不全		便性状，食事前後の血糖変動	栄養剤の変更
たんぱく含有水の大量喪失	尿中喪失	尿たんぱく定量	アルブミン製剤投与は禁忌，原疾患（ネフローゼ）治療：ステロイド，免疫抑制剤
	創部浸出液	ドレーン排液，創滲出液等の確認	創傷処置の工夫
	たんぱく漏出性下痢	便性状	原疾患（たんぱく漏出性胃腸症）の治療：ステロイド
たんぱく合成障害		トランスサイレチン，PT，CRP，Ch-Eの測定	たんぱく同化ステロイド
微量元素欠乏		微量元素の血中濃度測定	栄養剤の変更，微量元素付加投与
SIRSによる血管透過性亢進		循環モニター，エコー，全身性浮腫の存在	アルブミン製剤投与は原則禁忌

印象に残る症例

社交ダンス好きの超高齢女性．温泉の浴槽に浮かんでいたのを発見され救急来院しました．CPA（心肺停止）をかろうじて免れましたが，肺炎治療に難渋しました．酸素化障害が増悪しましたが，IC（informed consent）にて挿管呼吸管理はせず，急変時はDNAR（do not attempt resuscitation）対応となりました．ただ，社交ダンスへの復帰願望と旺盛な食欲は維持できました．最終的には自宅退院し社交ダンスも再開できました．

「しっかり食える患者は助かる」との教訓を得ました．

引用文献

1) 「栄養科学イラストレイテッド 基礎栄養学 改訂第2版」（田地陽一/編），羊土社，2014
2) Sobotka L, Soeter PB：Metabolic response to injury and sepsis.「Basics in Clinical Nutrition. 3rd ed.」（Sobotka L, et al/eds），pp124-129, Publishing House Galén, 2004
3) Chioléro R, et al：Energy metabolism in sepsis and injury. Nutrition, 13：45S-51S, 1997

プロフィール

北澤康秀（Yasuhide Kitazawa）
近畿大学医学部救急医学教授
附属病院救命救急センター長

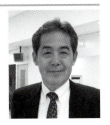

学生時代の私にとって，生化学の教科書は睡眠導入剤のような存在でした．そんな私が，なんと生化学大好き臨床医になりました．学生時代の丸暗記は実に無味乾燥でしたが，臨床の場で「患者に起こっていることを理解し対策を講じる」という目標を明確化すると，学習が随分と容易になりました．生化学の勉強って楽しいですよ．

第1章 教えてほしかった栄養の基本〜これだけは知っておきたい！

2. 栄養状態の評価方法

太田黒崇伸, 山野修平

Point

- 病歴, 診察所見, 基礎疾患から入院時の栄養状態, リスクを**総合的**に評価する
- 臨床検査項目は**栄養状態以外の影響**も受けるため, その評価には注意を要する
- 患者の栄養状態は変動しうるため, 栄養療法の評価は**定期的にくり返し**行う

はじめに

　低栄養状態は創傷治癒の遅延や合併症の増加などを引き起こし, さらには入院期間の延長や医療費の増大につながります. そのような悪影響を減らすためには患者の栄養状態を早期に評価し, 低栄養状態の患者に対しては適切な栄養管理を行うことが重要です.

　栄養評価とは特別な技能や検査を必要とするものではなく, 日常診療に栄養学的な視点を加えることで得られるものです.

　本稿では, 入院時のスクリーニングからその後のモニタリングにおける, 栄養評価のポイントと注意点を中心に解説します.

1. 入院時の栄養スクリーニング

　低栄養状態の患者を抽出するために行われるのが栄養スクリーニングです. 数多くのスクリーニング法が開発されていますが, 本稿ではわが国でよく用いられている**主観的包括的評価**（subjective global assessment：SGA）と, 血液検査で客観的に評価するCONUT（controlling nutritional status）法について解説します. これらのスクリーニングだけでなく, 入院後に栄養状態を悪化させるリスクとして肝機能, 腎機能, 耐糖能, せん妄などの精神状態なども検討しておく必要があります. 極度の低栄養状態では入院後に栄養療法を開始するとrefeeding症候群を発症する可能性があり, 電解質（特にK, Mg, P）の値は数日で劇的に変化するため注意が必要です.

1 主観的包括的評価（subjective global assessment：SGA）[1]

　SGAとは主観的観点からの問診・身体診察・病歴を組み合わせて行う栄養状態のスクリーニング法です. SGAで評価する項目を図1のSGAシートの例で示します. 評価結果は急性期入院患者や外来透析患者の平均在院日数や死亡率と相関すると報告されています.

```
A 病歴
  1. 体重変化
     □ 過去6カ月間の体重：_____kg，減少率_____％
     □ 過去2週間の体重変化：□ 変化なし _____kg（□ 増加　□ 減少）
  2. 食物摂取変化（通常と比較した場合）
     □ 変化なし
     □ 変化あり（期間）_____（□ 週　□ 月）
     食事内容：（□ 固形食　□ 十分な流動食　□ 不十分な流動食　□ 絶食）
  3. 消化器症状（2週間以上の持続）
     □ なし　□ 悪心　□ 嘔吐　□ 下痢　□ 食思不振
  4. 身体機能
     □ 機能障害なし
     □ 機能障害あり：（期間）_____（□ 週　□ 月）
        タイプ　□ 日常生活可能　□ 歩行可能　□ 寝たきり
  5. 疾患と栄養必要量
     初期診断名：_____
     代謝需要／ストレス：□ なし　□ 軽度　□ 中等度　□ 高度
B 身体　　　　　　　　（スコア：0正常，1軽度，2中等度，3高度）
     □ 皮下脂肪の喪失　（三頭筋_____　胸部_____）
     □ 筋肉喪失　　　　（四頭筋_____　三角筋_____）
     □ 浮腫　　　　　　（くるぶし部_____　仙骨部_____）
     □ 腹水　　　　　　（_____）
C 主観的包括評価
     □ A．栄養状態良好　□ B．中等度の栄養不良　□ C．高度の栄養不良
```

図1　SGAシートの1例

・SGAを用いた評価方法のポイント

A：病歴

SGAの病歴で最も重要な指標は「1．体重変化」です．体重の変化がどのくらいの期間でどの程度あったのかを評価することが重要です．病的な体重減少とは1カ月で5％，3カ月で7.5％，6カ月で10％以上のものと定義されます．例えば，体重60kgが1カ月で3kg，3カ月で4.5kg，6カ月で6kg以上減少すると病的です．「2．食物摂取変化（摂取量減少の有無）」や「3．消化器症状」は，入院後も経口摂取を妨げるリスク因子になります．「4．身体機能」や「5．疾患と栄養必要量」は必要とされるカロリーを考慮するうえで必要になります．

B：身体

図2のような部位の身体診察を行い，皮下脂肪や筋肉量の喪失の程度や浮腫，腹水などから体液量を評価しますが，ここではあくまでも主観的な観点で評価することが重要です．

C：主観的包括評価

最後に，評価項目全体を俯瞰して栄養状態を判断します．「中等度の栄養不良」は注意深い経過観察を要し，必要ならば直ぐに栄養療法を講じるべき状態で，「高度の栄養不良」は直ちに栄養療法を開始しなければならない状態です．

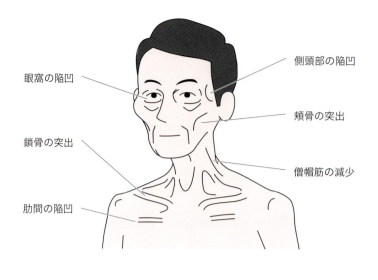
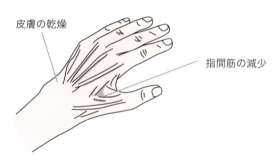

図2 栄養不良が疑われる身体所見

2 CONUT法（controlling nutritional status）

　血液検査の血清アルブミン値（Alb），末梢血総リンパ球数（TLC），総コレステロール値（T-Cho）をスコア化して算出したものがCONUT値で，タンパク質，脂質，免疫状態を指標として栄養状態を評価します（**表1**）[2]．検査結果だけでスクリーニングできるため，電子カルテのシステムを用いると，入院しているすべての患者のなかから低栄養状態の患者を拾い上げることも可能です．（各項目については後述の「**血液学的栄養マーカー**」を参照）

2. 入院後のモニタリングとアセスメント

　侵襲を受けた急性期の患者では必要カロリー設定の有用な指標はありません．したがって最初に設定した投与量，投与方法は，定期的に栄養状態をモニタリングして調整していく必要があります．モニタリングの指標には中長期的な栄養状態を表すのに適する「静的栄養指標」と，短期間の栄養状態の変化を反映する「動的栄養指標」の2種類があります．

表1　CONUT法のスコア表

アルブミン（g/L）	<2.50	2.5〜2.99	3.00〜3.49	≧3.5
Albスコア	6	4	2	0
総リンパ球数（/μL）	<800	800〜1,199	1,200〜1,599	≧1,600
TLCスコア	3	2	1	0
総コレステロール（mg/dL）	<100	100〜139	140〜179	≧180
T-Choスコア	3	2	1	0

CONUT値＝（Albスコア）＋（TLCスコア）＋（T-Choスコア）

栄養障害レベル判定	正常	軽度	中等度	高度
CONUT値	0〜1	2〜4	5〜8	9〜12

表2　新身体計測基準（JARD, 2001）

男性	AC（cm）	TSF（cm）	AMC（cm）	女性	AC（cm）	TSF（cm）	AMC（cm）
30歳以下	27.5±3.1	12.1±6.5	23.7±2.8	30歳以下	24.7±2.5	15.0±7.0	20.0±2.6
31〜40歳	28.4±2.9	13.0±5.9	24.3±2.7	31〜40歳	25.2±2.7	15.8±7.0	20.3±2.4
41〜50歳	27.9±2.7	12.0±5.1	24.1±2.6	41〜50歳	26.2±2.9	16.5±7.2	21.0±2.4
51〜60歳	27.0±2.7	10.7±5.4	23.7±2.6	51〜60歳	25.8±3.3	15.9±7.4	20.8±2.6
61歳以上	26.6±3.0	10.5±4.7	23.3±2.8	61歳以上	25.3±3.3	16.8±7.3	20.1±2.6
計	27.2±3.0	11.4±5.4	23.7±2.8	計	25.3±3.0	16.1±7.2	20.3±2.6

文献3より作成

1 静的栄養指標を用いた評価

　静的栄養指標は，身体計測や血清アルブミン値，免疫能など生物学的半減期が長く，代謝回転の遅い指標であり，開始時から中長期的に患者の状態を把握して栄養療法の適応や方法を決めるのに適しています．

1）身体計測

　客観的な栄養状態の指標として最も容易に測定可能なものは，身体計測から得られるデータです．まず基本となるのは身長と体重から算出する**BMI**〔body mass index：体重/（身長）^{2}（kg/m^2）〕です．理想体重はBMI22 kg/m^{2}が目安とされており，一般的に18.5 kg/m^{2}未満で「痩せ」と診断されます．その他の指標として全身の筋肉・脂肪量の目安となる**上腕周囲長**（arm circumference：AC）や**上腕三頭筋皮下脂肪厚**（triceps skinfold thickness：TSF）があげられます．ACやTSFから計算式で**上腕筋肉周囲径**（arm muscle circumference：AMC）や**上腕筋肉周囲面積**（arm muscle area：AMA）を求めることができます．基準値は年齢や性別で異なりますが，日本人の新身体計測値基準値がJARD2001としてまとめられています（**表2**）[3]．測定方法を**図3，4**に示します．

2）血液学的栄養マーカー

① アルブミン（Alb）

　静的栄養指標のなかで用いられる血液・生化学的指標としては，アルブミンが代表的です．アルブミンは血清中に最も多く存在するタンパク質で，身体がどれくらいタンパク質を生成してい

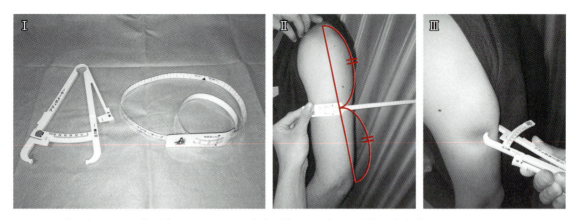

図3　アディポメーター（Ⅰ左）インサーテープ（Ⅰ右）と上腕周囲計測の手法（Ⅱ，Ⅲ）
利き腕ではない上腕を伸ばした状態で肩峰と肘先の中点の周囲径（AC）をインサーテープで測定し（Ⅱ），その位置において上腕三頭筋側の皮下脂肪をアディポメーターで挟み（Ⅲ），圧力線が一致するところまで押して皮下脂肪厚（TSF）を測定します．

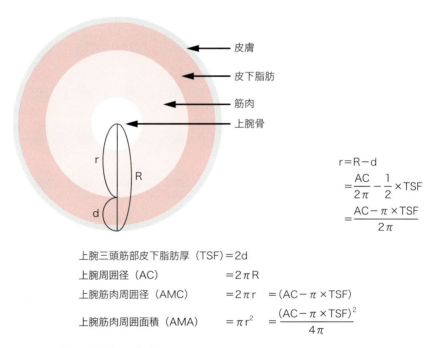

上腕三頭筋部皮下脂肪厚（TSF）＝2d
上腕周囲径（AC）　　　　　　＝2πR
上腕筋肉周囲径（AMC）　　　＝2πr　＝（AC－π×TSF）
上腕筋肉周囲面積（AMA）　　＝πr²　＝$\frac{(AC-\pi \times TSF)^2}{4\pi}$

$r = R - d$
$= \frac{AC}{2\pi} - \frac{1}{2} \times TSF$
$= \frac{AC - \pi \times TSF}{2\pi}$

図4　上腕周囲計測の計算式
文献3より作成

るのかを測る指標になります．3.0 g/dL以下では中等度，2.0 g/dL以下では高度の栄養障害を考えますが，栄養障害以外にもアルブミン値が低下する病態があります（表3）．
　感染症や外傷などの侵襲下では，サイトカインをはじめとするメディエーターの影響でアルブミン合成が低下します．このようなとき，同じ肝臓から合成されるC反応性タンパク（C-reactive

表3 アルブミン値低下の原因と主な疾患

原因	疾患
合成低下	肝硬変，炎症性疾患，感染症，外傷
体外喪失	ネフローゼ症候群，外傷，熱傷急性期
代謝亢進	甲状腺機能亢進症，炎症性疾患
栄養不良	低栄養，吸収不良症候群

protein：CRP）は上昇することから，アルブミン値の低下が単純に低栄養による合成能の低下とはいえないことは明らかです．また，侵襲期には血管透過性が亢進し血中のアルブミンが血管外へ漏出することで低アルブミン血症となります．**血中半減期が約21日間と長く，いったん低下したアルブミン値の回復には非常に時間がかかります．低栄養であればアルブミン値は低値になりますが，アルブミンが低値だからといって低栄養状態とはいえないのです．**

② 総リンパ球数（TLC）

低栄養状態では，免疫能が低下するため，静的栄養指標としてTLCを用います．栄養状態が悪いとTLCは減少しますが，免疫能は栄養状態だけでなく，ストレスや感染症，薬剤（例：ステロイド）などさまざまな因子に影響を受けるため，その解釈にも注意が必要です．

③ 総コレステロール（T-Cho）

コレステロールは，細胞膜の構成成分やステロイドホルモンの原料となるため生体にとって重要な成分で，侵襲期に低値が続く症例では予後が不良となります．T-Choは肝臓での合成能を反映し，アルブミンと同様に肝硬変や低栄養状態の患者では低下します．教科書的には静的指標に分類されるT-Choですが，実際は早期に回復してくることを「Advanced Lecture」で後述します．

2 動的栄養指標を用いた評価

動的栄養指標は，RTP（rapid turnover protein）や窒素バランスを用います．これらは生物学的半減期が短く，代謝回転が速い指標であり栄養状態の変化が反映されやすいという特徴があります．これらを用いて，現在行っている栄養療法が効果的かどうかを判断します．

1）RTP（rapid turnover protein）

RTPの代表的なものにはレチノール結合タンパク（retinol binding protein：RBP），トランスサイレチン（transthyretin：TTR，別名プレアルブミン），トランスフェリン（transferrin：Tf）などがあります（表4）．いずれもアルブミンに比べて半減期が短く，生体内プールの少ないタンパク質であるため，**より短期間の栄養状態の変化を評価するのに有用です．**

① レチノール結合タンパク（RBP）

レチノール結合タンパクはビタミンA（レチノール）を輸送するタンパクです．RTPのなかでも特に生体内プールが少なく，半減期も約0.5日間と短いため栄養状態の変動に応じて迅速に変動するとされています．肝障害や感染症の他にビタミンA欠乏症でも低値となり，甲状腺機能亢進症では代謝が亢進し低値となります．逆に過栄養による脂肪肝などでは高値を示します．腎不全では糸球体ろ過量が減少し高値となりますが，尿細管障害があると低値となります．

表4　RTPの特徴

	レチノール結合タンパク (RBP)	トランスサイレチン (プレアルブミン) (TTR (PA))	トランスフェリン (Tf)
機能	・ビタミンA（レチノール）の輸送	・甲状腺ホルモン（サイロキシン）の輸送 ・RBPと結合しレチノールの輸送	・鉄の輸送
分子量	21,000	55,000	76,500
半減期	0.5日	2日	7日
基準値	男性：2.7〜6.0 mg/dL 女性：1.9〜4.6 mg/dL	22〜40 mg/dL	男性：190〜300 mg/dL 女性：200〜340 mg/dL
高値群	・腎不全（GFR低下） ・脂肪肝	・甲状腺機能亢進症 ・ネフローゼ症候群 ・腎不全（GFR低下）	・鉄欠乏性貧血 ・妊娠中〜後期
低値群	栄養障害，肝疾患，感染症など		
	・ビタミンA欠乏症 ・甲状腺機能亢進症 ・尿細管障害	・家族性アミロイドニューロパチー	・ネフローゼ症候群 ・ヘモクロマトーシス

② トランスサイレチン（TTR，別名：プレアルブミン）

　トランスサイレチンは甲状腺ホルモン（サイロキシン）の輸送タンパクです．また，RBPと結合しレチノールの輸送にも関係します．プレアルブミンとも呼ばれますが，これは血清免疫電気泳動でアルブミンより陽極側に泳動されるからで，アルブミンの前駆物質ではありません．半減期は約2日間です．栄養障害の他に，肝障害や感染症などで低値となる一方で，ネフローゼ症候群や甲状腺機能亢進症では産生が亢進し高値を示すことに注意が必要です．

③ トランスフェリン（Tf）

　トランスフェリンは鉄の輸送タンパクで鉄欠乏性貧血の検査として用いられる検査項目です．鉄欠乏性貧血では，鉄を効率よく運べるように血液中のトランスフェリンは増加します．妊娠中後期にも鉄欠乏状態となるので高値を示します．肝障害や感染症などで低値となるのは他のRTPと同様です．ただし，トランスフェリンは他のRTPに比べて個人間変動が大きく，1回の検査結果だけで評価するのは注意が必要です．

● ここがピットフォール

RTPは，経時的な栄養状態の変化をみるのに適しているのですが，通常は保険診療で1カ月に1〜2回までとされることが多く，栄養障害のリスクのある患者でも適切なタイミングで測定する必要があります．

2）窒素バランス（窒素出納）

窒素バランスとは，タンパク代謝回転率から**生体が異化状態にあるのか同化状態にあるのかを評価するために用いる指標**で以下の関係式があります．栄養評価という点ではタンパク質投与量の指標にもなります．

窒素バランス（g/dL）＝〔タンパク質摂取量（g）/6.25〕－〔尿中尿素窒素量（g/dL）＋4〕

この値がプラスであるときは同化状態，マイナスであるときは異化状態にあると判断します．一般的に重症患者の回復期や妊婦などはプラスに傾き同化状態を示し，タンパクを消耗する病態やエネルギー摂取が不足するとタンパク（アミノ酸）はエネルギー源として消費されてしまい窒素バランスはマイナスに傾きます．マイナスバランスが続くと筋肉はどんどん減っていきます．

3 総合的に栄養状態を評価する

静的栄養指標と動的栄養指標の各項目について解説しましたが，いずれの項目も栄養状態以外の影響も受けるため，単独で栄養状態を判断するような姿勢は不適切です．最も重要なことは，**それぞれの栄養評価と病態を考慮したうえで総合的に患者の栄養状態を評価する**ことが重要です．

Advanced Lecture

救命救急センターに長期入院が必要な重症患者では，アルブミン値は1カ月後でも全く回復しませんが，必ずしも栄養状態が悪いわけではありません．またT-Choは静的指標とされていますが，予後良好な症例では，動的指標であるRTPよりも早期に回復してきます．また，症例2では前述したとおり感染により栄養マーカーが容易に低下することを示します．

症例1

低栄養状態で動けなくなり全身に多発する褥瘡を形成し右大腿部の褥瘡はガス壊疽で股関節離断を余儀なくされた症例．股関節離断部は縫縮できる皮膚がなく長期間の陰圧閉鎖療法を行いました（図5）．褥瘡と創部の肉芽形成は良好で栄養状態の改善は明らかですが，血液学的な栄養マーカーのほとんど，特にアルブミンは2カ月経過しても2.0 g/dLを超えることはありませんでした（図6）．

症例2

頸髄損傷で，入院翌日から経腸栄養を行った症例．経時的に栄養マーカーに改善を認めますが，4週目に尿路感染症を合併しました．CRPの上昇と反対に栄養マーカーは急激に低下しています．この症例でもアルブミンはなかなか上昇せず，RTPよりも静的栄養指標とされるT-Choの方が早期に回復しています（図7）．

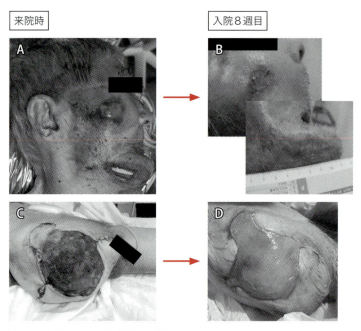

図5 症例1の創部と褥瘡の経過
　A）顔面の褥瘡
　B）褥瘡は治癒
　C）皮膚縫合できなかった股関節離断部
　D）良好な肉芽が形成
（Color Atlas①参照）

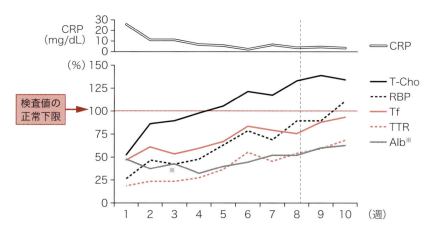

図6 症例1の正常下限値を100％とした各検査値の変化
　※2週目だけアルブミンを投与

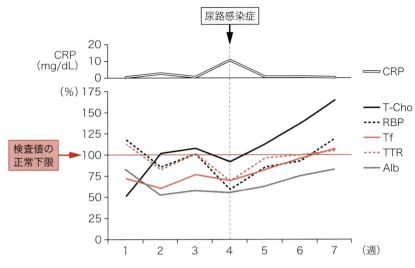

図7　症例2の正常下限値を100％とした各検査値の変化

おわりに

　これまで，栄養評価に関するさまざまな指標についてその重要ポイントや注意点を解説してきました．患者の栄養状態は，さまざまな因子の影響を受けて変化しうるものです．したがって，栄養評価はある時点のワンポイントのみで行うのではなく，**初診時から継続的にくり返し評価する**ことが重要です．

　本稿を通じて，レジデントの皆さんが栄養療法の取っ掛かりとして非常に重要な「栄養評価」について関心をもち，正しく評価を行うきっかけとなれば幸いです．

●ここがピットフォール
・低アルブミン血症＝低栄養ではありません！

●ここがポイント
・低栄養状態の患者や栄養リスクのある患者を早期に見つけ出す．
・急性期には栄養療法開始時にベストな投与量，投与方法を決定することはできないため，開始後も定期的にモニタリングし継続的に再評価する．

Column

現場から伝わる栄養療法の大切さ

NSTで回診すると，1週間近く絶食で3号液（維持液）だけ（最近はビーフリード®などアミノ酸入りの製剤も入るようになりましたが）を投与されている症例や，下痢のため安易に食事を止められている患者さんを見かけることがあります．長崎大学病院では，ポリクリでNST回診に参加する機会がありますが，なかには栄養に興味のなさそうな学生さんもたくさんいます．彼らにはいつも次のような質問をするようにしています．「自分が風邪引いたかな？と思ったら，どうしますか？」と聞くと，だいたい「ドリンク剤を飲みます！」とか「栄養とって寝ます！」と答えます．また，「自分が下痢したら，絶食にしますか？」と聞くと必ず，「絶食にはしませんよ．何か食べます！」と答えます．そこで「3号輸液は500 mLが86 kcalで同量のコーラが225 kcal．脳が1日に必要とするエネルギーはブドウ糖で100〜120 gだから400〜480 kcalは絶対に必要なんですよ」と説明すると，さっきまでは窓の外の遠くを見ていた栄養に興味のなさそうな学生さんが，これは何とかしなければ！と思って，「主治医の先生にも教えてあげた方がいいですかね？」とそれからは全く別人のように興味をもってくれることがあります．医学生に対する栄養の講義は6年間で数時間しかありませんが，栄養の教育は座学だけでなく，現場を見なければ理解してもらえないことを，いつも痛感しています．

引用文献

1) Detsky AS, et al：What is subjective global assessment of nutritional status？ JPEN J Parenter Enteral Nutr, 11：8-13, 1987
   ↑TNTコースでも紹介されるSGAの論文です
2) Ignacio de Ulibarri J, et al：CONUT：a tool for controlling nutritional status. First validation in a hospital population. Nutr Hosp, 20：38-45, 2005
   ↑最近，用いられるようになってきたCONUTスコアによるスクリーニングの論文です
3) 日本人の新身体計測基準値（JARD2001）．栄養‒評価と治療，19（suppl），2002
   ↑栄養士さんにアディポメーターを借りて，自分の身体を実際に測定してみましょう．参考文献2）にも測定法の説明があります

参考文献・もっと学びたい人のために

1) 「静脈経腸栄養ハンドブック」（日本静脈経腸栄養学会/編），南江堂，2011
   ↑栄養療法に必要な解剖や生理学とともに静脈経腸栄養が理論的に説明されています
2) 「認定NSTガイドブック2014　改訂第4版」（日本病態栄養学会/編），メディカルレビュー社，2014
   ↑説明する項目ごとに症例の提示があり実践的に学べます
3) 「静脈経腸栄養ガイドライン　第3版」（日本静脈経腸栄養学会/編），照林社，2013
   ↑Q＆A方式で文献を示しエビデンスに基づいて説明してあります
4) 「治療に活かす！栄養療法はじめの一歩」（清水健一郎/著），羊土社，2011
   ↑簡潔かつ明瞭に書かれており，初学者にオススメです

プロフィール

太田黒崇伸（Takanobu Otaguro）
飯塚病院救急部
2011年長崎大学卒．飯塚病院で初期研修を修了後，2014年より現職．
福岡県出身のためラーメンが大好きですが，最近血圧を気にして，食べる頻度を減らしています．筑豊地域42万人の医療圏にある唯一の救命救急センターで，救急診療の醍醐味を味わっています．ドクターカーの効果的な運用と研修医教育の充実が目下の目標です．救急や集中治療に興味のある方，ぜひ一緒に働きましょう．

山野修平（Shuhei Yamano）
長崎大学病院救命救急センター
大阪大学医学部附属病院　高度救命救急センター，沖縄県立こども医療センター・南部医療センターなどを経て2011年より現職．長崎大学病院のNSTコアメンバー
好きな食べ物：マンゴーが大好きなんですが，悲しいことに最近アレルギーであることがわかりました．マンゴーアレルギーは翌日発症することもあるので，注意が必要です！
資格その他：救急科専門医，温泉ソムリエ，長崎検定2級
長崎大学病院救命救急センターでは，栄養療法についていろいろ工夫をしています．世界遺産になった長崎へ観光に来られた際には，ぜひ見学に来てください．

第1章 教えてほしかった栄養の基本〜これだけは知っておきたい！

3. 嚥下機能の評価方法

久松徳子

> **● Point ●**
> - 病歴聴取のときの言葉と観察により嚥下障害を疑うことが評価につながります
> - 嚥下機能の評価には嚥下内視鏡検査（VE）と嚥下造影検査（VF）が有用です
> - 誤嚥性肺炎の予防だけでなく嚥下機能評価にも口腔ケアは重要です

はじめに

「倦怠感が強い」，「すぐに疲れる」などの訴えのほかに，「食事量が減った」，「水分もあまり摂っていない」となると食思不振から脱水→点滴となります．さらに聞くと，「むせる」，「喉につかえる」，「飲みこんだものが戻ってくる」など聞かれることがあります．このような言葉を引き出せると嚥下障害を疑うことができ，低栄養や脱水，誤嚥性肺炎の診断・治療につながります．

1. 嚥下のメカニズム

嚥下は，食物を口に取り込み咀嚼し飲み込む一連の動作が，脳幹からの嚥下運動パターン出力によるため，このパターンの時間的推移を5つの期に分けて考えます．先行期（食物を認識し口腔内へ取り込む），準備期（食物を咀嚼し食塊形成を行う），口腔期（口腔から咽頭へ），咽頭期（咽頭から食道へ），食道期（食道から胃へ）です（図1）．
液体の場合，舌と軟口蓋により口狭を閉鎖し，液体は一端口腔内に保持され一気に嚥下されます．固形物の場合，咀嚼を行いながら食塊は中咽頭へ送られ，喉頭周囲に到達し嚥下反射が起こります．
このように，液体と固体では嚥下反射のタイミングが異なるため，嚥下機能の評価は重要です．

2. 嚥下障害が疑われる症状

飲み込みにくさや残留感以外のサインにも注意が必要です．

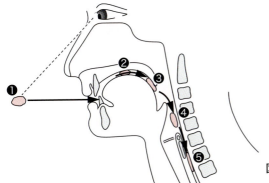

図1　摂食・嚥下のメカニズム
❶先行期，❷準備期，❸口腔期，❹咽頭期，❺食道期

1 わかりやすいサイン

- 食事中や食後のむせや咳
- 就寝中の咳（胃食道逆流？）
- 湿性嗄声（特に食後に声が変わる．咳払いで減弱または消失する）
- 胸や喉に詰まった感じ（食道内での逆流や停滞？）
- 喉にすっぱいものが上がってくる（胃からの逆流？）
- 嚥下機能を低下させる薬剤の服用（主に向精神薬，抗てんかん薬など）

2 見落としやすいサイン

- 食事内容の変化（飲み込みやすいものばかりを選んでいる）
- 食事時間の延長（なかなか飲み込まなくなった）
- 食欲低下（むせる・苦しいからと食べない）
- 食べ方の変化（上を向いて飲み込む．汁物と交互に食べる．口からこぼれる）
- 体重減少や脱水（むせるから食べない・飲まない）
- 倦怠感（熱もなく咳や痰の喀出もない場合もある）
- よく風邪をひく・肺炎になる（誤嚥性肺炎？）
- 微熱の持続（咳や痰の喀出もない場合もある）
- 口腔内が不潔（プラーク付着や食物残渣，口臭）

3. 嚥下機能のスクリーニング・精密検査

1 スクリーニング

①反復唾液嚥下テスト（repetitive saliva swallowing test：RSST）

30秒間の唾液の嚥下回数（甲状軟骨の十分な挙上）を評価し，2回以下は異常と判断します．口腔内が乾燥している場合には，わずかな水分を含ませることも必要です．

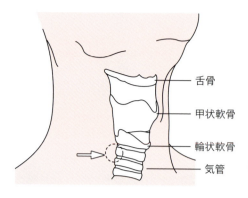

図2　頸部聴診における呼吸音聴取位置
輪状軟骨直下気管外側（⇨）に聴診器をあてる

②改訂水飲みテスト（modified water swallowing test：MWST）
冷水3mLをシリンジで口腔底に注ぎ嚥下を指示します．むせや湿性嗄声，呼吸状態の観察を行い，症状がみられた場合は誤嚥を疑います．

③頸部聴診
唾液や食物を嚥下する際，聴診器を輪状軟骨直下気管外側（図2）付近に固定し，嚥下前後の呼吸音を聴取します．嚥下前や後に湿性音が聴取される場合は嚥下障害が疑われます（嚥下時は嚥下性無呼吸となり呼吸が停止）．

不顕性誤嚥（むせない誤嚥，後述）の場合には，スクリーニングでは確認が困難な場合があります．全身状態など総合的に評価し，精密検査を実施します．

● ここがピットフォール：むせない誤嚥（不顕性誤嚥：silent aspiration）

唾液や食物が気づかないうちに気管に入り，むせのない誤嚥を生じます．これを不顕性誤嚥といいます．嚥下障害患者の約40〜60％には不顕性誤嚥を認めます[1, 2]．唾液や食物が気づかないうちに気管に入るため，むせのない誤嚥が起きます．スクリーニングテストでむせを認めないため食事を開始すると，誤嚥性肺炎を発症します．誤嚥を疑うような症状や場面がみられた場合にはVEやVFなどで確認しましょう．

2 精密検査

- 嚥下内視鏡検査（videoendoscopic examination of swallowing：VE（図3））
鼻咽腔ファイバー（直径3.6mm）を用いて，咽喉頭や声帯の動き，分泌物などの貯留・付着状況を観察し，摂食時の食物の残留・誤嚥状況を評価します（透明な液体は着色が必要）．代償法（嚥下法，食形態や姿勢の調節等）を併用し内視鏡下での訓練も行います．ベッドサイドや在宅診療での実施も可能です．

- 嚥下造影検査（videofluoroscopic examination of swallowing：VF（図4））
X線透視下でバリウムなどの造影剤を含む検査食を摂取し，口腔から食道での各器官の運動，食塊の流れを観察します．また，代償法にて誤嚥をしない摂食方法を検討します．

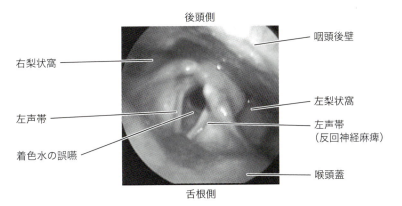

図3 液体を誤嚥した嚥下内視鏡（VE）画像
気管内に誤嚥した着色水が確認できる．むせはなかった（不顕性誤嚥）
（Color Atlas②参照）

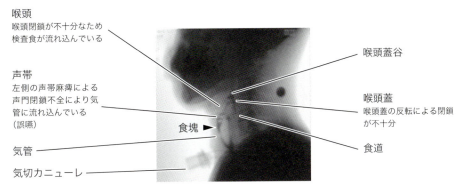

図4 とろみ水（バリウム）を誤嚥した嚥下造影（VF）画像
声帯を超え気管内に流れ込んでいるのが確認できる（嚥下中誤嚥）．むせはなかった（不顕性誤嚥）

嚥下機能評価では，誤嚥確認だけではなく，食形態や栄養剤，摂取動作，姿勢，家庭環境，社会的環境，口腔内環境，転院退院等を含め，食事の準備や介助等今後の生活までも見越して検討します．嚥下機能の評価には，才藤らの摂食嚥下障害の重症度分類（表）を用いるとよいでしょう．

表　摂食嚥下障害の臨床的重症度分類

分類		定義	解説	対応	直接訓練
誤嚥なし	7 正常範囲	臨床的に問題なし	治療の必要なし	必要なし	必要なし
	6 軽度問題	主観的問題を含め，何らかの軽度の問題あり．	主訴を含め，臨床的な何らかの原因により摂食・嚥下が困難である．	簡単な訓練．食事の工夫，義歯調整などを必要とする．	症例によっては施行
	5 口腔問題	誤嚥はないが，主として口腔期障害により摂食に問題がある．	先行期・準備期を含め，口腔期中心に問題があり，脱水や低栄養の危険を有する．	口腔問題の評価に基づき，訓練，食物形態・食事法の工夫，食事中の監視が必要である．	一般医療機関や在宅での施行可能
誤嚥あり	4 機械誤嚥	ときどき誤嚥する．もしくは咽頭残留が著明で臨床上誤嚥が疑われる．	通常のVFにおいて咽頭残留著明，もしくは，ときに誤嚥を認める．また，食事場面で誤嚥が疑われる．	上記の対応法に加え，咽頭問題の評価，咀嚼の影響の検討が必要である．	一般医療機関や在宅での施行可能
	3 水分誤嚥	水分は誤嚥するが，工夫した食物は誤嚥しない．	水分で誤嚥を認め，誤嚥・咽頭残留防止効果は不十分だが，調整食など食形態効果を十分認める．	上記の対応法に加え，水分摂取の際に間欠的経管栄養法を適応する場合がある．	一般医療機関で施行可能
	2 食物誤嚥	あらゆるものを誤嚥し嚥下できないが，呼吸状態は安定．	水分，半固形，固形食で誤嚥を認め，食形態効果が不十分である．	経口摂取は不可能で経管栄養が基本となる．	専門医療機関で施行可能
	1 唾液誤嚥	唾液を含めすべてを誤嚥し，呼吸状態が不良．あるいは，嚥下反射が全く惹起されず，呼吸状態が不良．	常に唾液も誤嚥していると考えられる状態で，医学的な安定が保てない．	医学的安定を目指した対応法が基本となり，持続的な経管栄養法を要する．	困難

＊訓練には，食物を使った**直接訓練**と食物を使わない**間接訓練**がある．間接訓練は6以下のどのレベルにも適応があるが，在宅で施行する場合，訓練施行者に適切な指導をすることが必要である
＊専門医療機関での施行は，慎重に行う必要性がある
文献3より作成

4. 嚥下障害のパターン

①先行期障害：覚醒低下，食思低下，食物の認知不良，食器・食具を使えない，開口しない，口へ運ぶ途中でこぼす
②準備期障害：口からこぼれる，咀嚼できない，食物の特性を判断できず食塊形成ができない
③口腔期障害：咽頭に送り込めない，嚥下後に口腔内に残る，嚥下反射が起こる前に食塊が気管に入る
④咽頭期障害：嚥下反射が起きない，鼻腔や口腔に食塊が戻る，食道入部が開かない，喉頭蓋反転不全，声門閉鎖不全
⑤食道期障害：停滞，逆流（括約筋の弛緩・閉鎖不全，蠕動運動障害，器質的狭窄）

5. 誤嚥のパターン

①嚥下前誤嚥：嚥下反射が起こる前に，食塊が気道に入ること
②嚥下中誤嚥：嚥下反射時に，喉頭閉鎖の遅延や不全があった場合に食塊が気管に入ること
③嚥下後誤嚥：嚥下後に，梨状窩などに残留したものが気管に入ること

上記は嚥下運動の時期により誤嚥の状況を評価した分類です（Logemannの分類[2, 4]）．前述の「4．嚥下障害のパターン」とともに嚥下機能評価のためにおさえておくとよいと思います．

1 誤嚥とむせ

むせる顕性誤嚥（audible aspiration），むせない不顕性誤嚥（silent aspiration）があり，前者は誤嚥物をある程度喀出できるため，肺炎を発症しても軽度で，後者は誤嚥物の喀出がないため肺炎が重症化しやすいです．

2 唾液の誤嚥

咽喉頭内の知覚が低下していると体温程度の唾液では嚥下反射が起きにくく，また唾液誤嚥により喉頭や気管の知覚も低下し，誤嚥してもむせにくく誤嚥性肺炎を発症しやすくなります．口腔ケアによりある程度の口腔内環境が保たれると，肺炎の発症なく経過する場合もあります．

3 吐物による誤嚥

嚥下障害がある場合，吐物を吐き出せずまた嚥下できずに誤嚥し，肺炎が重症化しやすいため，嘔吐を引き起こさないよう注意が必要です．胃食道逆流物においても同様です（Mendelson症候群）．

●ここがポイント：唾液誤嚥があると絶食？

体温程度の唾液では嚥下反射がおきにくいですが，食べ物は，味・匂い・温度・舌触りなど五感を刺激し嚥下反射を誘発するため，唾液誤嚥の状態でも経口摂取が可能な場合があります．適宜，嚥下機能評価を行い経口摂取への可能性を引き出しましょう．

●ここがピットフォール：絶食でも誤嚥性肺炎のリスクはあります．

絶食中でも唾液誤嚥の可能性はあります．口腔内細菌が貯留唾液中で増殖し，この唾液の誤嚥が肺炎につながります（口腔ケアが重要です）．

●よくある疑問　こんなときどうする？

①痰の吸引量が減った．ほとんど引けません…

口腔乾燥があり口腔内に**乾燥痰**が張り付いているときは，咽頭内も同じ状態のことがあります．内視鏡でのぞくと咽頭内に痰が貯留し，かなり粘稠～乾燥し吸引できない状態までみられ，窒息の原因になります．咽頭内に乾燥痰ができたら，吸入（痰を軟化）・吸引をくり返すか，口腔ケアで舌根部をケアして咽頭内も湿潤させ，内視鏡で確認しながら，ピンセットや鉗子で取り除くしかありません．乾燥痰を防ぐには日頃の適切な管理または**頻回の口腔ケア**が必要です．口腔ケア後には正しい評価ができます（図5，6）．

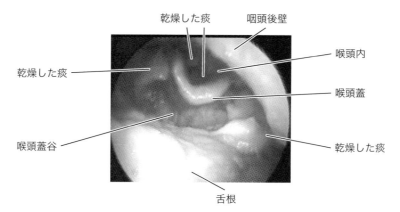

図5　乾燥した咽頭内（VE画像）
粘膜は乾燥しかなり粘稠（一部硬化）な痰が粘膜にこびりついている．声帯付近にも乾燥した痰がみられる．声門を塞ぎ窒息しそうな状態
（Color Atlas③参照）

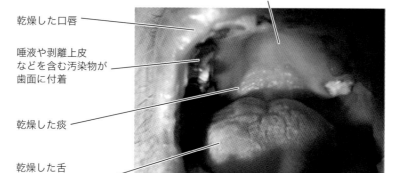

図6　乾燥した口腔内
痰が乾燥し硬くなり口蓋と舌をつないでいた．痰が口狭をすべて覆うと窒息の危険性がある．また，食塊形成もできず口腔内から咽頭へ送り込むこともできず，話もできない．嚥下機能の評価もできない．まずは口腔ケアが必要
（Color Atlas④参照）

②SpO₂があがりません…

口呼吸がなく鼻カニューレで酸素化が不良なときは,鼻汁が固まり**鼻閉**を起こしている場合があります.口腔ケアと一緒に鼻のケアも忘れずに.鼻閉があっては嚥下しにくく,味もわからず適切な嚥下の評価もできません.

③原因不明の嚥下障害?

80歳代男性,転倒骨折で入院.食事をほとんど摂らないため経鼻経管栄養を実施.聞いてみると,食事を摂らなくなった原因は義歯の不適合でした.このように嚥下機能は全く問題なく,**義歯の調整**のみで常食摂取となった症例もあります.まだまだ嚥下障害に対する理解は広まっていないようです.入院前は普通に食事を摂っていた場合,十分に**話を聞き**口腔内も**観察**し(義歯が合っているか聞くだけでよい),それから嚥下機能評価の必要性を判断してください.

おわりに

　嚥下障害を発見するには,まず嚥下障害を疑い評価へ導くことが必要です.実際には嚥下障害の原因疾患を有しない嚥下障害も多くみられます.診察時の会話や所見から嚥下障害を発見し,適切な食形態や摂取方法を選択して栄養補給を行い,間接訓練を実施することが必要であるという目をもつと,日常の診療がスムーズに行え,適切な栄養療法につながると思います.また,口腔内観察で食物残渣や舌苔,義歯の汚れのほかに,乾燥痰の付着も確認してください.カラカラ・ベタベタの口では食べられません.病歴聴取・観察・口腔ケアから有効な評価へと導いてください.

Column

忘れられない1例

　62歳男性.耳痛と咽頭痛の症状が改善しないため咽頭部悪性腫瘍を疑い生検を行ったところDLBCL(diffuse large B-cell lymphoma:びまん性大細胞型B細胞リンパ腫)の診断がついた.舌根部から喉頭に腫瘍が浸潤し2回目の化学療法で,喉頭蓋の壊死を生じた.唾液は口腔内に貯留し吐き出すかティッシュで拭き取っており,湿性嗄声でときどき咳き込む場面もあった.この間は輸液管理のみで,VEで唾液の誤嚥が確認されたため,廃用防止,咽頭収縮の強化および喉頭閉鎖の代償を目的とした間接訓練を行った.患者の努力もありVFにてリクライニング位60°でゼリー少量摂取から開始しペースト食(一口小スプーン1杯,3mL程度まで)へと移行した.その後全身状態の悪化により中心静脈と胃瘻からの栄養のみとなり3カ月後に逝去された[5].

* * *

　このように,喉頭蓋壊死による喉頭閉鎖不全でも,間接訓練の継続(患者の努力)により残存機能が強化され,代償法の併用により経口摂取ができた症例でしたが,いかにして最後まで口から食べていくかについて考えさせられました.また,経口摂取開始と食形態移行,栄養療法に対する考えについて主治医と嚥下リハチームとで差が生じるのはしかたがないことですが,十分な栄養摂取は治療を奏効させるための体の土台づくりであることを忘れないでほしいです.

引用文献

1) 水野雅康，才藤栄一：単純レントゲン検査による嚥下障害のスクリーニング—造影剤嚥下前・後レントゲン像とvideofluorography所見との比較—．リハビリテーション医学，37：669-675，2000
2) 「摂食・嚥下リハビリテーション 第2版」（才藤栄一，向井美惠/監，鎌倉やよい，他/編），医歯薬出版，2007
3) 才藤栄一，他：摂食・嚥下障害の治療・対応に関する統合的研究．平成11年度厚生科学研究費補助金研究報告書：1-17，1999
4) 「Logemann摂食・嚥下障害」（Logemann JA/著，道 健一，道脇幸博/監訳），医歯薬出版，2000
5) 久松徳子，他：Epstein-Barr Virus-Positive DLBCL of the elderlyの咽頭，喉頭浸潤による嚥下障害の経過とアプローチ．老年歯科医学，28：345-351，2014

参考文献・もっと学びたい人のために

1) 「誤嚥性肺炎―抗菌薬だけに頼らない肺炎治療」（藤谷順子，鳥羽研二/編著），医歯薬出版，2011
↑急性期〜慢性期〜在宅（日常生活）での対応
2) 「臨床の口腔生理学に基づく摂食・嚥下障害のキュアとケア」（舘村 卓/著），医歯薬出版，2009
↑医学と歯学を繋ぐ解説．教科書にない解説が面白い
3) 「よくわかる摂食・嚥下のメカニズム 第2版」（山田好秋/著），医歯薬出版，2013
↑基礎＝原理で解説．専門用語も注釈あり
4) 「疾患別に診る嚥下障害」（藤島一郎/監，片桐伯真，他/編），医歯薬出版，2012
↑各疾患と嚥下障害の関係を理解するための本
5) 「5疾病の口腔ケア―チーム医療による全身疾患対応型口腔ケアのすすめ」（藤本篤士，他/編著），医歯薬出版，2013
↑疾患の全体像の把握．口腔ケアの基本・実践法まで

プロフィール

久松徳子（Noriko Hisamatsu）
長崎大学病院特殊歯科総合治療部摂食嚥下リハビリテーションセンター
専門：歯科補綴学，摂食嚥下リハビリテーション学
炊きたてご飯と温かい緑茶はいいですね．興味ではないですがいろいろとものをつくることが好きです（下手）．抱負（心のなかにいだいている決意や志望）はなく，流れに身を任せています．皆さんはしっかりとした決意で医学の道に進んでいます．専門に突き進むのは未来のために大切ですが，食べること・栄養を摂ることが治療の基礎にあることを忘れないで下さい．

第1章　教えてほしかった栄養の基本〜これだけは知っておきたい！

4. 健康寿命の決め手は腸内環境コントロール

辨野義己

●Point

- 健康寿命の決め手は腸内環境コントロールにある
- 培養を介さない手法で腸内常在菌の全容解明が進んでいる
- 腸内常在菌による機能研究が進展している
- プロバイオティクスやプレバイオティクスによる腸内環境コントロール

はじめに

　21世紀は腸内常在菌の構造と機能が全面的に解明され，それを自らの健康管理に応用しえる時代です．健康寿命を担う宿主の加齢，ストレスおよび肥満における腸内常在菌の役割について関心が高まり，腸内環境コントロールの決め手として，プロバイオティクスやプレバイオティクスが期待されています．

1. 現代医療解明のトップランナーとしての腸内常在菌

　ヒトの腸内常在菌の構成はきわめて個人差が大きいために，腸内常在菌が棲む場である大腸はヒトの臓器のなかで最も種類の多い疾患が発症する場となっています．腸内常在菌を構成している細菌が直接腸管壁に働き，消化管の構造・機能に影響し，宿主の栄養，薬効，生理機能，老化，発がん，免疫，感染などにきわめて大きな影響を及ぼすことになります．腸内常在菌が産生した腐敗産物，細菌毒素，発がん物質，二次胆汁酸などの発がん促進物質が腸管自体に直接障害を与え，発がんを含むさまざまな大腸疾患を発症させるとともに，一部は吸収され長期間にわたって宿主の各種内臓に障害を与え，発がん，肥満，糖尿病，肝臓障害，自己免疫疾患，免疫能の低下などの原因になるであろうと考えられています（図）．

2. 腸内常在菌の全容解明

　ヒトの大腸内には多様な細菌が常在し，複雑な腸内常在菌叢を形成しています．ヒトが毎日排泄する糞便の約10％は生きた細菌で占められ，その大部分が嫌気性細菌です．詳細な研究により

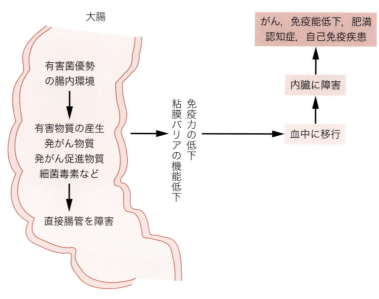

図　腸内常在菌と疾患の関係

　ヒトの大腸内には実に1,000種類以上，その数たるや糞便1gあたり約1兆個近い細菌が棲みついていることがわかっています．現在，起きている多くの病気がその関与なしには語れないほど，腸内常在菌は重要な存在としてクローズアップされています．そして21世紀に入り，腸内常在菌の研究も新しい段階を迎え，これまでの培養可能な腸内常在菌の解析から培養・単離を介さない分子生物学的手法を用いた培養困難な腸内常在菌を含む多様性解析が行われ，ようやくその全容が見えてきました．

3. 腸内常在菌による機能研究の進展

　腸内常在菌多様性解析の進展は，宿主の有する腸内常在菌の役割，特に生体防御機能解明に大きな貢献をしています．腸内常在菌がいかに生体防御機能をコントロールし，疾病予防に関与しているかについて，現代的課題であるストレス，加齢および肥満との関連性から述べます．

1 加齢

　加齢は「加齢に付随する生理学的機能の後戻り」と規定されています．いわば生体防御機能の低下とも理解されています．加齢による腸管運動の低下は排便・便秘にも影響を与え，食事成分の腸内滞留時間の長期化に繋がってきます．

2 ストレス

　生体は各種刺激に反応して脳下垂体 - 副腎系の防衛反応が起こり，生体の抵抗性が得られますが，この刺激が過剰に加わると生体は十分に対応できずにひずみが起こります．生体に加わる刺激はストレッサーと呼ばれ，疲労，飢餓，細菌感染などの生物的なものから，寒さ，暑さ，打撃などの物理的なもの，薬物などの化学的なもの，さらに緊張，不安，怒りや過密，騒音などの精

神的・社会的なものにまで多岐にわたります．ストレスを受けることによる副交感神経系の抑制により，その支配を受けている消化管の機能は影響を受け，腸管運動や消化液の分泌が低下します．またストレス条件下で異常増殖する腸内常在菌は腸内で有害物質の生成，あるいは栄養成分の奪取というような腸内代謝を通じて生体にストレスの影響を与え続けています．

3 肥満

生体の肥満という変化は腸内常在菌叢の構成に影響を与える1つの生体防御です．これまで，肥満原因は過食と運動不足といわれてきましたが，本来あるべき恒常性が崩れだす要因が腸内常在菌の変動と連結されていることがわかりました．「肥満型」と「やせ型」に特徴的なヒトの腸内常在菌バランスが存在し，その乱れが総脂肪量を増加させるのです．

4. プロバイオティクスやプレバイオティクスによる腸内環境コントロール

プロバイオティクスは"宿主に保健効果を示す生きた微生物，またはそれを含む食品"として定義されています．その微生物株は胃酸や胆汁酸などの消化管上部のバリアー中でも生存でき，消化管下部で増殖可能であり，便性改善，腸内常在菌のバランス改善および腸管内腐敗物質の低下などの有効効果を発現することなどが特徴としてあげられています．

1 プロバイオティクスの健康表示効果とは？

プロバイティクスはヒトの正常な腸内常在菌の維持と調節に重要な機能をもっています．プロバイオティクスのもつ保健効果に関する研究は十分になされているとはいいがたいですが，さまざまな機能研究がなされ，より優れたプロバイオティクスが開発されると期待されています（表）．

1）腸内環境改善（整腸）作用

プロバイオティクスとして高い機能を有する乳酸菌によってつくられるヨーグルト・発酵乳の整腸作用については古くから経験的に知られており，その整腸作用とは下痢や便秘の解消を中心とした便性の改善が主な作用として論議されてきました．しかし，今日の整腸作用とは便秘や下痢などの便性の改善だけではなく，腸内有用菌の増加により，腸内環境が改善され，便秘を防ぎ，腸内腐敗菌がつくり出す有害物質・発がん物質の産生を抑え，排泄を促進させる働きを指しています．

2）発がんリスク低減作用

これまで発がんと発酵乳の消費量の相関関係を明らかにする疫学的な調査研究により，発酵乳の摂取が，乳がん，膵がんおよび大腸がんなどの発症を軽減しえることが明らかにされています．さらに，腺腫および早期の大腸腫瘍をもつ患者に乳酸菌製剤を投与することにより，再発防止効果が認められると報告されています[2]．今後もプロバイオティクス摂取と発がん予防に関連する研究を推進することが重要です．

3）免疫能調節作用

腸内常在菌が液性免疫に及ぼす影響はヒト試験でも明らかにされています．

① アレルギーの低減作用：家族にアトピー発病歴のある妊婦に出産予定日の2週間前から毎日プロバイオティクスを含むカプセル2個（生菌数 1×10^{10}）を飲用させ，出産後も6カ月間，新

表 すでに明らかにされているプロバイオティクスの機能および期待される機能

科学的に証明されている健康表示	・ロタウイルス下痢症改善作用 ・抗生物質誘導下痢症改善作用 ・乳糖不耐症軽減作用 ・乳児食事性アレルギー症軽減作用 ・整腸作用
ヒト試験が求められる試験研究	・発ガンリスク低減作用 ・免疫能調節作用 ・アレルギーの低減作用 ・血圧降下作用 ・胃内ピロリ抑制作用 ・腸内環境改善作用 ・過敏性大腸炎，クローン病および潰瘍性大腸炎の軽減作用 ・*Clostridium difficile* 下痢症の低減作用 ・食事性コレステロールの低減作用 ・乳児および児童の呼吸器感染症の抑制作用 ・口腔内感染症の低減作用

文献1より引用

生児にもプロバイオティクスを水に溶かして飲用させ，その後，乳児が2歳になるまでアトピー性皮膚炎発病状況を観察した結果，アトピー性皮膚炎発病率は，偽薬（プラセボ）投与群の46％に対し，プロバイオティクス投与群では23％と半減することを認めています．本機能については試験研究段階ではありますが今後期待される機能です．

② 花粉症軽減効果：中程度のスギ花粉症症状がある40人を対象に，ロングム菌BB536を入れたヨーグルトと非配合のヨーグルト（プラセボ）を1日200g 14週間継続して投与したところ，BB536入りのヨーグルト摂取群ではプラセボ群より，くしゃみ，鼻汁，鼻詰まり，鼻のかゆみ，目やのどの自覚症状の値が低くなることが認められています．

③ インフルエンザ感染予防：これまでの研究で，乳酸菌に免疫力をアップさせる効果があるとの研究が数多くなされてきました．乳酸菌が免疫の主役であるマクロファージやリンパ球の働きを活性化し，免疫メカニズムをスムーズに働かせることが知られています．

動物実験では，インフルエンザウイルスを投与したマウスに，乳酸菌（*Lactobacillus casei* シロタ株）を与えると，インフルエンザ感染予防効果が報告され[1]，乳酸菌によって，マウスの免疫力が高まったからだと考えられています．

④ 胃内ピロリ低減作用：わが国では健常成人の胃内に *Helicobacter pylori* が常在しており，これが胃潰瘍あるいは胃がんへの発展に寄与していることが社会的な問題になっています．この菌の排除には抗生物質が用いられていますが，*Lactobacillus gassri* OLL 2716を *H. pylori* に感染している31名の健常成人に8週投与したところ，*H. pylori* の減数ならびに胃粘膜の炎症像が低下していることが認められています．

2 プレバイオティクスとは

プレバイオティクスは"腸内常在菌の生育や活性に影響を与えて健康効果を示す非消化性食事成分"と定義付けられています．腸内常在菌のバランスを維持し，下痢予防や免疫賦活の機能が

期待しえることや使用が簡便であり，安価であることから，食品への応用が可能なことが特徴にあげられています．ともに腸内常在菌への介入が基本となっています．

プレバイオティクスの1つとしてオリゴ糖があり，わが国におけるオリゴ糖開発は他国の追随を許さない環境です．オリゴ糖の作用機序研究の成果は，「特定保健用食品制度」確立に貢献してきており，海外でもわが国で開発されたオリゴ糖を用いた研究報告が数多くみられます．

5. プロバイオティクス・プレバイオティクスの機能研究の進展

今後のプロバイオティクス・プレバイオティクスの機能研究を進めるうえで以下の8項目に着目するべきでしょう．すなわち，
① 発がん高リスク地域における臨床試験
② がん治療への応用試験
③ 新規バイオマーカーによる免疫効果
④ 発がん予防および腸内常在菌への効果判定
⑤ 分子生物学的手法による腸内常在菌の多様性解析
⑥ 現在までに単分離されていない腸内常在菌の検出
⑦ プロバイオティクス菌株の安全性および安定性の確認
⑧ 新規プロバイオティクス菌株の探索や新規のプレバイオティクス開発研究
などがあげられます．

わが国ではすでに1990年より健康増進法の下「特定保健用食品制度」が確立され，優れたプロバイオティクス・プレバイオティクスが市場に出ており，国民一人ひとりがそれの効能を享受しています．今後のプロバイオティクス・プレバイオティクスの研究開発はヒト試験における有効性の指針が改善・向上されることにより，両者の機能の医学的・栄養学的意義について論議されることになるでしょう．

おわりに

21世紀，あらゆる疾病発症の要因のひとつとして，腸内常在菌叢の役割がクローズアップされています．ストレスに誘導される腸内常在菌構成の破綻が免疫調整の破綻を招き，時間とともに疾病発症に導かれるのです．腸内常在菌叢の全容が見渡せるようになってきた現在，ヒトの腸管内には数多くの未分類の常在菌が複雑な群集構造を作り上げて共生していることが明らかとなりました．これらの共生腸内常在菌の局在や分布，生物活性・機能と結びつけて総合的にこのエコシステム系を理解していくことが今後の課題といえます．

従来の"腸内細菌学"は，細菌分類学を背景にして，いわば「知るための研究」でしたが，健康長寿の決め手である腸内環境コントロールの研究領域は，予防医学と手を携えて進むことで，人々の健康に結びつく研究という意味では，「知る」という科学の営みを超えた研究分野といえます．

そして，人々の健康の有り様さえも変えうる力になることが期待されているのです．

引用文献

1) 辨野義己：腸内常在菌叢への介入．実験医学，32：663-668，2014
2) Ishikawa H, et al：Randomized trial of dietary fiber and Lactobacillus casei administration for prevention of colorectal tumors. Int J Cancer, 20：762-767, 2005

プロフィール

辨野義己（Yoshimi Benno）
国立研究開発法人理化学研究所イノベーション推進センター
辨野特別研究室 特別招聘研究員

「健康長寿」という言葉をよく耳にするようになりました．さまざまな手段で延命は可能になってますが，それだけに頼らず，健康的な毎日を送って長生きする，という意味です．本論文を読まれる方は健康長寿を意識するようになった年代の方，おなかの状態にふりまわされている方，アレルギーに悩まされている方，便秘がちな方…などなどさまざまな方がいらっしゃると思います．
さて，腸や腸内細菌叢がさまざまな人間の健康状態に深い影響をもつことを意識されているでしょうか？　そのわりに腸の健康に目を向けている人はどのくらいいるでしょう．腸を意識した生活をすれば，病気も減るだろうし，アトピーや花粉症も改善されるでしょう．健康長寿にも結びつくはずです．

第1章 教えてほしかった栄養の基本～これだけは知っておきたい！

5. 栄養投与ルートの決めかた
～経口？ 経腸栄養？ 胃瘻？ 静脈栄養？

吉田貞夫

Point

- その症例で選択可能な最も生理的な栄養投与ルートを最優先する
- 経口摂取が困難な場合は，経腸栄養を検討する
- 消化管が使用できないときには，静脈栄養を検討する
- 各投与ルート選択時に起こりうる合併症を把握し，適切に対応する

はじめに

　本稿では，患者さんにどのような方法で栄養を摂取してもらうかを決定するプロセスについて解説します．

　栄養投与ルート選択の大原則は，**その症例で選択可能な最も生理的な方法を最優先する**ということです．しかし，どの栄養投与ルートを選択しても，合併症を発症するリスクは存在します．そこで，それぞれの栄養投与ルートのメリットと，予測される合併症を正確に把握し，その場の状況に臨機応変に対応することが必要です．

　また，やむを得ず不具合が発生した場合の対応や，ご本人，ご家族の希望に応え，よりよい栄養ケアを継続するためには，正しい見識と，揺るぎのない信念が必要です．本稿を通じて，適切な栄養ケアを行うことの大切さ，その実現の難しさ，実現できたときの喜びを理解していただけたらと思います．

1. 最も生理的な栄養投与ルートを最優先する

　栄養投与ルートの選択では，その症例に許される最も生理的な栄養投与ルートを選択するのが大原則です．

　健常人が栄養摂取する場合，食事を口から食べることが基本です．症例の栄養投与ルートを考えるにあたっても，第一に，その患者が口から食べることが可能なのか，口から食べることによって十分な栄養摂取が可能なのか，口から食べることで合併症を発症する可能性はないかを検討します．

　消化，吸収，排泄といった消化管機能は維持されていても，嚥下機能などの障害があり，経口摂取が困難な場合は，経鼻胃管からの経腸栄養（enteral nutrition：EN）を検討します．日本静

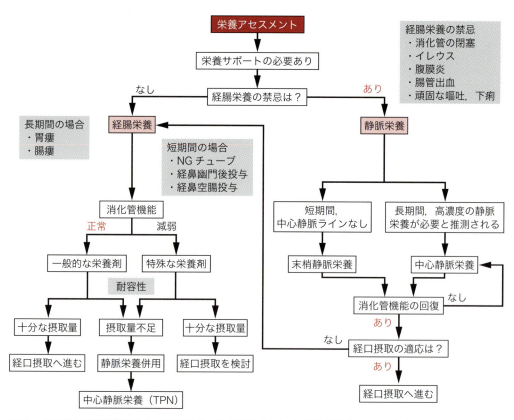

図1 米国静脈経腸栄養学会（ASPEN）ガイドラインによる栄養投与ルート決定のアルゴリズム
文献2より引用

脈経腸栄養学会（JSPEN）の静脈経腸栄養ガイドライン第3版（以下，JSPENガイドライン第3版）[1]でも，「経口的な栄養摂取が不可能な場合，あるいは経口摂取のみでは必要な栄養量を投与できない場合には，経管栄養を選択する（推奨度AⅡ）」「腸が機能している場合は，経腸栄養を選択することを基本とする（推奨度AⅡ）」と強く推奨されています．長期間にわたり消化管を使用しない状態が続くと，腸内細菌叢の異常，消化管粘膜の萎縮，免疫能の低下，マイクロバイアル・トランスロケーション※などを引き起こし，全身状態悪化の原因となります．こうした合併症を防止するためにも，静脈栄養の導入を検討する前に，ENの可否とそのメリットについて検討することが大切です．米国静脈経腸栄養学会（ASPEN）は，成人入院患者の栄養療法のガイドライン[2,3]で，"If the gut works, use it"（腸が使える場合は腸を使え！）というスローガンを掲げ，消化管の閉塞，イレウス，腹膜炎，腸管虚血，頑固な嘔吐・下痢といった禁忌に該当しない場合は，ENを選択すべきであると提唱しています（図1）．また，いったん静脈栄養を開始した後でも，消化管の機能が回復したのであれば，EN，あるいは，経口摂取をめざすべきであるとも記載しています．

消化管の閉塞，頑固な嘔吐・下痢などを認め，ENが困難と考えられる場合は，末梢静脈栄養（peripheral parenteral nutrition：PPN），中心静脈栄養（total parenteral nutrition：TPN）などの静脈栄養を検討します．

表1　経口摂取が可能な条件と注意すべき合併症

経口摂取が可能な条件
・食欲が維持されている ・食事動作が適切に行える ・咀嚼などの口腔機能が維持されている ・嚥下機能が維持されている ・消化，吸収，排泄の機能が維持されている
経口摂取訓練を行う症例で注意すべき合併症
・誤嚥性肺炎 ・窒息 ・嘔吐 ・下痢，便秘 ・高血糖，低血糖 ・脱水 ・心不全（特に，輸液を併用している場合） ・腎機能障害 ・電解質異常（低ナトリウム血症，低カリウム血症，高カリウム血症など） ・低栄養 ・過栄養（特に，経腸栄養，中心静脈栄養を併用している場合） ・薬剤による有害反応

文献4より作成

※細菌やその毒素，カンジダなどの真菌といった微生物が消化管粘膜を通過して血液中に侵入し，菌血症，敗血症などの重篤な病態を引き起こすことを，マイクロバイアル・トランスロケーションといいます．そのなかで，細菌によって引き起こされるものが，バクテリアル・トランスロケーションです．消化管粘膜を通過して血液中に侵入する微生物は，細菌だけではありません．カンジダなどは，血行性に眼内炎を発症させ，失明につながる可能性もあるので注意が必要です．

2. 経口摂取可能の判断とリスクマネジメント[4]（表1）

1 食欲があるか，食事動作が適切に行えるか

　自分自身が食事を摂取する際のことを考えると自然に理解できると思いますが，**口から食物を食べて栄養を摂取するためには，まず，食欲が十分維持されていることが大切です**．お腹が空いた，何か食べたい，食べ物がおいしいという気持ちがわかない場合には，口腔や，食道，胃などの消化管，肝臓などに問題がある場合もあります．また，心不全などの疾患も食欲を低下させる場合があります．加えて，全身性の炎症も食欲を低下させる大きな要因です．

　食欲に問題がない場合は，続いて，**食事動作が適切に行えるか**を検討します．麻痺がある症例では，食器などを個別に調整することで，食事動作の補助を行うことができます．認知症の症例では，適切な食事介助を行うことによって，食事摂取量が大幅に改善する可能性があります[5]．食器が空になることで，看護記録上は食事を摂取したことになっていても，実際には半分以上も食べこぼしがあり，数週間後には体重が減少してしまう症例を経験することもあります．食事動作の観察と食事摂取量の把握には，十分な注意が必要です．看護師や管理栄養士が食事摂取の現

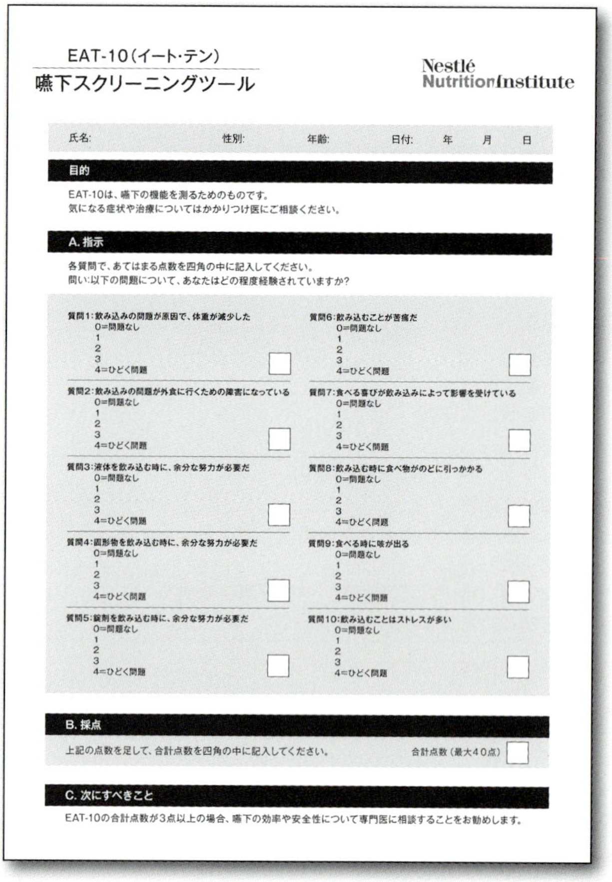

EAT-10（イート・テン）
嚥下スクリーニングツール

Nestlé Nutrition Institute

氏名:　性別:　年齢:　日付:　年　月　日

目的

EAT-10は、嚥下の機能を測るためのものです。
気になる症状や治療についてはかかりつけ医にご相談ください。

A. 指示

各質問で、あてはまる点数を四角の中に記入してください。
問い:以下の問題について、あなたはどの程度経験されていますか？

質問1:飲み込みの問題が原因で、体重が減少した
0=問題なし
1
2
3
4=ひどく問題

質問2:飲み込みの問題が外食に行くための障害になっている
0=問題なし
1
2
3
4=ひどく問題

質問3:液体を飲み込む時に、余分な努力が必要だ
0=問題なし
1
2
3
4=ひどく問題

質問4:固形物を飲み込む時に、余分な努力が必要だ
0=問題なし
1
2
3
4=ひどく問題

質問5:錠剤を飲み込む時に、余分な努力が必要だ
0=問題なし
1
2
3
4=ひどく問題

質問6:飲み込むことが苦痛だ
0=問題なし
1
2
3
4=ひどく問題

質問7:食べる喜びが飲み込みによって影響を受けている
0=問題なし
1
2
3
4=ひどく問題

質問8:飲み込む時に食べ物がのどに引っかかる
0=問題なし
1
2
3
4=ひどく問題

質問9:食べる時に咳が出る
0=問題なし
1
2
3
4=ひどく問題

質問10:飲み込むことはストレスが多い
0=問題なし
1
2
3
4=ひどく問題

B. 採点

上記の点数を足して、合計点数を四角の中に記入してください。　合計点数（最大40点）

C. 次にすべきこと

EAT-10の合計点数が3点以上の場合、嚥下の効率や安全性について専門医に相談することをお勧めします。

図2　EAT-10
ネスレ日本株式会社（https://www.nestlehealthscience.jp/）

場を観察していることはいうまでもありませんが，医師も，**医師の視点で観察すべく，患者が食事を摂っている現場に実際に足を運ぶことが大切です**．

2 口腔機能，嚥下機能が維持されているか

食物を口まで運ぶことが可能と判断されたら，続いて，**咀嚼などの口腔機能が維持されているか，嚥下機能が維持されているか**についての評価を行います．ムセがある，痰が多い，飲み込みに時間がかかる，食事時間が長い，食事摂取量が増えないなどの問題が認められるときは，頸部聴診，言語聴覚士による評価，反復唾液嚥下テスト（repetitive saliva swallowing test：RSST），改訂水飲みテスト（modified water swallowing test：MWST），フードテスト，必要に応じて，嚥下造影（videofluorography：VF），嚥下内視鏡（videoendoscopy：VE）などの検査も行います（詳細は**1章3**参照）．

高齢者では，脳梗塞，認知症などの既往がなくても，加齢によって嚥下筋の機能が低下し，嚥下障害を発症する可能性があります[6]．このような加齢やサルコペニアに関連する嚥下障害を早期に検出することも，安全な経口摂取を継続するためにはとても重要です．そこで，発症初期のきわめて軽度の嚥下障害をスクリーニングするために開発されたのが，EAT-10[7]です（図2）．近年，本邦でもその有用性が確認され[8]，普及しつつあります．

表2　経鼻胃管とPEG，PTEGの適応，禁忌と特徴

	経鼻胃管	胃瘻（PEG）	食道瘻（PTEG）
適応	4週間以内の短期間で経口摂取が可能な場合	4週間以上経口摂取が不可能な場合	4週間以上経口摂取が不可能な場合
禁忌	・鼻腔，咽頭の外傷 ・胃食道静脈瘤 ・食道または胃の出血 ・食道または胃の潰瘍や穿孔など	・出血傾向（INR＞1.5，PTT＞50秒，あるいは血小板5万/μL以下など） ・大量腹水 ・腹膜炎 ・胃と腹壁の間に横行結腸など介在臓器が存在する	・出血傾向 ・他臓器穿刺の危険性 ・反回神経麻痺 ・胃食道静脈瘤
特徴	・手術の必要がない（非侵襲的） ・チューブが長く，細いので，閉塞のリスクが高い ・半固形状の栄養剤が使用しにくい ・事故抜去のリスクが高い ・誤挿入のリスクが高い ・経口摂取訓練が行いにくい ・留置することにより咽頭・喉頭の運動に制限を生じ，誤嚥性肺炎を発症することがある ・咽頭・喉頭の不快感	・手術が必要（侵襲的） ・チューブが短く，太いので，閉塞のリスクが低い ・半固形状の栄養剤が使用しやすい ・チューブを安定して固定でき，事故抜去のリスクを低減できる ・胃切除後の症例では造設できない場合がある ・経口摂取訓練時の支障は少ない ・咽頭・喉頭の不快感を取り除ける	・手術が必要（侵襲的） ・チューブが長く，細いので，閉塞のリスクが高い ・半固形状の栄養剤が使用しにくい ・チューブの固定がしにくく，事故抜去のリスクが高い ・胃切除後の症例でも造設できる ・経口摂取訓練時の支障は少ない ・咽頭・喉頭の不快感を取り除ける

　嚥下機能の評価は，食事介助を行う担当者の技術とのバランスを考慮する必要があります．言語聴覚士や摂食・嚥下障害看護認定看護師がケアを担当する場合は，やや重症の嚥下障害を認める症例でも対応が可能かもしれませんが，施設や在宅で，専門職がケアを担当できない場合，特に，在宅で家族が介助を行うような場合には，軽度の嚥下障害でも，誤嚥や窒息を起こしてしまう恐れがあります．より慎重に評価し，経口摂取訓練中のリスクについて情報を共有しておくことが大切です[9]．

3. 経腸栄養導入の検討

　嚥下機能などに障害があり，**経口摂取が困難でも，消化，吸収，排泄といった消化管機能が維持されている場合は，ENの導入を検討します**．この場合，単に消化，吸収，排泄が問題なくできるということだけではなく，栄養剤を注入したことで血圧が不安定になることはないか，呼吸状態が悪化することはないか，仙骨部の褥瘡などの症例で下痢を発症した場合，創が汚染し，治癒が遷延することはないかといった点についても慎重に検討することが大切です．

　ENの投与法については，JSPENガイドライン第3版[1]では，「経管栄養が短期間の場合は，経鼻アクセスを選択する．4週間以上の長期になる場合や長期になることが予想される場合は，消化管瘻アクセス（可能な場合は胃瘻が第一選択）を選択する（推奨度BⅡ）」と記載されています．経口摂取が長期に困難な場合は，胃瘻（PEG：percutaneous endoscopic gastrostomy），食道瘻（PTEG：percutaneous trans-esophageal gastro-tubing）などを造設することで，本人の身体的負担を軽減できる可能性があります．また，経鼻胃管は，入れ替えの際，誤挿入のリスクが高く，介護施設などへ退院する際の支障となることがあります（表2）．

症例1 ◆ 胃瘻を造設後再び経口摂取が可能になった症例

> **症例**
> 74歳女性.
> 【回復期病棟入院時病名】アルツハイマー型認知症,胆嚢炎.
> 【主訴】認知症のケア,療養.
> 【ADL】全介助,車椅子で移動.

1) 経過

入院時は経口より常食を摂取していましたが,その後,食思低下(食事に集中できない)が認められました.末梢静脈栄養(PPN)を併用していましたが,経過中,胆嚢炎を発症し,その治療中より中心静脈栄養(TPN)に移行しました.胆嚢炎軽快後,経鼻胃管で経腸栄養(EN)を開始しました.その後,経口摂取訓練を行いましたが,EN開始後3週間が経過しても,楽しみレベル以上の摂取量は難しい状況でした.EN開始後,時折微熱は認められるものの,ENのコンプライアンスは維持されていました.

2) 家族の希望

家族と相談したところ,もともと食事を食べていたこともあり,何とかして経口摂取できるようになってほしいとのことでした.

3) アセスメント

今回経口摂取が困難になった原因は,食事に集中できないといった認知症の症状も1つの要因と思われましたが,認知症が急激に進行したということではないようです.むしろ,環境の変化や,胆嚢炎による全身状態の悪化,それに伴うサルコペニアによる嚥下障害の影響で,食事摂取に時間がかかるようになり,集中力が維持できないという要因もあるように考えられました.近年,認知症の症例に胃瘻を造設するのを差し控える傾向がありますが,本症例では,胃瘻を造設し,数カ月間という時間をかけて,粘り強く経口摂取訓練を続けていくことで,全身状態,サルコペニアを改善し,経口摂取が可能となるのではないかと考えました.まさに,「**食べるための胃瘻**」[10] です.

4) プラン

EN開始約1カ月後にPEG造設.PEG造設翌日よりEN再開.造設1週間後より,経口摂取訓練再開.

5) その後の経過

経口摂取訓練再開時は,楽しみ程度の経口摂取が可能なレベル(藤島の嚥下障害グレード4)[11] でしたが,3カ月後には,ゼリー,玄米ジュースなどを毎食摂取できるようになりました(嚥下障害グレード6).最終的には,ペースト食を,主食半量,副食全量摂取可能となり(嚥下障害グレード6〜7),胃瘻は水分摂取量が不足した際などに補助として使用することとしました.経口摂取が可能になると,胃瘻を抜去する場合もあります.最近では,胃瘻抜去術という算定もできるようになりましたが,この症例は,今後認知症が進行したり,環境の変化や,肺炎などの感染症で経口摂取が一時的に困難となる可能性もあると考えられたため,胃瘻の抜去は行わない方針としました.

症例2 ◆ 消化態栄養剤を経腸栄養ポンプを用いて投与することによりENの維持が可能となった症例

> **症例**
> 54歳男性.
> 【既往歴】左橋出血,左被殻出血,左内包～視床出血の既往があり,右片麻痺が残存.
> 【回復期病棟入院時病名】右橋出血,右視床内側出血,左片麻痺,嚥下困難,急性胆嚢炎ドレナージ術後,遷延性意識障害.
> 【主訴】右橋出血,右視床内側出血による左片麻痺のリハビリテーション.

1）入院当初の経過（図3）

上記のため,回復期リハビリテーション病棟に入院.ADLはFIM（fanctional independence measure：機能的自立度評価表）で19点.入院当初は,嚥下障害を認めるものの,言語聴覚士などの評価で,かろうじて経口摂取可能と判断されました.ミキサー食で経口摂取訓練を行っていましたが,2週間ほどで肺炎を発症しました.38℃以上の発熱が続き,呼吸状態も悪化したため,肺炎の治療を優先し,経口摂取を中止,PPNに変更しました.抗菌薬を投与し,肺炎の軽快を待って,VFを行うことにしました.食事摂取量,水分摂取量が不十分だったため,入院時から比較して4 kg程度の体重減少が認められました.

2）経口摂取継続の可否のアセスメント

VFを行うと,トロミ水の喉頭から気管への侵入を認め,ゼリーはそのままの形で喉頭付近まで落下することが確認されました（図4）.この結果から,誤嚥,窒息のリスクがきわめて高いと判断され,経口摂取の再開は見合わせ,経鼻胃管からのENを行うことにしました.

3）EN開始後の経過（図3）

経鼻胃管から通常の液体栄養剤を投与する方法でENを開始しました.しかし,1週間ほどで膿性痰の増加などがみられたため再度PPNに変更し,抗菌薬の投与を行いました.その後胃瘻を造設し,ENを再開しましたが,再び重症の肺炎を発症し,急性期病棟へと転床しました.

4）転床後の経過（図5）

液体栄養剤によるENで肺炎を発症したことから,今回ENを再開するにあたり,半固形状の栄養剤に変更しました.これまでに,半固形状の栄養剤によって,誤嚥性肺炎の発症を防止できた経験があったからです[12, 13].しかし,この症例では,半固形状の栄養剤によっても,誤嚥性肺炎の発症を防止できませんでした.低栄養が進行していたため,肺炎も以前より重症となり,呼吸状態が急激に悪化し,副腎皮質ホルモンの投与が必要でした.血清アルブミン値も低下しました.初回入院時に比較し,体重は8 kgほど低下していました.ADLはFIMで18点でした.

5）EN継続可否のアセスメント

全身状態も不良で,ENを施行することにより,くり返し重症の肺炎を発症していることから,EN継続は困難で,TPNの適応とも考えられました.しかし,筆者は,重症でENのコンプライアンスの低下した症例に,脂質含有量がきわめて少ない消化態栄養剤を用いることによって,ENを継続することができた症例を数例経験していたため[14],この症例でも消化態栄養剤を試してから,TPNの検討を行うことにしました.脂質は,胃内容が十二指腸,小腸へと移行するのを遅らせることが知られています.**脂質含有量がきわめて少ない消化態栄養剤は,胃から十二指腸,小腸への移行が早く,胃食道逆流による誤嚥性肺炎を防止できる可能性があります.投与法は,経腸栄**

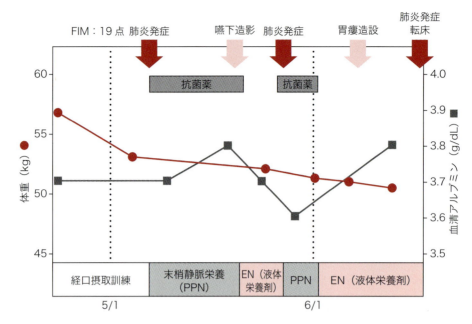

図3　症例2：入院当初の経過

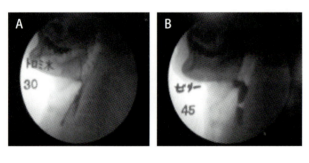

図4　症例2の嚥下造影（VF）所見
A：トロミ水は喉頭から気管へ侵入
B：ゼリーはそのままの形状で喉頭に落下

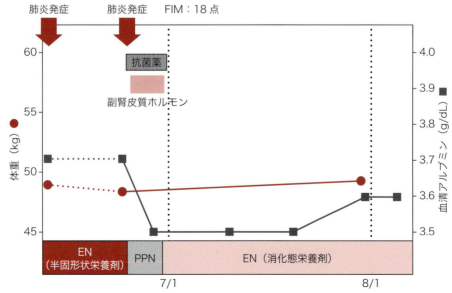

図5　症例2：転床後の経過

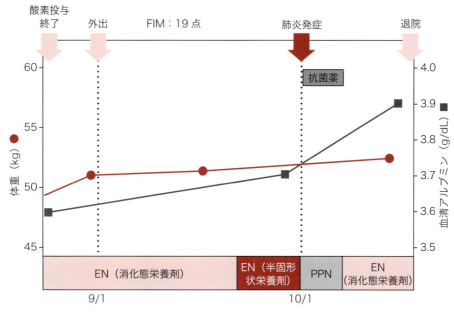

図6　症例2：消化態栄養剤に変更後の経過

養ポンプを用いた**少量持続投与**で開始し，徐々に増量し，安定しているようであれば，間欠投与に変更する方針としました．

6）消化態栄養剤に変更後の経過（図5，6）

　消化態栄養剤に変更後，肺炎を発症する頻度は減少し，呼吸状態も安定し，酸素投与も終了することができました．病状が安定している日には，外出も可能となりました．安定してENが継続できたことにより，体重，血清アルブミン値も改善する傾向が認められました．ADLもFIMで19点と若干回復しました．退院後のことを考慮し，再び半固形状の栄養剤への変更を試みましたが，やはり肺炎を発症してしまったため，消化態栄養剤のまま，自宅に退院することとなりました．退院後，肺炎などを発症することもなく，安定して経過しています．

4. 静脈栄養導入の検討

　JSPENガイドライン第3版[1]では，「経腸栄養が不可能な場合や，経腸栄養のみでは必要な栄養量を投与できない場合には，静脈栄養の適応となる（推奨度AⅡ）」と記載されています．また，「静脈栄養の施行期間が短期間の場合には末梢静脈栄養法（PPN）が適応となる（推奨度BⅡ）」と記載されています．1〜2週間程度の短期で，十分な量の経口摂取が可能になる場合，あるいは，ENが開始できる場合は，末梢静脈からのアミノ酸，脂肪乳剤の投与などを行います．ここで注意してもらいたいのは，**末梢静脈から通常の輸液，つまり，ブドウ糖・電解質液を投与するだけでは，PPNとはみなされないことです**（図7）．**少なくともアミノ酸，必要に応じて脂肪乳剤を投与することが必要です．**また，JSPENガイドライン第3版[1]では，「適切な栄養アセスメントも行わずに漫然と糖・電解質・アミノ酸輸液を500〜1,000 mLだけ，しかも，2週間以

・ブドウ糖・電解質液を投与するだけでは，PPNとはみなされない

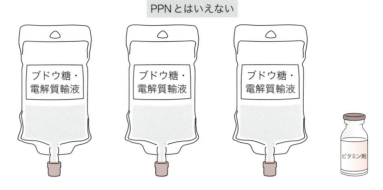

・少なくともアミノ酸輸液，必要に応じて脂肪乳剤を投与することが必要

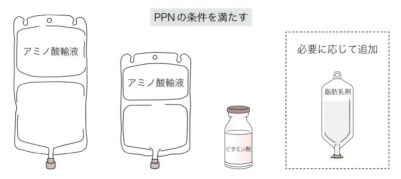

図7　末梢静脈栄養（PPN）と呼べるのは？

内の静脈栄養はPPNが適応と判断しているような場合には，逆に，栄養障害に陥らせてしまうことになる」との記載があります．患者の栄養状態や，各栄養素の充足状況を把握したうえで，必要があれば，早期にTPNに移行するという判断も必要でしょう．

経口摂取，ENが長期間にわたり不可能と予測される場合は，TPNを検討します．JSPENガイドライン第3版[1]では，「静脈栄養の施行期間が長期になる場合や，経静脈的に高カロリー（高浸透圧）の輸液を投与する必要がある場合は，中心静脈栄養法（TPN）の適応となる（推奨度AⅡ）」と記載されています．

ICUのようなクリティカルケアの場面において，静脈栄養やENをいつからどのように行うべきかについては，現在いくつかの研究があります．これに関しては，本書の1章8，3章8などを参照してください．

※※かなり以前，中心静脈栄養のことを「IVH：intravenous hyperalimentation」などと呼んでいた時期もありました．しかし，hyperalimentationという言葉は，過剰な栄養投与といった誤解を生む可能性があり，好ましくないとされ，現在は国際的に「TPN」という用語で統一されています．うっかり「IVH」などという言葉を使うスタッフがいたら，「年齢がバレてしまうかも…」と教えてあげましょう．

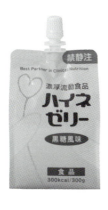

図8　寒天を用いて半固形状に調整した栄養剤
経鼻胃管からも注入が可能
大塚製薬工場より

Advanced Lecture

■ 栄養投与ルートの選択には，かなりの覚悟が必要！？

　最も生理的な栄養投与ルートは経口摂取，それが不可能なときはEN，消化管が使用できない場合にのみ静脈栄養を使用するという原則については十分理解していただけたと思います．しかし，この原則を臨床の現場で実際に実行しようとすると，これはかなり大変です．場合によっては無謀なことだったのではないかと思い知らされる経験をするかもしれません…．

　例えば，ENを継続すべきと思ってそのオーダーを書いたところ，思いもよらず重症の下痢を発症してしまったとします．下痢を発症すると，看護師は1日に何度もオムツを交換しなければいけないことになります．また，下痢便が出たことに気づかずにいると，便がオムツから漏れ出し，シーツやマットを汚染してしまい，その交換に大変な労力を要する可能性があります．看護師からみると，「あの医師がENにこだわるから，こんな大変な目にあってしまった」というネガティブな印象をもたれてしまうかもしれません．

　経口摂取訓練を行う場合でも，嚥下機能が低下して，やっと経口摂取が可能な患者は，食事中にムセてしまったり，食事時間が延長してしまったり，ときどき発熱してしまうことがあります．そのような患者の食事介助はとても大変です．その際，看護師などのスタッフから，「先生！まだ経口摂取を続けるんですか！？」と叱責に近い投げかけを受けることは日常茶飯事です．

　また，なるべくTPNを避けるために，何とかENを継続したいと思っても，時折微熱がみられると，「この患者さんにまだ栄養剤を入れるの？」などといった嘲りに近い意見を受けることも少なくありません．栄養管理に理解のないスタッフも少なくない現場では，「ほかの医師は，すぐに中心静脈カテーテルを挿入してくれるのに，どうしてやらないんだろう？もしかして，下手クソだから挿入できないのではないか？」と，医師としての技量まで否定するような批判を受けるかもしれません．ENを安全，確実に継続するには，半固形状の栄養剤の使用を検討する[12, 13]，脂質のほとんど含まれない消化態栄養剤を使用することにより，コンプライアンスの改善をめざす[14]，経腸栄養ポンプを使用する[3] など，さまざまな工夫を行うことが大切です．近年，家族の希望で胃瘻を造設せず，経鼻胃管で管理する症例もふたたび増加しています．このような症例では，粘度の高い半固形状の栄養剤の注入が困難です．その際には，寒天で半固形化した栄養剤（図8）を使用することで，ENのコンプライアンスを改善できる事例も少なからず経験します．

さらに，さきに紹介した症例のように，「食べるための胃瘻」というコンセプトで胃瘻造設を行っても，スタッフはもとより，他の医師からまでも，「こんな状態の患者に胃瘻を造設するなんて！」という，時代の風潮を笠に着たような指摘をいただくことも少なくないのです．

栄養摂取ルートの選択には，このようなさまざまな困難が伴うほか，その医師の医療への考え方，人生観，死に対する考え方も投影してしまう可能性があります．しかし，最も重要なことは，その症例や家族のニーズをくみ取った栄養摂取ルートが選択されることです．医師側からの一方的な提案や，スタッフの便宜といったことのみによって栄養摂取ルートの選択が行われないよう配慮することが大切です．

引用文献

1) 「静脈経腸栄養ガイドライン 静脈・経腸栄養を適正に実施するためのガイドライン 第3版」（日本静脈経腸栄養学会/編），照林社，2013
2) Ukleja A, et al：Standards for nutrition support：adult hospitalized patients. Nutr Clin Pract, 25：403-414, 2010
3) 吉田貞夫：静脈栄養・PEGから経口摂取へ．Nursing MOOK, 65：2011
4) 吉田貞夫：高齢者の安全な経口摂取のために－リスクマネジメントの重要性．臨床栄養, 124：906-910, 2014
5) 「認知症の人の摂食障害 最短トラブルシューティング」（吉田貞夫/編），医歯薬出版，2014
6) 若林秀隆：誤嚥性肺炎．「サルコペニアの摂食・嚥下障害」（若林秀隆，藤本篤士/編・著），医歯薬出版，2012
7) Belafsky PC, et al：Validity and reliability of the Eating Assessment Tool（EAT-10）. Ann Otol Rhinol Laryngol, 117：919-924, 2008
8) 若林秀隆，栢下 淳：摂食嚥下障害スクリーニング質問紙票EAT-10の日本語版作成と信頼性・妥当性の検証．静脈経腸栄養, 29：871-876, 2014
9) 吉田貞夫：低栄養患者の栄養療法のはじめかた．Nutrition Care, 8：19-25, 2015
10) 「経腸栄養 管理プランとリスクマネジメント」（吉田貞夫/編），サイオ出版，2015
11) 「脳卒中の摂食・嚥下障害 第2版」（藤島一郎/著），医歯薬出版，1998年
12) 吉田貞夫，他：療養病床入院中の高齢者における半固形栄養を用いた経管栄養管理．静脈経腸栄養, 23：43-49, 2008
13) 吉田貞夫，他：半固形栄養法を行う高齢者の誤嚥性肺炎とその原因について．臨床栄養学会雑誌, 32：75-82, 2010
14) 吉田貞夫：経腸栄養継続困難な高齢者で，半固形化した無脂肪消化態栄養剤が有効だった症例．「臨床栄養別冊 栄養力UP NST症例集（3）」（雨海照祥/監），医歯薬出版，2011

プロフィール

吉田貞夫（Sadao Yoshida）
沖縄メディカル病院あがりはまクリニック 院長・金城大学客員教授
高齢者の低栄養，サルコペニア，フレイルティなどや，経腸栄養を行う患者の合併症対策などについて，看護雑誌，栄養関連雑誌，書籍などに寄稿．全国各地で講演を行っています．講演は，多職種が楽しく栄養ケアについて学んでもらえるよう，笑いをふんだんに取り入れているので，自ら『ライヴ』と呼んでいます．

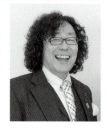

第1章 教えてほしかった栄養の基本〜これだけは知っておきたい！

6. 栄養剤の種類，使い分け
〜種類が多くてわかりません

栗山とよ子

Point

・患者の状態に適した栄養剤の選択は，良好な経腸栄養管理に欠かせない
・経腸栄養剤は，取り扱い制度，あるいは窒素源によって分類される
・標準組成の栄養剤のほかに，栄養素を調整した「病態別栄養剤」がある

はじめに

十分な経口摂取ができない場合，経腸あるいは経静脈での栄養投与が必要ですが，腸を使えるなら経腸栄養が有利です．経腸栄養管理をする場合，今や200種を超える多種多様の栄養剤が発売され，選択に悩みます．ここでは経腸栄養剤を分類して，それぞれの特徴と使い方を概説します．

1. 経腸栄養剤の分類方法を知ろう（図1）

経腸栄養剤は，取り扱い制度と窒素源の違いによって分類されます．制度上では，医薬品と食品に分けられ，2015年7月現在，医薬品は10種類，残りはすべて食品です．医薬品は適応疾患と医師の処方が必要で，保険が適用されるため在宅では経済的に有利です．このうちエネーボ™以外は食物繊維や一部の微量元素を含まないため，特に小児に長期間単独で用いる場合はこれらの欠乏に注意が必要です．一方，窒素源による分類では，成分栄養剤，消化態栄養剤，半消化態栄養剤に分けられます．以下この分類に沿って概説します．

1 成分栄養剤（表1）

最大の特徴は，窒素源が結晶アミノ酸であること，すべて化学的に明らかな成分だけで構成されていることです．すべてが上部消化管で吸収され，残渣は生じません．したがって，消化機能や吸収能が低下している病態でも投与できる栄養剤です．3種類ともに医薬品で，使用時に粉末を水に溶かして用います．組成の性質上浸透圧が高いため，30 mL/時程度のごく低速から開始して，数日間かけてゆっくり増速・増量する工夫が必要です．また，エレンタール®は脂質含有量が非常に少なく長期単剤投与で必須脂肪酸欠乏を引き起こすため，脂肪乳剤の静脈投与が必要です．適応は，短腸症候群，吸収不良症候群，Crohn病[2]，重症膵炎患者[3] などです．エレンター

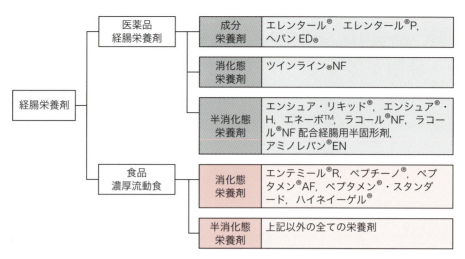

図1　経腸栄養剤の分類
文献1より

表1　成分栄養剤

per 100 kcaL	エレンタール®配合内用剤	エレンタール®P乳幼児用配合内用剤	ヘパンED®配合内用剤
アミノ酸（g）（%）	4.4（17.6）	3.1（12.4）	3.6（14.4）
脂質（g）（%）	0.17（1.5）	0.9（8.1）	0.9（8.1）
糖質（g）（%）	21.1（84.4）	19.9（79.6）	19.9（79.6）
kcal/mL	1	1	1
浸透圧（mOsm/L）	755	630	633
食物繊維（g）	0	0	0
特徴	脂肪含有量わずか	2歳までの乳幼児用	肝不全用

エネルギー比率の合計は100%とならない場合もある

ル®Pは2歳以下の乳幼児用，ヘパンED®は肝不全用です．この2剤は約8%の脂肪を含み，必須脂肪酸欠乏を引き起こす心配はありません．

2 消化態栄養剤（表2）

　特徴は，窒素源がオリゴペプチドを主体としていることです．オリゴペプチドは独自の吸収経路をもつため吸収速度はアミノ酸より早く，浸透圧は成分栄養剤より低いため下痢を起こしにくいという利点もあります．ペプチーノ®は脂肪を含みませんが他は5大栄養素をほぼ標準的な比率で含有しています．適応症例は成分栄養剤のエレンタール®とほぼ同様です．

　なお，糖質，脂質に関しては，これらを分解した形で添加すると，投与に耐えうる浸透圧を大幅に超えてしまいます．したがって成分，消化態，半消化態栄養剤とも，糖質は主にデキストリンで，脂質は分解されていない形で含まれています．

表2　消化態栄養剤

per 100 kcal	ツインライン®NF	エンテミール®R	ペプチーノ®	ペプタメン®AF	ペプタメン®・スタンダード	ハイネイーゲル®
オリゴペプチド（g）（％）	4.1（16.4）	3.75（15.0）	3.6（14.4）	6.3（25.2）	3.5（14.0）	4.0（16.0）
脂質（g）（％）	2.8（25.2）	1.5（13.5）	0（0）	4.4（39.6）	4.0（36.0）	2.2（19.8）
糖質（g）（％）	14.7（58.8）	18（72.0）	21.4（75.6）	8.8（35.2）	12.5（50.0）	16.8（75.2）
kcal/mL	1	1	1	1.5	1.5	0.8
浸透圧（mOsm/L）	470〜510	400	470	440	520	360
食物繊維（g）	0	0	0	0	0	1.38
水分量（mL/100 mL）	約85	82.5	85	77.5	76.5	88

エネルギー比率の合計は100％とならない場合もある

3 半消化態栄養剤

　窒素源は，大豆タンパク質や乳タンパク質など丸ごとのタンパク質です．天然食品を人工的に処理しているため食事に最も近く，種類も多く，消化吸収能が保たれていればこれが第一選択です．経管栄養を受ける9割以上の患者が，この栄養剤で良好に栄養管理されています．標準的な栄養組成の製品（「ここがポイント」参照）だけではなく，エネルギー比率やある種の栄養素を調整したもの，あるいは「病態別栄養剤」も，ほとんどがこのタイプです．また液体だけではなく，半固形状流動食やさまざまな程度のとろみをつけた製品，さらに胃内で液体から半固形状に変化する製品もあります（「ここがポイント」参照）．後者3形態は，短時間で胃内に注入するため生理的な胃の蠕動運動を促し，胃食道逆流による誤嚥や下痢などの防止が期待されています．また投与時間が短縮するため，褥瘡の予防やリハビリにあてる時間が増やせる，介護者の負担が軽減する，という利点もあります．

●ここがポイント

標準的な栄養組成とは？
「日本人の栄養摂取基準」に沿って，栄養組成を調整した栄養剤です．エネルギー比率はタンパク質12〜20％，脂質20〜30％，糖質50〜60％に調整され，各種ビタミン・微量元素は800〜1200 kcalで必要量を満たすよう設計されています．単位熱量は1 kcal/mLが基本ですが，加水タイプの0.7 kcal/mL（g）から濃縮タイプの2.5 kcal/mL（g）まであります．

半固形状流動食とは？（表3）
これは日本独自の形態で，近年使用頻度が増加しています．20,000 mPa・s以上の粘度があれば，胃食道逆流防止を期待できるとされますが，粘度の測定条件は統一されておらず，現時点ではエビデンスを満たすほどの報告はありません．また，胃内で凝固を期待する製品は，条件によっては十分に凝固しない可能性もあり，特に胃粘膜の萎縮や制酸剤投与で胃液pHの上昇が予想される高齢者では，注意が必要です．一方で，意識清明で座位を保て，活動性の高い症例には非常に有用です．当院では頭頸部や食道がんで経口摂取が困難だが活動性の高い症例に，治療前から胃

表3 主な半固形状流動食

製品名	kcal/g	タンパク質 g/100 kcal（%）	粘度（mPa・s）
PGソフトシリーズ	0.75〜	3.3〜4.0（13〜16）	20,000
カームソリッド300/400/500	0.7/0.9/1.1	3.75（15）	20,000
アイソカル®Semisolidサポート	1.0	3.5（14）	20,000
メイグット	1.0	4.0（16）	20,000
アクトエールアクア	0.7/1.0	4.0（16）	20,000
アクトスルー	1.8	5.0（20）	10,000
ラコール®NF配合経腸用半固形剤*	1.0	4.4（18）	6,500〜12,500
ハイネ®ゼリー	1.0	5.0（20）	6,000
F2シリーズ	0.55〜1.0	3.3〜4.0（13〜16）	2,000
メディエフ®プッシュケア®	2.5	4.7（18）	2,000
メイフロー	1.8	4.0（16）	400

＊：医薬品

瘻を造設して2,000 mPa・s程度の栄養剤をよく使います．対象を選んで，本製剤の利点が活きる使い方をお勧めします．

2. 各種病態別経腸栄養剤の特徴を知ろう

　疾患で引き起こされる代謝異常のため，標準的な栄養剤では栄養代謝状態を適切に維持できない場合があります．これに対応して栄養素を調整した栄養剤が，いわゆる「病態別経腸栄養剤」です．ここでは6種類について概説します．

1 肝不全用栄養剤（表4）

　肝臓は栄養代謝の中心的な役割を担うため，障害を受けるとさまざまな栄養障害を引き起こします．特に肝硬変では血中アミノ酸のインバランス，つまり分岐鎖アミノ酸（BCAA：branched chain amino acid）の低下が特徴です．これは，エネルギー源として，あるいは筋肉内でアンモニアを処理する際に消費され，筋肉組織への取り込みが増加するためです．一方，芳香族アミノ酸は肝での利用率が低下して血中濃度が上がるため，Fischer比が低下します．ここにBCAAを補充するとタンパク合成が活発になり，生存率とQOLが改善することが報告されています[4]．もう1つの代謝異常は，肝グリコーゲン貯蔵量の減少とインスリン抵抗性亢進による糖の利用障害です．このため肝硬変患者の朝食前の代謝状態は，飢餓に近い状態になりますが，就寝前に軽食（LES：late evening snack）をとることでこれが改善すると報告されています[5]．

　肝不全用栄養剤は，Fischer比を大幅に高めたアミノ酸組成が特徴です．医薬品のヘパンED®とアミノレバン®ENは，肝性脳症を伴う慢性肝不全患者が対象です．ヘパスは腸内環境を整えることでアンモニア産生の抑制を図っています．これらは経管栄養やLES[6]での使用が勧められます．ちなみに一般の食事や多くの経腸栄養剤のFischer比は3程度です．

表4 肝不全用栄養剤

栄養剤名 (社名)	kcal/P	g/100 kcal (%)			Fischer比	特徴
		P	F	C		
①ヘパンED®* (味の素製薬)	310	3.6 (14.4)	0.9 (8.1)	19.9 (79.6)	61	アルギニン,亜鉛を強化
②アミノレバン®EN* (大塚製薬)	200	6.4 (25)	1.7 (15)	14.8 (60)	38	タンパク質含有量が多い
③ヘパス (クリニコ)	200	3.3 (13)	3.4 (30)	16.6 (57)	12	ω3脂肪酸・亜鉛強化・ 食物繊維・オリゴ糖配合

＊：医薬品，基準液で溶解した場合
エネルギー比率の合計は100％とならない場合もある

P：タンパク質，F：脂質，C：糖質　以下の表も同様

表5 糖尿病用栄養剤

栄養剤名 (社名)	g/100 kcal (%)			繊維 g/100 kcal	特徴
	P	F	C		
①グルセルナ®-Ex (アボット)	4.2 (17)	5.6 (51)	9.4 (32)	1.4	糖質減量，脂肪増量，MUFA 65%
②タピオン®α (テルモ)	4.0 (16)	4.5 (40)	12.8 (44)	1.8	タピオカデキストリン，MUFA 67%
③インスロー® (明治)	5.0 (20)	3.3 (30)	12.4 (50)	1.5	糖質の70%がパラチノース，MUFA， 微量元素強化
④リソース®グルコパル® (ネスレ日本)	5.0 (20)	3.3 (30)	12.1 (50)	1.3	タピオカデキストリン，パラチノース， アルギニン強化
⑤ディムス (クリニコ)	4.0 (16)	2.8 (25)	16.7 (59)	2.4	食物繊維強化（難溶性デキストリン主 体），ラクチュロース，EPA・DHA配 合，ビタミンB₁，D，E強化
⑥DIMVest® (味の素)	4.5 (18)	3.9 (35)	12.6 (47)	1.4	イソロイシン強化 パラチノース，MCT (medium chain triglyceride：中鎖脂肪酸) 含有

エネルギー比率の合計は100％とならない場合もある

2 糖尿病用栄養剤（表5）

糖尿病患者では血糖値に比例して糖尿病性合併症の発症率が上昇し，また侵襲時にはいわゆる

表6　腎不全用栄養剤

栄養剤名（社名）	kcal/mL	g/100 kcal（％）			NPC/N*	食塩 g/P	K mg/P	P mg/P
		P	F	C				
①リーナレン®LP（明治）	1.6	1.0（4）	2.8（26）	17.5（70）	614	0.15	60	40
②リーナレン®MP（明治）	1.6	3.5（14）	2.8（25）	15.0（61）	157	0.3	60	70
③レナウェル®A（テルモ）	1.6	0.375（1.5）	4.5（40）	14.7（58.5）	1,680	0.15	20	20
④レナウェル®3（テルモ）	1.6	1.5（6）	4.5（40）	13.5（54）	400	0.15	20	20
⑤レナジー bit（クリニコ）	1.2	0.6（2.4）	2.8（25.2）	20.8（83.2）	1,017	0.07	0〜6.7	3〜10
⑥レナジー U（クリニコ）	1.5	3.25（13）	2.8（25.2）	16.9（67.6）	167	0.3	78	40
⑦リーナレン®D（明治）	1.6	3.5（14）	2.8（25）	14.9（61）	157	0.5	120	100

＊NPC/N比＝［非タンパクカロリー］/窒素比
アミノ酸がタンパク質合成に有効に使用されるために必要な窒素1gあたりの糖質と脂質のエネルギー量の指標．窒素はタンパク質量の16％として求める．通常時は150〜200程度，慢性腎不全では300〜500が目安
エネルギー比率の合計は100％とならない場合もある

外科的糖尿病※を引き起こしやすく[7]，しかも高血糖は感染症の発症率や死亡率の増悪と強く関連することがわかっています[8]．したがって，十分な栄養を含有しながら血糖値を上昇させない栄養剤が求められます．これには，糖質を減量して脂肪の割合を大幅に増やし，かつ脂肪中の1価不飽和脂肪酸（MUFA：mono unsaturated fatty acid）の割合を多くした製品と，比率は変えずに血糖値を上げにくい糖質に置き換えた製品があります．標準組成栄養剤との比較対照試験のメタ解析[9]で，血糖上昇を有意に抑え，インスリンの必要量も少なかったことが報告されており，標準的な栄養剤で血糖コントロールが困難な場合，本栄養剤が有利です．

※外科的糖尿病とは？
　手術など侵襲が加わると交感神経が刺激され，抗インスリン作用をもつエピネフリン，グルカゴン，コルチゾールなどの分泌が増加して高血糖状態を引き起こすこと．糖尿病患者以外でも起こりうる．

3 腎不全用栄養剤（表6）

　CKD（慢性腎臓病）のⅢb期以降は，栄養素や電解質の調整が必要です．蓄積しやすいK，P，Naなどを減量し，また保存期にはタンパク質を不可避窒素喪失量（0.6〜0.8 g/kg/日）まで制限し[10]，維持透析期では十分量（1.1〜1.3 g/kg/日）の投与が必要です．腎不全用栄養剤は水分制限を配慮して1.6 kcal/mLに調整し，蓄積しやすい電解質とビタミンAを減量し，失われやす

い水溶性ビタミンや一部の微量元素を十分量含んでいます．タンパク質含有量には大きな幅があり，病期に応じて選択します．ただし，長期間単独で使用すると制限されている栄養素や電解質の欠乏を引き起こすことがあり，注意が必要です．

4 慢性呼吸不全用栄養剤

換気障害を伴う慢性呼吸不全患者では，呼吸に使う消費熱量の増大や炎症性サイトカインの分泌亢進によって，安静時エネルギー消費量（REE）が1.2〜1.4倍に上昇すると予測されます[11]．一方で，食後に胃が膨満すると肺容積が減少して換気が悪化し，逆に肺の過膨張で横隔膜が押し下げられ少量で満腹になりやすいため，カロリーが高くかつ代謝で産生する二酸化炭素量が少ない栄養剤が理想です．プルモケア®-Exは1.5 kcal/mLに調整され，呼吸商（RQ＝消費酸素量/産生二酸化炭素量）の高い糖質（RQ＝1.0）を大幅に減量（熱量比28％）して脂質（RQ＝0.7）を増量（55％）した栄養剤です．重度の高炭酸ガス血症がある患者では，非タンパクカロリー（NPC：non-protein energy）の50％以上を脂質にすると血中二酸化炭素濃度が低下して栄養状態が改善することが報告されています[12]．

5 がん患者用栄養剤

がん患者では体重減少と栄養障害を高率に認めます．栄養状態が悪いと治療が制限され，治療効果も減弱することがわかっており[13]，重症化すると，がんより先に栄養失調で死亡することが報告されています[14]．がんに特徴的な栄養障害の原因として，IL-1β，IL-6，TNFαなど炎症性サイトカインの分泌が増加してその結果REEが増大すること，がん細胞から分泌される"脂肪運搬因子"（LMF：lipid-mobilizing factor）と"タンパク質分解誘導因子"（PIF：proteolysis inducing factor）が体脂肪と筋肉の減少をきたすことがわかっています[15]．これらは通常の栄養治療の効果を妨げ，がん悪液質を引き起こす原因にもなります．これに対して，EPA（エイコサペンタエン酸）を強化した経腸栄養剤は，これらの活性を抑制してREEの亢進を抑え，また筋肉の崩壊を防止することが報告されています[16]．プロシュア®はEPAを大量に含み，進行膵癌患者に投与した比較対照試験で有意に体重が増加したことが報告されています[17]．

6 免疫調整栄養剤

免疫調整能が期待される栄養素を薬理学的な量まで増量した栄養剤で，狭義には免疫賦活栄養剤（表7）と免疫調整栄養剤に分けられます．前者は，免疫増強が期待される栄養素を強化し，消化管待機手術患者，外傷患者などへ投与すると，感染症発症率が低下して入院期間が短縮したことが報告されています[18]．一方これを重症感染症患者に用いると，むしろ死亡率が上昇すると報告され[19]，その原因にアルギニンの強化が疑われました．大量のアルギニンは炎症反応を助長して臓器障害を引き起こし，さらに一酸化窒素の基質として血管を拡張させ，敗血症性ショックを増悪させる可能性があります．このような病態に対して開発されたのが，免疫調整栄養剤です．オキシーパ®は，アルギニンを添加せず，過剰な炎症反応を抑えるEPAとγ-リノレン酸（GLA：γ-linolenic acid）を強化した栄養剤で，ARDS（急性呼吸窮迫症候群）やALI（急性肺損傷）など急性呼吸器疾患で呼吸器機能改善効果が期待されています[20]．なお，これらは栄養組成を大幅に変更しているため栄養状態の改善や維持には不適切であり，1〜2週間の投与にとどめます．

表7 免疫賦活栄養剤

栄養剤名 (社名)	Kcal /mL	g/100 kcal (%)			特徴 (強化された栄養素)
		P	F	C	
①インパクト® (ネスレ日本)	1.0	5.6 (22.5)	2.8 (25.2)	13.4 (53.6)	ω3系脂肪酸, アルギニン, グルタミン, 核酸, 他
②イムンα (テルモ)	1.25	5.2 (21)	3.0 (27)	13.2 (52)	グルタミン, アルギニン, 抗酸化微量栄養素, ω3系脂肪酸
③メイン (明治)	1.0	5.0 (20)	2.8 (25)	13.3 (55)	ホエイペプチド, 乳酸菌発酵成分, MCT, L-カルニチン

エネルギー比率の合計は100%とならない場合もある

● ここがピットフォール

慣例的に「病態別〜」と呼んでいますが,肝不全用の一部以外は食品であり,効能効果を保証するものではありません.栄養組成は各社が独自に工夫し,多くが栄養素や電解質など標準量から変更しているため,必要のない患者に長期投与するとむしろ状態を悪化させることもあります.標準組成の栄養剤では代謝・栄養状態を維持できない場合に使用を考慮する,というスタンスが適切です.そして,どの栄養剤を使用する場合でも,定期的なモニタリングで栄養治療効果や代謝性合併症の有無などを評価し,投与内容を見直すことが重要です.

Advanced Lecture

栄養管理に関する本格的なガイドラインとして「**静脈経腸栄養ガイドライン 第3版—静脈・経腸栄養を適正に実施するためのガイドライン**」(照林社 2013年5月発行)をお勧めします.12人の委員で20回以上に及ぶコンセンサスミーティングを重ね,推奨文だけでなくその根拠となる解説文を掲載しているため理解が深まります.また成人だけではなく小児についても,基礎から各種疾患別の栄養管理について網羅しています.これをおさえておけば,自信をもって栄養管理ができるはずです.

3. 経腸栄養剤の分類と選び方のまとめ

経腸栄養剤を分類し,それぞれの特徴と使い方を概説しました.患者の代謝栄養状態,水分や各種栄養素の制限/強化の必要性などを評価して,自院で採用されている栄養剤を図2のように

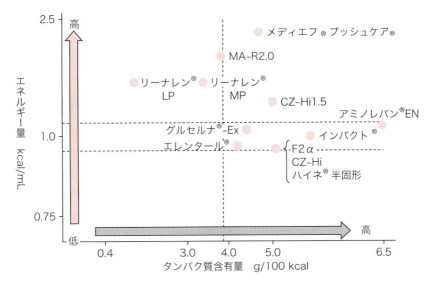

図2　半消化態栄養剤の熱量・タンパク質量マップ〜福井県立病院　採用例〜

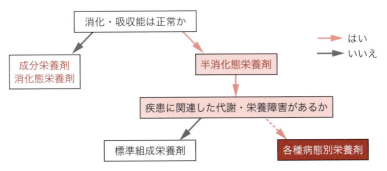

図3　経腸栄養剤選択チャート
経腸栄養剤を選択するときのチャートを示します．
まず最初に患者の消化・吸収能を評価し，問題があれば成分栄養剤や消化態栄養剤を，なければ半消化態を選択します．さらに疾患に関連した代謝障害があれば，病態別栄養剤を考慮します
文献1より

整理して，図3のチャートに沿って適切な製品を選択し，効果的な経腸栄養療法につながる一助となれば幸いです．

4. こんな症例の経腸栄養管理　どうする？　〜私はこうしている〜

症例1　脳梗塞後，嚥下機能が低下した患者

高血圧症で治療中の85歳女性，身長150 cm，体重40 kg．
自宅で倒れているところを発見され救急搬送．左脳梗塞と診断された．発症前のADLは自

立し,通常の食事を摂取していた.

1週間の急性期治療後意識レベルは回復し,嚥下訓練を開始したが,現段階では経口摂取はできない状態.入院時から維持液と細胞外液補充液が投与されている.

Q. 今後の栄養管理をどうする? 静脈栄養,経腸栄養のどちらを選ぶ?

A. 低栄養管理で1週間が経過しており,早急に栄養投与が必要な状況です.消化管に問題はなく経腸栄養が第1選択です.

Q. 投与経路はどうする?

A. 嚥下訓練によって今後機能は回復するかもしれないため,まずは経鼻胃カテーテル(8〜10 Fr.)からの投与を開始します.4週間以上十分な経口摂取ができないと予測されるなら,早めに胃瘻造設を考慮します.

Q. 何をどれだけ投与する?

A. 消化管機能・代謝状態に問題はないと予想して,標準組成の半消化態栄養剤を選択します.

- 総エネルギー必要量は,概算で1,000〜1,200 kcal/日(25〜30 kcal/kg/日)
- 少量・低速(例えば200 kcal/4時間)から開始して,5〜7日間で目標量まで増やします
- 目標量に到達するまでは,三大栄養素を含む末梢静脈栄養(PPN:peripheral parenteral nutrition)を併用して不足分を補い,低栄養の進行を防ぎます.

症例2 活動期Crohn病患者

18歳男性,身長170 cm,体重53 kg.

数カ月前から軟便傾向になり,次第に悪化.排便回数は5行に増加.食欲も低下して,体重が3カ月間で7 kg減少.大腸内視鏡検査でCrohn病と診断された.炎症反応も高く(CRP 11.0 mg/dL,WBC 12,500/μL),入院となった.血便は認めていない.

Q. 栄養投与内容,投与計画をどうする?

A. 活動期のCrohn病と考え,寛解導入・寛解維持療法の治療効果もある成分栄養剤を選択します.エレンタール®(80 g/300 mL)の経口摂取を勧めますが,腹部症状や嗜好的な問題で無理な場合は経鼻胃カテーテル(5〜8 Fr.)から投与します.300 kcal(300 mL)から開始して約1週間で目標の2,100 kcal(35 kcal/kg/日)まで増量しますが,投与速度は30 mL/時から開始して最速110〜150 mL/時にとどめます.それでも下痢が悪化するようなら浸透圧を下げるために,通常の2倍希釈から開始します.必要量に到達するまでは,不足分をPPN(脂肪乳剤を含むこと)で補います.

下痢で失う水分は,栄養輸液とは別に細胞外液補充液で補充し,脱水を防止します.

症例3 褥瘡を合併した糖尿病患者

50歳男性,身長165 cm.

30歳時に交通事故で頸椎損傷.胸部以下は麻痺し,嚥下機能も失われ胃瘻を造設した.標準組成の半消化態栄養剤1,500 kcalで体重は安定(50 kg).Alb,Hbも正常範囲で経過し,併存する糖尿病は,経口糖尿病薬で良好にコントロールされていた.入院2週間前から仙骨部に褥瘡が発生.治癒傾向に乏しく,血糖値は300 mg/dL以上,発熱も認めたため入院.体

重 47 kg，体温 38.0 ℃，Hb 9.0 g/dL，Alb 2.5 g/dL，CRP 10.0 mg/dL．

Q. 経腸栄養剤をどうすればいい？ 今までのまま？ 替えるとしたら何に？ 投与量は？

A. 糖尿病のsick day時の管理です．今のままでは栄養状態，血糖値とも良好に維持できないため，投与熱量を増やし，かつ血糖値を上げない工夫が必要です．

感染と発熱に伴う代謝上昇率を15％程度として推定総エネルギー必要量を1,500×1.15＝1,725 kcalとし，栄養剤を糖尿病用に変更します．血糖値は180 mg/dL未満を保つよう，必要ならインスリンを用いて調整します．

変更後少量のインスリン投与で血糖値はすみやかに200 mg/dL以下に安定し，4週間で褥瘡は改善．再び従来の栄養剤と経口糖尿病薬に変更した後も血糖値は安定し，1週間後の退院時には，体重は入院時より1.5 kg増加していました．

Column

栄養管理はライフワーク

医師になって数年間は，診断技術や手技を磨くことが優れた医師の条件だと思っていました．栄養管理なんて全く頭になく，食べられなくても水と電解質さえ投与しておけば，身体が何とかしてくれると錯覚していました．細胞外液補充液だけ投与して，高ナトリウム血症や低血糖を起こしてはじめて輸液を考え直すありさまでした．経腸栄養なんて考えにもおよびません．病気だから栄養状態は低下して当たり前，とさえ思っていたのです．

実は私は管理栄養士の資格をもっています．それを活用することなくその後医師になったのですが，それを知った管理栄養士が何かと相談してくるようになりました．経腸栄養剤に種類があることも知らない情けない状態なのに，医師はすべてを理解していて，さらに管理栄養士の資格ももっているなら誰より知っているはず，と思ってです．そういうこともあって栄養って大事かも，と思いはじめた2000年，医師のための栄養管理研修TNT（Total Nutritional Therapy）を受講して，文字通り目からうろこが落ちました．これこそ自分のめざす医療分野だと思いました．確かに，その目で見ると栄養状態が悪いと治療も制限され効果も落ちますし，合併症も起こします．逆に栄養状態がよくなると改善する症例を数多く見ます．それからは，赴任先の病院でNSTを立ち上げ，活動を拡大して，栄養状態に不安のある患者さんの栄養アセスメントを主治医に提言し，実践につなげています．その数は月150〜200症例に上ります．今後も栄養管理を自分のライフワークの1つとして，日々研鑽の毎日です．

引用文献

1) 「経腸栄養剤の選択とその根拠」（井上善文／編），フジメディカル出版，2015
2) Takagi S, et al：Effectiveness of an 'Half elemental diet' as maintenance therapy for Crohn's disease. A randomized-controlled trial. Aliment Phaemacol ther, 24：1333-1340, 2006
3) Marik PE, et al：Meta-analysis of parenteral nutrition versus enteral nutrition on patients with acute pancreatitis. BMJ, 328：1407-1412, 2004
4) Nakaya Y, et al：BCAA-enriched snack improves nutritional state of cirrhosis. Nutrition, 23：113-120, 2007
5) Plank LD, et al：Nocturnal nutritional supplementation improves total body protein status of patients with liver cirrhosis；a randomized 12-month trial. Hepatology, 48：557-566, 2008
6) Marchesini G, et al：Nutritional supplementation with branched-chain amino acids in advanced cirrhosis；a double-blind, randomized trial. Gastroemterology, 124：1792-1801, 2003

7) Mizock BA. Alterations in carbohydrate metabolism during stress ; a review of the literature. Am J Med, 98 : 75-84, 1995
8) Egi M, et al : Blood glucose concentration and outcome of critical illness : the impact of diabetes. Crit Care Med, 36 : 2249-2255, 2008
9) Eila M, et al : Enteral Nutritional Support and Use of Diabetes-Specific Formulas for patient with Diabetes. Diabetes Care, 28 : 2267-2279, 2005
10) Kopple JD, et al : Effect of energy intake on nitrogen metabolism in non dialyzed patients with chronic renal failure. Kidney Int, 29 : 734-742, 1986
11) Wouters EFM, et al : Nutrition and metabolism in chronic respiratory disease. Europian Respiratory Monograph, 24 : 11-12, 2003
12) Ferreira I, et al : Nutritional intervention in COPD ; a systematic overview. Chest, 119 : 353-363, 2001
13) Andreyev HJ, et al : Why do patients with weight loss have a worse outcome when undergoing chemotherapy for gastrointestinal malignancies? Eur J Cancer, 34 : 503-509, 1998
14) Ambrus JL, et al : Causes of death in cancer patients. J Med, 6 : 61-64, 1975
15) Cabal-Manzano, et al : Proteolysis-inducing factor is expressed in tumors of patients with gastrointestinal cancers and correlates with weight loss. Br J Cancer, 84 : 1599-1601, 2001
16) Fearon KC, et al : Effect of a protein and energy dense N-3 fatty acid enriched oral supplement on loss of weight and lean tissue in cancer cachexia : a randomised double blind trial. Gut, 52 : 1479-1486, 2003
17) Wigmore SJ, et al : Effect of oral eicosapentaenoic acid on weight loss in patients with pancreatic cancer. Nutr cancer, 36 : 177-184, 2000
18) Consensus recommendations from the US summit on immune-enhancing enteral therapy. JPEN, 2 : S61-S63, 2001
19) Bertolini G, et al : Early enteral immunonutrition in patients with severe sepsis ; results of an interim analysis of a randomized multicentre clinical trial. Int care Med, 29 : 834-840, 2003
20) Pontes-Arruda A, et al : Effect of enteral feeding with eicosapentaenoic acid, gamma-linolenic acid, and antioxidants in mechanically ventilated patients with severe sepsis and septic shock. Crit Care Med, 34 : 2325-2333, 2006

参考文献

1)「静脈経腸栄養ガイドライン 第3版」(日本経腸栄養学会/編), 照林社, 2013

プロフィール

栗山とよ子（Toyoko Kuriyama）
福井県立病院内科
役職：内科医長, NST Chairman
栄養管理は, すべての患者さんに必要不可欠な医療です．残念ながら日本の医学教育には含まれず, 卒後も先輩医師の見様見真似でなんとなく, という状況がほとんどです．そんな状況にあっても, この本を手にされた先生方は, 患者さんの栄養状態に常に気を配って適切な栄養管理を心掛けてくださることと期待します．

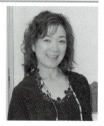

7. 必要エネルギー量の計算，静脈栄養の考え方
～計算は苦手です…

松永典子

> **Point**
> ・必要エネルギーは，まずは簡易法（25〜30 kcal×体重kg）で算出しましょう
> ・静脈栄養のメニューは，病態・投与経路にあった製剤を選びましょう
> ・静脈栄養施行時は，投与速度・ルートの管理をしっかり行いましょう

はじめに

　輸液栄養療法は，「栄養を与えること」と「体液を補充すること」という2つの観点から考えます．栄養を与えることとは，食事摂取や経管栄養ができないまたはそれだけでは不足している場合に，静脈から必要な栄養成分を補充することです．患者の状態を把握し，必要エネルギー量を設定し，静脈からどの程度のエネルギーをどのような栄養組成で与えるべきか考えます．末梢静脈ルートしか取れない場合は，必要エネルギーをすべて投与することは叶わないことを理解し，投与可能な量でコントロールする必要があります．また，体液を補充することも同時に考え，患者の状態から必要水分量，次に電解質組成，状態によっては酸-塩基平衡の是正まで検討し，トータルで輸液栄養療法を決定する必要があります．

■ 栄養の重要さを理解した症例

　私がNSTでかかわった麻痺性イレウスをくり返している全身性強皮症の症例を提示します．経口摂取していましたが，嚥下機能が低下，下痢も持続し栄養状態が悪化傾向であったため，TPN（total parenteral nutrition）での栄養管理をめざしました．BMIも13.8とやせ型であったため，まずは現体重をもとに，簡易法で必要エネルギーを算出しました．続いて必要水分量，必要タンパク質量を設定し，TPNメニューを選択しました．その後は，電解質や血糖値，体重，RTPなどをモニタリングしながらTPNを継続したところ低下傾向だった体重が増加傾向となり，食事も無理をして食べていたところを楽しみ程度の量にしたことで，下痢もコントロールできるようになりました．患者さんのQOLを考え，栄養投与経路の変更も重要であることがよく理解できた症例です．このように，静脈栄養のメニューを立てる場合の思考プロセスについて，これから解説したいと思います．

症例

【患者】50代女性，身長 170 cm，体重 40 kg，BMI 13.8.
【病名】全身性強皮症.
【経過】全身性強皮症に伴う麻痺性イレウスをくり返す患者．嚥下障害があり，また疾患の進行により腸管運動と腸管吸収が悪くなってきた．栄養状態改善目的でNSTに紹介となった．
　　経口摂取により下痢継続あり．嚥下機能低下しており，さらに腸管機能の改善は見込めないと判断され，TPNを栄養管理の中心として計画することとなった．
【NST紹介時の検査値】アルブミン 2.7 g/dL，Hb 7.4 g/dL，TP 6.7 g/dL，Na 140 mEq/L，K 3.3 mEq/L，BUN 9 mg/dL
【栄養評価】
　必要エネルギー：40 kg × 25 ～ 30 kcal = 1,000 ～ 1,200 kcal
　必要水分：40 kg × 30 ～ 40 mL = 1,200 ～ 1,600 mL
　必要タンパク質：40 kg × 0.8 ～ 1.0 kcal = 32 ～ 40 g
【TPNメニューの提案】
　ピーエヌツイン® 2号 1,100 mL　1袋 ⎫
　アミパレン® 200 mL 0.5袋　　　　　⎪
　KCL補正液 20 mEq/20 mL　1本　　 ⎬ → （無菌的に混注し，24時間で投与）
　10％食塩注 20 mL　1本　　　　　　⎪
　ビタジェクト®注キット 5 mL　1本　　⎪
　エレジェクト®注シリンジ 2 mL　1本　⎭

　イントラリポス® 20％ 100 mL　1袋　→ （側管より7時間かけて投与）

→ 1,080 kcal，タンパク質 40 g，水分 1,347 mL，NPC/N 143.8，糖質 180 g，脂質の比率 18％
　Na 84 mEq，K 50 mEq，Ca 8 mEq，Mg 6 mEq，P 9.6 mmol

1. 静脈栄養初期メニュー設定までの流れ

　静脈栄養メニューを決定するまでのプロセスを解説します（図）．まずは患者さんを把握し，静脈栄養が必要かどうか見極めます．必要と判断した場合は，投与ルートについてまず判断します．その後，必要エネルギー量を設定し，水分投与量，タンパク質の組成および投与量を決定し，脂質投与の決定および投与速度の算出，糖質の投与量および投与速度の算出，ビタミン・微量元素の投与の決定を順に行います．その結果，設定した投与量に見合う輸液製剤を選択し，メニューを決定します．その後，代謝性の合併症予防に必要なモニタリング項目を設定し，静脈栄養メニューをアセスメントしながら調整していくことになります．

1 患者さんを把握し，投与ルートを選択する

　静脈栄養を開始する場合，本当にその患者さんの消化管は使えないのかもう一度考えます．腸免疫機能を保つためにも，"腸が使えるなら腸を使え！"が原則です．腸閉塞や消化管出血などどうしても消化管が使えない場合以外は，経腸栄養を再度検討します．静脈栄養開始を決定した場

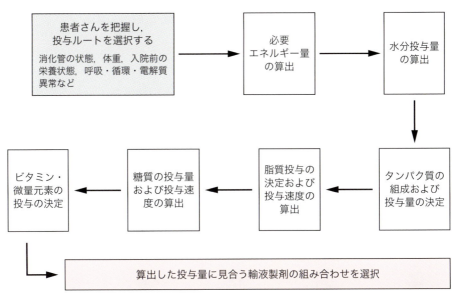

図　静脈栄養初期メニュー設定までの流れ

合は，まず体重や入院前の栄養状態，呼吸・循環・電解質異常の有無，腎機能・肝機能障害等を把握します．投与ルートについては，消化管が使用できない期間を予測し，短期の場合は末梢静脈栄養法（peripheral parenteral nutrition：PPN）を，2週間以上であれば中心静脈栄養法（TPN）を選択します．

2 必要エネルギー量の算出（表1）

　総必要エネルギー量（total energy expenditure：TEE）は，基礎代謝量，活動状態，ストレスの程度などにより変化します．教科書的には，Harris-Benedictの式で基礎エネルギー消費量（basal energy expenditure：BEE）を予測し，活動係数やストレス係数を乗じて算出しているものが多いのですが，簡易法として体重（kg）に25～30 kcalを乗じて算出する方法があります[1, 2]．また，計算に使用する体重は，実測体重，健常時体重，理想体重〔身長 (m)^2×22〕のどれを使用するか迷いますが，一般的には栄養不良が存在する患者では実測体重を，肥満患者（BMI＞25）では理想体重を用います．いずれも過剰栄養の予防が目的です．

●ここがピットフォール

簡易法を使わない方がいい場合があります！摂食障害や病態悪化で食事が長期間入っていないなどの慢性的な栄養障害患者は，refeeding症候群（1章8参照）の危険性があるので簡易法を使用せず，少量から開始する必要があります．また，重症侵襲下の患者さんも内因性エネルギー供給が多く，over feedingとなる（3章2参照）可能性があるため同じく簡易法を使用せず，少量から開始し，電解質などの変化に注意しながら増量することをお勧めします．

3 水分投与量の算出

　通常，水分の必要量は排泄量と同量と考えられます．排泄される水分としては尿と便が大部分

表1　総必要エネルギー量（TEE）の算出

Longの式
TEE＝BEE×活動係数×ストレス係数

〈BEEの算出〉　Harris-Benedictの式
（男性）　BEE（kcal/日）＝66.5＋13.75×体重（kg）＋5.0×身長（cm）－6.75×年齢（歳）
（女性）　BEE（kcal/日）＝655.1＋9.56×体重（kg）＋1.85×身長（cm）－4.68×年齢（歳）

活動因子	活動係数
寝たきり（意識低下状態）	1.0
寝たきり（覚醒状態）	1.1
ベッド上安静	1.2
ベッド外活動	1.3〜1.4
一般職業従事者	1.5〜1.7

ストレス因子	ストレス係数
飢餓状態	0.6〜0.9
術後（合併症なし）	1.0
小手術	1.2
中等度手術	1.2〜1.4
大手術	1.3〜1.5
多発外傷	1.4
腹膜炎・敗血症	1.2〜1.4
熱傷	1.2〜2.0
発熱（1℃ごと）	＋0.1

◎臨床で使用される簡易法
エネルギー投与量初期値（kcal/日）
＝25〜30 kcal×体重（kg）

文献1, 2より

で，それに不感蒸泄（発汗，呼気など）が加わります．腎機能が正常であれば，尿量は水分投与量に応じて調整され，一般的に体重（kg）に30〜40 mLを乗じた量を1日必要水分量として算出します[1]．しかし，病態に応じて加減することが重要で，モニタリングを行いながら調整する必要があります．

4 タンパク質の組成，および投与量の決定

　タンパク質の静脈内投与は，通常アミノ酸で行われます．よって，点滴製剤のアミノ酸量は，タンパク質量と同じと考えます．タンパク質の必要量は，通常1日0.8〜1.0 g/kgとされていますが，年齢・病態によっても変化します[1]．例えば，代謝の亢進（タンパク異化）によりタンパク質の必要量は増加します（1章1参照）．特に，外傷や手術，褥瘡などの創傷治癒には，十分なタンパク質の投与が必要です．また，タンパク質を十分に投与しても，糖質や脂質が十分に投与されていなければ，投与されたタンパク質は，タンパク合成に使用されず，エネルギー消費に使用されるだけになってしまいます．

　タンパク質とエネルギー投与量の適切な割合を示す数値として，非タンパクカロリー（non-protein calorie）/窒素比（NPC/N比）が用いられます．一般的な入院患者では，NPC/N比を150〜200に設定しますが，侵襲時には100前後とタンパク質を多く投与します．一方，保存期腎不全患者の場合は，NPC/N比を300以上にして，タンパク質の投与を抑える必要があります．

　アミノ酸の組成については，単剤のアミノ酸製剤として，総合アミノ酸製剤，肝不全用アミノ酸製剤，腎不全用アミノ酸製剤，小児用アミノ酸製剤が市販されているので，病態に応じて選択します．ただし肝不全用アミノ酸製剤は，長期間継続すると含硫アミノ酸の異常低下やClが多く含まれるため高クロール性代謝性アシドーシスなどを起こす可能性があるので，肝性昏睡の改善目的に限り使用します．

● **ここがピットフォール**
一般的なTPN用キット製剤は，NPC/N比が150前後です．保存期腎不全患者にはタンパク質が過量になることがあるので注意！逆に血液浄化療法を行っている患者では，アミノ酸喪失を考えなければならず，NPC/N比を300以上にする必要はありません．

● **ここがポイント**
NPC/Nの計算方法は，
　NPC：糖質（g）×4 kcal＋脂質（g）×9 kcal
　N：タンパク質（g）÷6.25
をそれぞれ算出し，NPCをNで割った値になります．6.25は窒素係数で，6.25 gのタンパク質に平均1 gの窒素が含まれることを示しています．

5 脂質の投与量および投与速度の算出

　脂質はエネルギー源と必須脂肪酸の補給として重要であり，総エネルギーの20〜40％の投与が一般的です．脂質は1 gが9 kcalと，タンパク質や炭水化物に比して高エネルギーであり，効率的なエネルギー投与ができます．静脈栄養施行時には，非タンパクカロリーを糖質のみにすると，糖質が過剰投与となり脂肪肝やTPN関連肝障害の原因となることがあるので，予防のためにも脂質の投与は必要です．本邦で発売されている静注用脂肪乳剤の添付文書には，血栓症の患者，重篤な肝障害のある患者，重篤な凝固障害のある患者，脂質異常症の患者，ケトーシスを伴った糖尿病患者に対する投与は禁忌とされていますが，これらは大豆油脂肪乳剤を大量に急速に投与した場合に生じる問題です．重症患者でも脂肪乳剤の投与は必須であり，適正な投与速度で投与すればこれらの合併症は発生しないとされています．適正な投与速度とは0.1 g/kg/時以下とされており，1日1.0 g/kg/日以上の投与は避ける必要があります．

　脂肪乳剤の投与ルートは，TPN輸液との混合で脂肪粒子径が大きくなり肺塞栓の危険があるため，今まで単独ルートでの投与が推奨されていました．しかし，最近TPN輸液ラインの側管から脂肪製剤の投与を行っても粗大粒子は増えないことがわかり[3]，毎日のライン交換やフラッシュなどの感染対策を行ったうえで側管からの投与も可能と考えられています．また，0.22 μmのフィルターを介して投与している場合は，脂肪乳剤は通過しないので，フィルターより下流から投与するなど工夫する必要があります．

● **ここがポイント**
脂質の投与速度0.1 g/kg/時はわかりにくいので，わかりやすく変換するとＸ％製剤の場合，
〔体重（kg）÷（X÷10）〕mL/時！

6 糖質の投与量および投与速度の算出

　糖質量は，必要エネルギー量から，タンパク質と脂質のエネルギー量を引いた残りになります．一般的に，糖質は総エネルギー投与量の50〜60％が基準とされていますが，病態に応じて増減する必要があります．静脈栄養の場合，高血糖を避けるためグルコースとして5 mg/kg/分以下（侵襲時には4 mg/kg/分以下）の速度で投与する必要があります．特に体重50 kg以下の患者にTPNキット製剤を使用する場合，投与量によっては糖質の投与速度が速いことがありますので，

表2 代表的な市販のTPN用総合ビタミン製剤および微量元素製剤の組成

組成	1日推奨量[a] (FDA)	ビタジェクト®注キット1本あたりの含有量[b]
ビタミンA (IU)	3,300	3,300
ビタミンD (μg)	5	10
ビタミンE (mg)	10	15
ビタミンK (mg)	0.15	2
ビタミンB_1 (mg)	6	3
ビタミンB_2 (mg)	3.6	4
ビタミンB_6 (mg)	6	4
ビタミンB_{12} (μg)	5	10
ビタミンC (mg)	200	100
ニコチン酸アミド (mg)	40	40
パントテン酸 (mg)	15	15
葉酸 (mg)	0.6	0.4
ビオチン (mg)	0.06	0.1

元素	推奨[c] (μmol/日)	エレジェクト®注シリンジ1本あたりの含有量[b] (μmol)
鉄 (Fe)	35.8	35
マンガン (Mn)	1	1
銅 (Cu)	5	5
亜鉛 (Zn)	60	60
ヨウ素 (I)	1	1
クロム (Cr)	-	0
モリブデン (Mo)	-	0
セレン (Se)	2.53	0

a) 松原 肇,矢後和夫:微量元素・ビタミンの必要量.月刊薬事,53:87-92,2011
b) 各薬剤添付文書
c) 「静脈経腸栄養ハンドブック」(日本静脈経腸栄養学会/編),p68,南江堂,2011

必ず糖質の投与速度を確認します.投与速度が速いようなら,糖質量を減らすなどメニューの見直しも検討します.また,血糖値をモニタリングし,投与速度を守っても高血糖(180 mg/dL以上)になる場合は,低血糖に注意しながらインスリンを用いる必要があります.

● ここがポイント

TPNを開始するときは血糖値に注意!

7 ビタミン・微量元素の投与の決定

TPN施行時には,1日推奨量を含有している総合ビタミン剤および微量元素製剤を投与します(表2).TPN製剤に混注するため,プレフィルドシリンジタイプの製剤を使用する方が感染予防の面から安全です.特に,ビタミンB_1は,代謝性合併症(Wernicke脳症,乳酸アシドーシス)を予防するために,厚生労働省が発表している適正使用情報に基づき1日3 mg以上の投与が必須です.PPN投与時にも,病態によってはビタミンB_1が欠乏する可能性があるので,投与します.また,大量のビタミンK(2 mg)を含有しているため,ワルファリン服用患者は併用するとワルファリンの効果がなくなるので,事前にヘパリンへの切り替えを行うなど注意が必要です.微量元素製剤においては,セレンを含有していないため,TPNの長期管理の患者において,セレン欠乏症(下肢筋肉痛,不整脈,心筋症,爪床の白色変化など)が報告されているので注意します[1].

表3 代表的な市販の末梢静脈栄養（PPN）輸液製剤

商品名	容量(mL)	1Lあたり						
		熱量(kcal)	ブドウ糖(g)	アミノ酸(g)	Na(mEq)	K(mEq)	ビタミンB₁(mg)	Zn(μmol)
ビーフリード®	500/1,000	420	75	30.0	35	20	1.92	5
アミノフリード®	500/1,000	420	75	30.0	35	20	-	5
アミグランド®	500	420	75	30.0	35	20	2	4.8
パレセーフ®	500	420	75	30.0	35	20	2	4.8
プラスアミノ®	200/500	408	75	27.2	34	-	-	-
アミカリック®	200/500	410	75	27.5	30	25	-	-

各薬剤添付文書より作成

●ここがポイント

ビタミンおよび微量元素含有TPN製剤（ネオパレン®，エルネオパ®等）は，1日に2,000 mL投与して1日必要量のビタミン・微量元素となります．1日2,000 mLに満たない場合は，糖・電解質・アミノ酸のみのTPN製剤（ピーエヌツイン®等）に，ビタミンと微量元素製剤を混注することを勧めます！

8 算出した投与量に見合う輸液製剤の組み合わせを選択

　設定した必要エネルギー量，タンパク質量と脂質の量を目安に市販されている末梢静脈栄養輸液製剤（表3），中心静脈栄養輸液製剤（表4），単味栄養輸液製剤（表5）の1本あたりの熱量・タンパク質量・電解質量などを把握したうえで，組み合わせを検討します（施設ごとに採用医薬品が異なるので注意）．

　最初に提示した症例を参考に考えると，算出した必要エネルギー1,000〜1,200 kcal/日，必要水分量1,200〜1,600 mL/日，必要タンパク質32〜40 g/日から，ピーエヌツイン®2号を基本液に（脂肪乳剤を投与することを考えると，ピーエヌツイン®3号を基本液とするとカロリーオーバーとなるため），不足しているアミノ酸，脂質，ビタミン，微量元素，電解質を追加し全体の投与量を調整したことが理解できると思います．

9 静脈栄養メニューのアセスメント

　設定した静脈栄養メニューを開始したら，代謝性の合併症を予防するため，モニタリング項目を設定し実践します．血糖値，尿糖，尿ケトン，体重，尿量，浮腫，皮膚の状態，血清電解質濃度，酸塩基平衡，肝機能値，腎機能値，血清トリグリセリド値，血中尿素窒素，体温などきめ細やかなモニタリングを行い，定期的に設定した静脈栄養メニューのアセスメントを行い，適宜メニューの変更を行うことでより適正な静脈栄養療法を行うことが可能となります．もちろん"腸が使えるなら腸を使え！"が原則ですので，使用可能になれば，時期を逃さずに経腸栄養を開始しましょう．

表4　代表的な市販の中心静脈栄養（TPN）輸液製剤

組成		商品名	容量(mL)	組成単位	熱量(kcal)	ブドウ糖(g)	アミノ酸(g)	脂質(g)	Na(mEq)	K(mEq)
糖・電解質		ハイカリック®1号	700	1袋	480	120.0	-	-	-	30
		ハイカリック®2号	700		700	175.0	-	-	-	30
		ハイカリック®3号	700		1,000	250.0	-	-	-	30
		ハイカリック®RF	250/500/1,000	500mL	1,000	250.0	-	-	25	-
糖・電解質・アミノ酸		ピーエヌツイン®1号	1,000	1袋	560	120.0	20.0	-	50	30
		ピーエヌツイン®2号	1,100		840	180.0	30.0	-	50	30
		ピーエヌツイン®3号	1,200		1,160	250.4	40.0	-	51	30
糖・電解質・アミノ酸	＋脂質	ミキシッド®L	900	1袋	700	110.0	30.0	15.6	35	27
		ミキシッド®H	900		900	150.0	30.0	19.8	35	27
	＋ビタミン	ネオパレン®1号	1,000/1,500/2,000	1 L	560	120.0	20.0	-	50	22
		ネオパレン®2号	1,000/1,500/2,000		820	175.0	30.0	-	50	27
	＋ビタミン＋微量元素	エルネオパ®1号	1,000/1,500/2,000		560	120.0	20.0	-	50	22
		エルネオパ®2号	1,000/1,500/2,000		820	175.0	30.0	-	50	27

各薬剤添付文書より作成

表5　代表的な市販の単味栄養輸液製剤

組成		商品名	容量(mL)	1本あたり						
				熱量(kcal)	糖質(g)	アミノ酸(g)	脂質(g)	Na(mEq)	K(mEq)	Cl(mEq)
糖		大塚糖液50%	200	400	100	-	-	-	-	-
			500	1,000	250	-	-	-	-	-
		大塚糖液70%	350	980	245	-	-	-	-	-
アミノ酸		アミパレン®	200	80	-	20.0	-	約0.4	-	-
			300	120	-	30.0	-	約0.6	-	-
			400	160	-	40.0	-	約0.8	-	-
	肝不全用	アミノレバン®	200	63.8	-	15.98	-	約3	-	約19
			500	159.5	-	39.93	-	約7	-	約47
	腎不全用	キドミン®	200	57.6	-	14.41	-	約0.4	-	-
			300	86.4	-	21.61	-	約0.6	-	-
脂質		イントラリポス®20%	50	約100	1.1	-	10	-	-	-
			100	約200	2.2	-	20	-	-	-
			250	約500	5.5	-	50	-	-	-

各薬剤添付文書より作成

Column
自ら学び,正しい栄養療法を実践しましょう

 NSTチームの薬剤師となり7年ほどになりますが,少しずつ栄養療法に興味をもっていただけている主治医の先生が増えているように感じます.チームに入りたての頃は,紹介患者も少なくNSTからの提案内容も理解されず,提案が活かされない例も多数ありました.しかし,最近は長崎大学医学部でも栄養教育がはじまり,栄養療法に積極的な先生が増え,NSTからの提案内容にもしっかり耳を傾け実践していただけているように思います.研修医となると,上級医の先生の意見に従うことが多いと思いますが,栄養療法に関しては教育を受けていない上級医の先生がほとんどです.この本を手に取って読まれている先生は,おそらく現在行われている栄養療法に関して疑問をもち,変化をもたらそうと考えて勉強されているのではないでしょうか.どの診療科に所属されていても栄養療法の知識は必要です.患者さんのために,自ら学び正しい栄養療法を実践しようとする姿勢は素晴らしいと思います.今後,超高齢化社会となり,栄養療法が必要な患者さんが増えることは必至ですので,ともに学んで栄養障害の患者さんを救いましょう.

引用文献
1) 「静脈経腸栄養ガイドライン 第3版」(日本静脈経腸栄養学会/編), pp36-46, pp140-147, 照林社, 2013
2) 「静脈経腸栄養ハンドブック」(日本静脈経腸栄養学会/編), pp146-152, 南江堂, 2011
3) 井上善文,他:脂肪乳剤を中心静脈栄養投与ラインに側管投与する方法の安全性—脂肪粒子径からの検討.静脈経腸栄養, 29:863-870, 2014

プロフィール

松永典子(Noriko Matsunaga)
長崎大学病院薬剤部 薬剤師
食べ物は,旬のものをその時々に食べるのが一番です.あとはバランスよく食べるように心がけています.医療現場で働きはじめると,忙しさから食生活が偏りがちです.若いころはいいですが,年を取ってから後悔しないようにいろんなものを食べるようにしてください!私のように面倒くさがりの方は,バランスのよいお弁当屋さんを見つけるのがお勧めです.

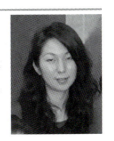

第1章 教えてほしかった栄養の基本～これだけは知っておきたい！

8. いつはじめるか？ 初期量は？ スピードは？ 増加・減量のタイミングは？

白井邦博，小谷穣治

Point

- 栄養投与は経腸栄養を優先して，24～48時間以内に少量持続で開始する
- 初期1週間の経腸栄養は，目標エネルギー量より少ない量を投与する
- 初期1週間での経静脈栄養は，経腸栄養で20 kcal/時（400～500 kcal/日）以下の場合に開始を考慮する
- refeeding症候群発症予防のために，低栄養や栄養障害リスクのある患者を同定する

はじめに

　近年，さまざまな分野で栄養学がホットな話題になっています．特に，急性期栄養療法は注目すべき複数の研究が発表されました．ただし，有用性を示した治療法も数年後には否定されてしまうジレンマもあります．本稿では，重症患者の急性期における経腸栄養と経静脈栄養の開始時期や初期量，投与速度，増量・減量のタイミングなどについて，エビデンスと現実の狭間で治療を行っているわれわれの経験を踏まえ解説します．

1. 経腸栄養

1 経腸栄養の開始時期はいつか？

　24～48時間以内の開始を推奨します．

　経腸栄養は，消化管が機能しているすべての患者に適応となります（1章5 図1参照）．特に，重症患者に対する早期経腸栄養は，感染症発症率や死亡率を減少させます[1,2]．さらに，重症患者のなかでも**重症度が高い例や昇圧薬投与例でその効果は高い**です[3,4]．また，SCCM（Society of Critical Care Medicine）/ASPEN（American Society for Parenteral and Enteral Nutrition）やESPEN（European Society for Clinical Nutrition and Metabolism），Canadian clinical practice guidelinesでも24～48時間以内の開始を推奨しています[1,5,6]．

1）循環動態が不安定な場合では？

　循環動態不安定な例は，腸間膜血流低下による腸管虚血や，経腸栄養による臓器血流上昇と末梢血管抵抗低下でショックを引き起こすことがあります．しかし，昇圧薬の投与量が多い例で早期経腸栄養の効果が高く，昇圧薬投与例の75％は経腸栄養が可能（**平均ノルアドレナリン投与**

表1　当院の急性期栄養管理プロトコール

(1) 栄養状態の評価
(2) 血行動態安定で消化管使用可能：入院後24〜48時間以内に経腸栄養開始 　　基本は経胃，不可能（胃内残渣≧300 mL/日）なら幽門後留置（経十二指腸，経空腸）
(3) 投与薬剤（1日投与量） 　　六君子湯（1回1包，1日3回），ガスモチン®（1回5 mg，1日3回），大建中湯（1回1〜2包，1日3回），ビオスリー®（1回1 g，1日3回），ミヤBM®（1回1 g，1日3回） 　　低栄養や広範な創部，熱傷，重症膵炎＝プロマック®（1回1 g，1日2回），グルタミン（1回0.1 g/kg，1日3回） 　　便秘＝緩下剤：ラクツロースシロップ（10〜30 mL/回，1日2〜3回），ヤクルトBL（1回1包，1日3回） 　　下痢＝ヤクルトBL（1回1包，1日3回），食物繊維（1回5 g，1日2〜3回）を追加
(4) 目標エネルギー量（理想体重）：25〜30 kcal/kg/日 　　熱傷や広範な創部，リハビリが進行している場合は栄養量を追加
(5) 栄養剤 　・栄養組成で単独（消化態，半消化態，免疫調節） 　・複数種の栄養剤の混合（例：膵炎の脂質20〜30 g制限でエレンタール®と標準栄養剤を投与） 　・栄養基質：タンパク質1.0〜1.2 g/kg以上，脂質20〜55％，炭水化物30〜55％
(6) 栄養投与実施→栄養評価をくり返す 　・基本は24時間持続投与 　・投与速度：10〜20 mL/時から開始，可能なら20（〜50）mL/時ずつ徐々に増量 　・1週間目は目標エネルギー量の60〜80％ 　・7〜10日後に目標エネルギー量に達しない→静脈栄養で不足量を補完 　・回復期で目標エネルギー量に達したら間欠的（200〜300 mL/時/回）投与に変更 　・胃内残渣は通常測定しないが，腹満やイレウス，便秘の場合に測定する 　・白湯によるフラッシュ量：30 mL
(7) 血糖値＞180 mg/dL（糖尿病＞200 mg/dL）でインスリン持続静注開始
(8) 中心静脈栄養療法：7日目以降で経腸栄養不可能例（目標エネルギー量の80〜100％）

量：12.5 μg/分）との報告があります[4, 7]．さらに，腸管虚血例の60％は昇圧薬が投与されておらず，昇圧薬投与の有無よりは循環動態の不安定性が問題です．ただし，昇圧薬投与中の経腸栄養での腸管壊死発症率は稀（0.29〜1.14％）ですが，発症すれば致命的になります．このため，大量輸液や血液製剤の急速投与，高用量の昇圧薬投与を要する循環動態不安定例では経腸栄養を控えて，**輸液量や昇圧薬が一定量で循環動態が安定（平均血圧60 mmHg以上）すれば，10〜20 mL/時の持続投与を開始することが望ましいです**[5]．

2）実際の臨床現場では？

筆者の施設では栄養管理プロトコールの作成と遵守で，**重症患者の95％で48時間以内の経腸栄養開始が可能**でした（表1）．また循環動態不安定な例では，急速輸液が終了し，昇圧薬（ノルアドレナリン0.2 μg/kg/分以下）が減量可能で，平均動脈圧60 mmHg以上と循環が安定なら，10〜20 mL/時の持続投与で開始して徐々に増量します．

2 投与経路は経胃か幽門後（経十二指腸や経空腸）か？

投与経路は，**経胃が基本**です．消化管蠕動が悪い場合は，メトクロプラミド（プリンペラン®，10〜20 mg静注）やエリスロマイシン（200〜500 mg静注）の効果が示されていますが[8]，錐体外路症状や耐性菌出現などの副作用，保険適用外であることを考慮しなければなりません．

1）経胃投与が不可能な場合は？

誤嚥の危険性が高い例や胃内残渣が多い例は，幽門後にチューブを留置します．

メタ解析では，幽門後投与は経胃投与より肺炎発症率の減少や投与栄養量を多くすることができると示しています[9]．留置方法は，透視や内視鏡下，胃内空気注入音の聴診などがあります．

2）実際の臨床現場では？

8 Frの栄養チューブを胃内留置で持続投与し，**消化管蠕動不良の疑いのある例に対して，六君子湯（1回1包，1日3回）またはガスモチン®（1回5 mg，1日3回），大建中湯（1回1～2包，1日3回）を投与しています．**（表1）．また，誤嚥の危険性が高い，消化管蠕動促進薬投与にもかかわらず胃内残量≧300 mL/日以上，重症急性膵炎などの例は，栄養チューブを幽門後（必要に応じて空腸）に留置しています．

3 初期1週間の投与エネルギー量は？

低栄養がない症例では，初期1週間は目標エネルギー量より少ない量を投与して，1週間以降に目標量を充足します．

初期1週間は，代謝と異化亢進でストレスホルモンやサイトカインなど，ケミカルメディエーターが大量に産生されるため，内因性エネルギーが消費されて，栄養を投与しても利用されにくい病態です．さらに，この病態は患者の免疫状態や免疫応答，侵襲の程度，治療介入に影響されるため，至適投与量の推定は困難です．最近の2編の研究[10, 11]は，初期1週間の投与量を400～500 kcal/日の低用量（trophic feeding）と目標量（full feeding）を比較しましたが，予後に差はありませんでした．また，目標量の60～70％（実際は59.0％※）と90～100％（実際は71.4％※）を比較した研究[12]では，60～70％で死亡率の低下を示しました．さらに，そのメタ解析でも差はなく，サブ解析は目標量の33～66％を投与する低用量が，90～100％よりも予後の改善を示しました[13]．ただし，これらの研究は年齢が比較的若く，BMIは25～33 kg/m^{2}と高いことや，研究期間が7日前後と短いことを考慮する必要があります．

※実際の投与量が少なかった理由として，胃排泄障害など患者側の要因や，栄養投与開始の遅れ，増量が遅かった，腸蠕動音出現を待つなど医療者側の要因があったと述べられています．

1）実際の臨床現場では？

本邦の重症患者は，高齢者が多くBMIは平均22 kg/m^{2}です．さらに，本邦のICUの特徴は，術後または院内急変患者を管理する施設や，救命救急センター型ICUのように外傷や熱傷，重症内因性疾患を管理する施設が混在しているため，長期間のICUや人工呼吸管理を要する場合も多いことです．このため，初期1週間の低用量投与が有害になる可能性があります[14]．筆者らは，表1に示すプロトコールを遵守して，10～20 mL/時で持続的に開始し，忍容性を評価しながら1～2日ごとに20（～50）mL/時ずつ増量しています．忍容性の評価は，バイタルサイン，嘔吐や腹痛の有無，排便の質と回数および量，腹部単純X線，超音波，血糖値，BUN，電解質などを用います．このうち血糖値は，重症度や侵襲度と相関するため，外因性の栄養が効率よく代謝されているかの目安になります．われわれの検討では，目標エネルギー量を25 kcal/kg/日とした場合，経腸栄養で5日目を目標量の50％，7日目までに78.7％で達成可能でした．また，インスリン投与率は37.8％で，投与しても2単位/時未満で血糖コントロールは良好（≦180 mg/dL）でした．

4 目標エネルギー量に達する時期は？

8日目以降は，目標のエネルギー量とタンパク量を充足させます． もし目標量に達しない場合

表2　経静脈栄養の適応

(1) 消化管機能障害
　・イレウス
　・先天性胃腸疾患
　・難治性下痢
　・難治性嘔吐
　・炎症性腸疾患の増悪期
　・小腸疾患（Whipple病，強皮症，小腸潰瘍，スプルーなど）
　・化学療法や放射線治療
　・短腸症候群
　・膵液や胆汁の分泌不全
　・タンパク漏出性胃腸症
　・消化器手術後の症候性吸収不良
(2) 重症病態の循環動態不安定な急性期（昇圧薬増量時）
(3) 経腸栄養不可能な消化管瘻
(4) 術後の消化管縫合不全
(5) 消化管出血の急性期
(6) 消化管虚血の急性期
(7) abdominal compartment syndrome
(8) 経腸栄養で目標エネルギー量を充足できない場合
(9) 経腸栄養で必要な栄養素を補えない場合
(10) 経口摂取で目標エネルギー量を充足できない場合
(11) 食後の腹痛

は，経静脈栄養で補完します[5]．ただし，目標量に達する至適時期のエビデンスはありません．最近，早期リハビリテーションによる予後や身体機能の改善効果が報告されましたが[15]，リハビリの程度に応じて必要エネルギー量は増大します．このため，7日目までに目標量に達する場合や病態によっては，目標エネルギー量よりも多い量を必要とする場合もあります．

5 減量や中止のタイミング

① 経口摂取が可能な場合．
② 消化管蠕動促進薬の投与や幽門後の栄養チューブ留置にもかかわらず，嘔吐する場合
③ 非感染性下痢が治療でも改善しない場合
④ 偽膜性腸炎の急性期である場合
⑤ 消化管出血や虚血，イレウス，abdominal compartment syndrome（腹部コンパートメント症候群），消化管の穿孔や瘻孔，消化吸収障害の急性期である場合
⑥ 入院中の急変時に気道や呼吸，循環，意識に異常を認める場合

2. 経静脈栄養

1 経静脈栄養の適応は？

低栄養のない重症患者で，経腸栄養が不可能な場合や，経腸栄養で目標エネルギー量を充足できない場合に経静脈栄養を行います．

表2に，経静脈栄養の主な適応を示します．

表3　経静脈栄養の4編の研究

	EPaNIC trial[16]	Early PN trial[17]	SPN trial[18]	CALORIES trial[19]
介入群（症例数）vs 対照群（症例数）	早期PN（2,312）vs 晩期PN（2,328）	早期PN（686）vs SD（686）	SPN（153）vs EN（152）	PN（1,191）vs EN（1,197）
対象	2日目以内にENを開始した例	24時間以内にEN不可能な例	3日目にENで目標量の60％に達しない例	36時間以内に2日以上の栄養投与が可能な例
方法	48時間以内にPNで補完と、8日目にENが目標量に達しなければPNで補完を比較	早期PNと、標準栄養療法を比較	4日目にPNで目標量の100％を補完と、8日間はENのみを比較	36時間以内に目標量のENとPNを開始し、5日間投与して比較
BMI（kg/m²）	20-25：約37％ 25-30：約37％ 30-40：約18％	約28	約26	約28
目標エネルギー量（kcal/kg/日）	女性：60歳未満＝30　60歳以上＝24 男性：60歳未満＝36　60歳以上＝30	Harris-Benedict式×ストレス係数	女性：25、男性：30 3日目で間接熱量測定して調整	25
投与の実際	介入群 1日目：400 kcal 2日目：800 kcal 3日目以降：100％投与 ／ 対照群 1～7日目まで5％ブドウ糖液 8日目以降に目標エネルギー量の100％投与	介入群 1～7日目まで1,200～1,600 kcal/日 ／ 対照群 各施設の標準療法で、栄養投与開始は平均2.9日	介入群 4日目からENに加えて、PNで100％補完を8日間 ／ 対照群 ENのみ	5日間の総投与エネルギー量（kcal/kg）・介入群＝約89・対照群＝約74 両群とも20 kcal/kg/日程度
結果　死亡率	差なし	差なし	差なし	差なし
結果　感染症発症率	対照群で低率	差なし	9～28日は介入群で低率、全期間では差なし	差なし
結果　ICU在室期間	対照群で短縮	差なし	差なし	差なし
結果　入院期間	対照群で短縮	差なし	差なし	差なし

PN：経静脈栄養，EN：経腸栄養，SPN：EN＋補完的PNで総エネルギー投与，SD：standard

2 経静脈栄養の開始時期は？

　低栄養がない症例の初期1週間において，経腸栄養が20 kcal/時以下（400～500 kcal/日以下）の場合には，経静脈栄養を考慮します．

　重症病態の侵襲期に，体タンパクは糖原性アミノ酸として糖新生に利用されるため，異化抑制には400～600 kcal/日の外因性エネルギー（経腸栄養や経静脈栄養）の補充が必要となります．しかし，経腸栄養で補完できない例に行う経静脈栄養の開始時期や量は明確ではありません．最近報告された4編[16～19]の研究結果からは，投与の方法や期間に違いはあるものの，経静脈栄養での目標エネルギー量を補完することや，早期の経静脈栄養と経腸栄養の比較においても，予後に差はなく利点もありませんでした（表3）．以上より，初期1週間は経腸栄養で400～500 kcal/日投与すれば，経静脈栄養で目標量を補完する必要はないと考えます．

1）実際の臨床現場では？

　経腸栄養の項で述べたように，7日目までに目標エネルギー量の50～80％を経腸栄養で投与可能なら，経静脈栄養で補完する必要はなく，7日目以降に経腸栄養で100％に達しない場合に

補完します．また，経腸栄養が不可能な場合は，異化抑制効果を考慮して400 kcal/日から開始し，7日目までに20 kcal/kg/日，それ以降は目標量の80％として，血糖コントロールが良好なら100％投与しています．

❸ 経静脈栄養の組成

　糖質液の過剰投与による高血糖は，酸化ストレスや炎症性サイトカインの増加，血管内皮障害，血漿浸透圧の上昇を引き起こし，免疫力（特に細胞性免疫）低下や創傷治癒遅延，CO_2産生上昇，循環血液量減少や浮腫，骨格筋のインスリン抵抗性亢進などにつながるため有害です．このため侵襲極期を除けば，目標エネルギーを糖質液単独で充足することは避けるべきです．よって，**糖質液に加えて脂質とタンパク質が必要である**といえます．

　糖質液の最大投与速度は5 mg/kg/分，必須脂肪酸欠乏予防には10 g/日（最低50 g/週）の脂質の投与が必要です．タンパク量は，ASPEN[5]では1.2～2.0 g/kg/日ですが，本邦の多くの栄養剤は1.0～1.2 g/kg/日で，非タンパクカロリー/窒素（NPC/N）比＝120～150が適切とされています．

❹ 減量や中止のタイミング

① 経腸栄養を開始して増量可能な場合
② 経口摂取可能の場合
③ 経静脈栄養の合併症を起こした場合
④ 入院中の急変時に気道や呼吸，循環，意識に異常を認める場合

3. refeeding症候群[20～22]に注意！

❶ 病態

　低栄養状態（飢餓）の患者は，糖新生の抑制によるタンパク異化亢進や，ケトン体や遊離脂肪酸からエネルギーを獲得し，電解質やビタミン，微量元素の利用や排泄を抑制しています．その状態で急速に栄養を補給すると，急激な血糖とインスリンの上昇により，栄養基質は分解され細胞内に取り込まれエネルギーとして利用されます．さらに，腎で水分やNa分泌が抑制され体液過剰となります．また，ビタミンB_1やカリウム（K），リン（P），マグネシウム（Mg）は細胞内へ移動して消費されます．そのため，ビタミンB_1やP，Mgの低下でTCAサイクルの機能不全による嫌気性代謝亢進や，低リン血症による2,3-DPGの低下で組織低酸素に陥って，代謝性アシドーシスや多臓器不全を引き起こします．

❷ 症状と徴候（表4）

　低リン血症や低カリウム血症，低マグネシウム血症，ビタミンB_1欠乏などによって，さまざまな全身症状を引き起こします．例えば昏睡や痙攣など中枢神経障害，呼吸不全，心不全，心室細動やTorsades de pointesなどの致死的不整脈，アシドーシスや横紋筋融解症，急性腎不全などの多臓器不全があげられます．

表4 refeeding症候群の症状や徴候

(1) 中枢神経	不穏/せん妄，痙攣，昏睡，幻覚，めまい，Wernicke-Korsakoff症候群
(2) 神経筋	知覚異常，筋力低下，脱力，倦怠感，筋攣縮，筋痛，横紋筋融解
(3) 循環器	徐脈，頻脈，QT延長症候群，心室細動，Torsades de pointes，心不全，心筋症，低血圧，ショック，脚気心
(4) 呼吸器	呼吸不全，低換気による呼吸促迫，肺水腫，横隔膜運動障害
(5) 内分泌代謝	代謝性アシドーシス，低血糖，高血糖，インスリン抵抗性，乳酸アシドーシス
(6) 腎	急性尿細管壊死，急性腎不全
(7) 消化器	下痢，嘔吐，便秘，腹痛，麻痺性イレウス
(8) 血液	溶血性貧血，血小板減少症
(9) 全身症状	浮腫，易感染状態，不明熱

文献21，22より作成

表5 refeeding症候群のハイリスク患者の基準

以下の項目を1つ以上満たす場合：
・BMIが16 kg/m² 未満
・最近3〜6カ月以内の15％を超える体重減少
・10日を超える絶食または摂食障害
・摂食前の血清リン，カリウム，マグネシウムの低値
以下の項目を2つ以上満たす場合：
・BMIが18.5 kg/m² 未満
・最近3〜6カ月以内の10％を超える体重減少
・5日を超える絶食または摂食障害
・アルコール中毒，インスリン，化学療法，制酸剤，利尿剤

文献20より引用

3 リスク患者の同定

refeeding症候群発症の予防には，この病態を理解して，低栄養や栄養障害リスクのある患者を同定することが大切です．表5に英国国立臨床評価研究所（National Institute for Health and Clinical Excellence：NICE）が示すハイリスク患者の基準[20]を示します．BMI＜16 kg/m²や10日以上の絶食などは高リスクで，アルコール中毒，インスリンや抗癌剤もリスク因子です．

4 予防（表6）

予防は，呼吸循環のモニタリングを行いながら，栄養投与を10 kcal/kg/日（最重症は5 kcal/kg/日）で開始し，4〜7日で増量して（100〜200 kcal/日ずつ），1週間以上かけて目標エネルギー量に達させます．さらに，血中のPやK，Mgを測定しながら補正します．血糖値や血液ガス分析の測定は連日に複数回行い，ビタミンB_1を200〜300 mg/日を10日間投与します．また，水分やNaを入れ過ぎないように出納バランスをチェックしましょう．

refeeding症候群を発症した場合は，アシドーシスや致死的不整脈，心不全，呼吸不全などに対

表6　refeeding症候群の予防とモニタリング

(1) 栄養投与
　(a) 重症例：10 kcal/kg/日
　　　より重症度の高い例は 5 kcal/kg/日
　(b) 中等度リスク：20 kcal/kg/日以下
　(c) 4〜7日で増量していく（100〜200 kcal/日程度）
　　　目標エネルギー量の達成には7日以上かける
　(d) 血中K，P，Mgを補充する
　　　例）P 0.3〜0.6 mol/L（中等症）→ 9 mmolを12時間で静注
　　　　　P＜0.3 mmol/L（重症）→ 18 mmolを12時間で静注
　(e) 微量元素やビタミンの補正
　　　特にビタミンB_1は200〜300 mg/日を10日間
　(f) 水分やNaを入れ過ぎない
(2) バイタルサイン
　呼吸（SpO_2を含む），血圧，脈拍，尿量，意識，体温
(3) 採血（2週間はモニタリングする）
　血液ガス分析：pH，HCO_3^-，Base excess，乳酸値，血糖値
　血中K，P，Mg，Na，Ca
　アルブミン，BUN，クレアチニン，肝機能，凝固系，CRP
　（必要であればFe，フェリチン，葉酸，ビタミンB_{12}，亜鉛，セレン）
(4) 水分出納バランス，体重測定，浮腫

文献21，22より作成

する治療と同時に，投与栄養量を制限して，ビタミンB_1やP，Kなど電解質を急速かつ十分に補充する必要があります．

おわりに

　栄養療法は，栄養障害やリスクの有無を同定し，消化管が機能しているなら経腸栄養を中心に栄養処方計画を立案し実行します．このためには，医師や看護師，管理栄養士，薬剤師，理学療法士など多職種が連携して教育とチーム医療を実践し，自施設に合った栄養管理プロトコールを作成・遵守することが重要です．ぜひ，皆さんの施設で実践していただきたいです．必ず，その効果を実感できると信じています．

Column

日々進歩し続ける栄養療法の世界

私が栄養に興味をもったきっかけは，重症急性膵炎の患者に早期経腸栄養を行ったことです．

1999年終わり頃，日本大学医学部附属板橋病院救命救急センターで，1人の重症急性膵炎患者を治療することになりました．当時は重症急性膵炎の致命率が20％と高く，臓器不全や感染症の合併で治療に難渋することも多い疾患でした．どうにか致命率を下げられないか文献を漁っていたところ，Kalfarentzosらの論文が目に留まりました．経腸栄養が合併症を減らす，との内容です．当時は，膵炎の急性期に食事を投与しては駄目！"rest the pancreas"，が常識であり衝撃的でした．まさに私にとってのbreak throughでした．医局でdiscussionしてコンセンサスを得た後，栄養療法の計画を立案し，小児用イレウスチューブを用いて経腸栄養を開始しました．その患者は合併症なく，それまでに重症急性膵炎で治療した患者の誰よりも早期に退院できました．私は，早期からの経腸栄養が多くの患者で可能であること，栄養プロトコールを作成して遵守すること，さらには，可能な限り経口摂取を行えるようリハビリすることで，患者の予後を改善できると確信しました．

患者にとって栄養は，生命維持や創傷治癒のための単なる治療ではなく，Quality of Lifeを向上させて生きる活力を与えるために必要不可欠です．しかし，どの患者に，どの栄養療法がベストなのか，未だにその答えにはたどり着いていません．そして，現在も試行錯誤しながら栄養学を学び，考える日々が続いています．皆さんも，この本で栄養の重要性を感じてもらい，興味をもって明日からの診療に役立ててほしいです．

引用文献

1) Heyland DK, et al：Critical Care Nutrition, Canadian Clinical Practice Guideline, 2013
   http://criticalcarenutrition.com/docs/cpgs2012/2.0.pdf
   ↑カナダ臨床ガイドライン

2) Doig GS, et al：Early enteral nutrition reduces mortality in trauma patients requiring intensive care：a meta-analysis of randomised controlled trials. Injury, 42：50-56, 2011
   ↑早期経腸栄養の有効性をメタ解析で検討

3) Artinian V, et al：Effects of early enteral feeding on the outcome of critically ill mechanically ventilated medical patients. Chest, 129：960-967, 2006
   ↑重症度が高い例で早期経腸栄養の有効性を示した

4) Khalid I, et al：Early enteral nutrition and outcomes of critically ill patients treated with vasopressors and mechanical ventilation. Am J Crit Care, 19：261-268, 2010
   ↑昇圧薬投与量が多い例で早期経腸栄養の効果が高いことを示した

5) McClave SA, et al：Guidelines for the Provision and Assessment of Nutrition Support Therapy in the Adult Critically Ill Patient：Society of Critical Care Medicine（SCCM）and American Society for Parenteral and Enteral Nutrition（A.S.P.E.N.）. JPEN J Parenter Enteral Nutr, 33：277-316, 2009
   ↑米国静脈経腸栄養学会ガイドライン

6) Kreymann KG, et al：ESPEN Guidelines on Enteral Nutrition：Intensive care. Clin Nutr, 25：210-223, 2006
   ↑欧州臨床栄養代謝学会ガイドライン

7) Mancl EE & Muzevich KM：Tolerability and safety of enteral nutrition in critically ill patients receiving intravenous vasopressor therapy. JPEN J Parenter Enteral Nutr, 37：641-651, 2013

8) Booth CM, et al：Gastrointestinal promotility drugs in the critical care setting：a systematic review of the evidence. Crit Care Med, 30：1429-1435, 2002

9) Alkhawaja S, et al：Post-pyloric versus gastric tube feeding for preventing pneumonia and improving nutritional outcomes in critically ill adults. Cochrane Database Syst Rev, 8：CD008875, 2015

10) Rice TW, et al：Randomized trial of initial trophic versus full-energy enteral nutrition in mechanically ventilated patients with acute respiratory failure. Crit Care Med, 39：967-974, 2011
　↑急性期における低用量経腸栄養は目標量と比較して予後に差がないことを示した

11) Rice TW, et al：Initial trophic vs full enteral feeding in patients with acute lung injury：the EDEN randomized trial. JAMA, 307：795-803, 2012
　↑急性期における低用量経腸栄養は目標量と比較して予後に差がないことを示した

12) Arabi YM, et al：Permissive underfeeding and intensive insulin therapy in critically ill patients：a randomized controlled trial. Am J Clin Nutr, 93：569-577, 2011
　↑急性期における低用量経腸栄養の有効性を示した

13) Choi EY, et al：Calorie intake of enteral nutrition and clinical outcomes in acutely critically ill patients：a meta-analysis of randomized controlled trials. JPEN J Parenter Enteral Nutr, 39：291-300, 2015
　↑経腸栄養の初期投与エネルギー量の予後に対する影響をメタ解析で検討

14) Wischmeyer PE：Ensuring Optimal Survival and Post-ICU Quality of Life in High-Risk ICU Patients：Permissive Underfeeding Is Not Safe! Crit Care Med, 43：1769-1772, 2015

15) Schweickert WD, et al：Early physical and occupational therapy in mechanically ventilated, critically ill patients：a randomised controlled trial. Lancet, 373：1874-1882, 2009
　↑人工呼吸管理中の早期離床の有効性を示した

16) Casaer MP, et al：Early versus late parenteral nutrition in critically ill adults. N Engl J Med, 365：506-517, 2011
　↑48時間以内の早期経静脈栄養と8日以降の晩期経静脈栄養を比較し，早期経静脈栄養の有害性を示した

17) Doig GS, et al：Early parenteral nutrition in critically ill patients with short-term relative contraindications to early enteral nutrition：a randomized controlled trial. JAMA, 309：2130-2138, 2013
　↑経腸栄養で目標エネルギー量に達しない例を対象として，経静脈栄養で不足分を4日目から補う早期群と7日以降に補う晩期群を比較して，早期経静脈栄養の有効性を示した

18) Heidegger CP, et al：Optimisation of energy provision with supplemental parenteral nutrition in critically ill patients：a randomised controlled clinical trial. Lancet, 381：385-393, 2013
　↑早期経静脈栄養による補完の有効性を示した

19) Harvey SE, et al：Trial of the route of early nutritional support in critically ill adults. N Engl J Med, 371：1673-1684, 2014
　↑早期の経静脈栄養は経腸栄養と予後に差がないことを示した

20) NICE：Nutrition support for adults：oral nutrition support, enteral tube feeding and parenteral nutrition, NICE guidelines［CG32］, 2006
　http://www.nice.org.uk/guidance/cg32/
　↑NICEのガイドラインのupdate2013

21) Mehanna HM, et al：Refeeding syndrome：what it is, and how to prevent and treat it. BMJ, 336：1495-1498, 2008
　↑refeeding症候群の診断や治療のまとめ

22) Crook MA：Refeeding syndrome：problems with definition and management. Nutrition, 30：1448-1455, 2014

プロフィール

白井邦博（Kunihiro Shirai）
兵庫医科大学救急災害医学 助教
専門分野：救急集中治療
特に外傷，acute care surgery，敗血症，熱傷，重症急性膵炎はライフワーク！
1992年に日本大学を卒業．臨床現場は僕の師匠であり，未だに一兵卒の医師として働いています．やりがいのある分野ですので，救急集中治療の世界に飛び込んでみてはいかがですか！

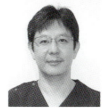

小谷穣治（Joji Kotani）
兵庫医科大学救急災害医学 主任教授

第2章　困ったときの栄養管理〜差がつくテクニック

1. こんなときどうする？①〜投与ルートを切り替えるとき

清水孝宏

Point

- 栄養投与ルートは，消化管が使用できるのならば経腸栄養を優先します
- 経腸栄養ができないなどの場合は，静脈栄養を開始あるいは経腸栄養と静脈栄養を併用します
- 使用していない消化管に急激に経腸栄養を開始すると，下痢などのトラブルが多くなります
- 経空腸投与は持続投与から開始し，徐々に間欠投与へ移行します

はじめに

　臨床における栄養管理において感染性合併症低下に有用な経腸栄養が優先されています．しかし経腸栄養単独で栄養管理を行える症例もありますが，重症患者ほど経腸栄養単独で管理するのは難しいのが現実ではないでしょうか．経腸栄養と静脈栄養をうまく組み合わせながら，あるいは切り替えながら栄養管理をするのが臨床栄養です．

1. 消化管の使用が困難な状況

　経腸栄養を使わない，あるいは経腸栄養を開始してから静脈栄養への切り替えを行うのは消化管やそれらに関連する何かしらのトラブルが起きたときです．代表的なトラブルを表に示します．

1 消化管出血

　経腸栄養を行っている患者は胃管または空腸チューブが挿入されています．活動性の上部消化管出血であればチューブからの排液により肉眼的に確認することができます．具体的には鮮紅色であれば活動性の出血を疑います．排液が茶色または褐色であれば非活動性の出血を疑います．非活動性の出血であれば一時的な軽度の出血である場合も多く，必ずしも経腸栄養の禁忌にはならないこともあります．消化管出血あるいはその疑いがある場合，プロトンポンプ阻害剤（proton pump inhibitor）またはヒスタミン H_2 受容体拮抗薬（histamine H2-receptor antagonist）を投与し1〜2日間経腸栄養を中断し出血徴候を観察します．消化管出血を観察した後に出血がなければ経腸栄養を再開し，出血があるようならば静脈栄養に切り替えます．

表　消化管の使用が困難な状況

状況	徴候
活動性の消化管出血	出血性の消化液，下血
難治性の嘔吐	くり返す嘔吐，胃内残量増加
難治性の下痢	くり返す下痢
消化管虚血	代謝性アシドーシスの進行
消化管・肝臓・腎臓などの内臓損傷	貧血の進行，肝・腎機能障害進行
汎発性腹膜炎	炎症反応上昇，腹部膨満
腸閉塞	イレウス症状

2 激しい嘔吐や下痢

　嘔吐についてはその原因の精査を行いつつ，胃内容物を吸引し，胃内容物のドレナージを試みます．胃内容物の量（胃内残量）が増加する場合，下部消化管への通過障害が疑われます．胃内残量が増加する原因の多くが上部消化管の蠕動運動の低下です．上部消化管の蠕動運動を促進させる薬剤としてメトクロプラミドや六君子湯などが効果的な場合があります．一方下痢についてはさまざまな原因が存在します．重症患者では腸管の透過性亢進，消化管浮腫，各種抗菌薬使用による腸内細菌叢の変化，*Clostridium difficile* 感染など下痢の要因がさまざまです．ある報告[1]では経腸栄養が行われているICU患者の約78％に下痢を認めています．そのため下痢があるから経腸栄養を中止するといった考え方は誤りです．むしろ**下痢はある程度許容し，経腸栄養を継続する**ことが重要と考えます．

3 その他消化管使用が困難な状況

　消化管虚血や内臓臓器損傷，腹膜炎や腸閉塞などが消化管の使用が困難な状況と考えます．これら消化管使用困難な状況の多くが腹痛や腹部膨満，腹部緊満などの腹部症状として現れます．腹部症状といってもその症状はさまざまであり，必ずしも重症病態と結びつく訳ではありません．腹部症状があるからと安易に静脈栄養に切り替えては経腸栄養のメリットを捨ててしまうことになります．重要なのは腹部症状の継続的な観察であり，炎症反応，貧血の進行なども重篤な消化管合併症を見落とさないためにも重要な観察項目です．

2. 経腸栄養から静脈栄養への切り替えのタイミング

　経腸栄養を開始し，何かしらのトラブルがなければ経腸栄養だけでステップアップし，目標エネルギー量に到達することができます．このように経腸栄養だけでステップアップできることが理想的です．しかし下痢や嘔吐などの消化管症状が原因で経腸栄養を増量できず，静脈栄養を併用するケースも少なくありません．経腸栄養を何かしらの原因で減量あるいは中止した場合，静脈栄養をすぐに開始するかどうかを迷うことがあると思います．早期から経腸栄養に加え静脈栄養を併用した場合，感染性合併症の増加や人工呼吸器装着期間，腎代替療法期間，入院期間の延長が報告されています（EPaNIC study）[2]．一方，早期に経腸栄養が十分に行われない場合，静脈栄養を開始することで死亡率や感染性合併症に有意差はないものの，人工呼吸器装着期間の短縮，筋肉量や脂肪喪失量の低下が示されています（Early PN study）[3]．EPaNIC study[2]は対象

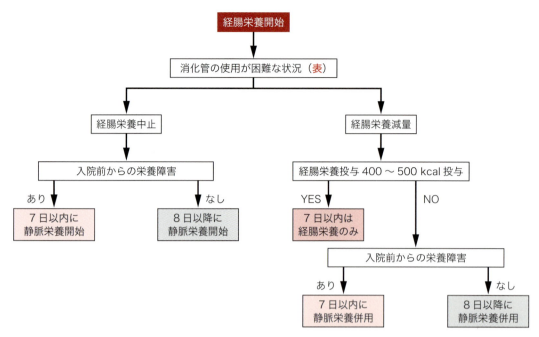

図1 経腸栄養から静脈栄養への切り替え

の約60％が心臓外科の患者であり，BMI18 kg/m² 以上で比較的栄養状態がよい患者を対象としています．それに比べEarly PN study [3] の対象患者の約60％は消化器疾患で緊急手術も多く含まれています．つまりもともと栄養状態のよい患者への早期静脈栄養は有害な可能性があり，もともと栄養障害がある患者への早期静脈栄養は有効な可能性が考えられます．SCCM/ASPENのガイドライン [4] では，入院前からの栄養障害がないケースには7日間は静脈栄養を開始しなくても差し支えないとしています．一方入院前から栄養障害のあるケースについては7日以内の開始を推奨しています．図1はこれら研究 [2, 3] やガイドライン [4, 5] を参考に経腸栄養から静脈栄養への切り替えについてまとめたものです．

3. 静脈栄養から経腸栄養ルートへの切り替え

　消化管出血や消化器術後など，はじめから消化管が使用できないケースや何かしらの理由で消化管を使用できなかったケースにはよく遭遇します．このようなケースでも消化管が使用できそうになったら，静脈栄養から経腸栄養に切り替えていくことになります．消化管が使用できるかどうかを見極めるには表に関連した症状がないこと，胃管が挿入されていれば排液量や排液の性状を参考にします．**胃管からの排液が8時間でおおむね500 mL以下であれば消化管を使用できると判断して問題ないと考えます．**

　図2は筆者の施設で提案している1週間から10日以上の長期絶飲食患者の経腸栄養開始のプロトコールです．通常，長期絶飲食患者には半消化態あるいは消化態栄養剤を経腸栄養ポンプを用いて10mL～20 mL/時の持続投与で開始します．しかし経腸栄養ポンプを用いても下痢をくり返す症例にはプロトコールの方法でステップアップしていきます．図2は経腸栄養を想定してい

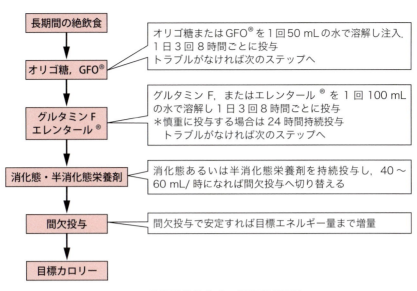

図2 長期間絶飲食時の経腸栄養開始

ますが，オリゴ糖やGFO®（グルタミン，ファイバー，オリゴ糖），グルタミンFやエレンタール®（成分栄養剤）は経口でも比較的飲みやすい製剤です．

　静脈栄養から経腸栄養に切り替えるうえで注意しなければならないことに，投与水分量の調整があります．**経腸栄養を徐々に増量していくならば，同時に静脈栄養あるいは輸液を減量**します．調整を怠ると過剰な水分投与になる可能性があります．また**経腸栄養剤に含まれる水分量は1 kcal/mLの製剤で約85％，1.5 kcal/mLの製剤で約50％，2 kcal/mLの製剤で約35％**です．例えば1.5 kcal/mLのアイソカル®プラスという栄養剤を1日1,000 mL（1,500 kcal）投与した場合，投与水分量は500 mLです．完全に経腸栄養のみで管理する場合の処方・指示の例を図3に示します．まず必要水分量を，概算になりますが30 mL/kg/日で計算します．次に選択した栄養剤に含まれる水分量を計算し，不足分を付加水という形で分割投与します．付加水は1日の尿量や発汗，発熱の有無などを考慮し調整します．

4. 経胃投与から経空腸投与への切り替え

　経腸栄養を胃内へ投与するか，あるいは十二指腸を越えた位置に投与するか，いずれかを比較した無作為比較試験[6, 7]では誤嚥性肺炎や目標エネルギーへの到達など有意差は出ていません．その一方で相反する報告[8]もあります．十二指腸を越えた位置に栄養チューブを留置するには内視鏡またはX線による透視下，エコーを用いた特殊な手技が必要となります．一般的には**経胃投与を選択し，胃内残量がなかなか減らない症例や，嘔吐をくり返すような胃食道逆流，誤嚥性肺炎のリスクがあるケースには経空腸投与を選択する**ことも考慮しています．経空腸投与を行う場合，胃内投与に用いるチューブでは長さが足りません．十二指腸・空腸投与専用のW-EDチューブを用いることでチューブの先端を十二指腸あるいは空腸に留置することができます．W-EDチューブは先端から40 cm手前には6個の側孔があり，排液と同時に減圧もできる構造となって

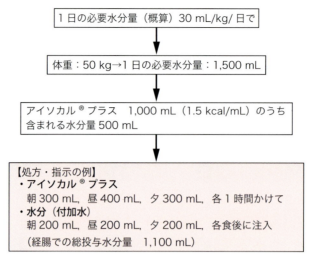

図3　栄養剤と付加水の処方・指示の例

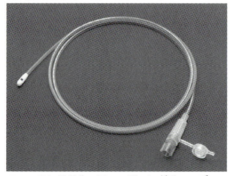
ニューエンテラル　フィーディングチューブ
提供：日本コヴィディエン株式会社

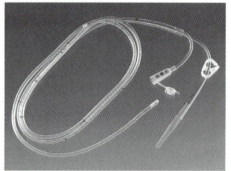
W-EDチューブ
提供：日本コヴィディエン株式会社

図4　経腸栄養に用いるチューブの例
A）柔らかい素材を使用しているため挿入時には専用のガイドワイヤーを用い挿入する（120 cm）
B）チューブ先端から40 cmの力所が胃内に留置され，6個ある側孔より胃内の減圧が同時に行える（150 cm）

います（図4）．

　経空腸投与を行う場合，持続投与から開始し徐々に投与量の増量を行うのが原則です．はじめから間欠投与で開始するとダンピング症候群と同様の症状（冷汗や動悸，腹痛や下痢などの症状）を呈する場合があります．空腸投与の開始は経腸栄養ポンプを使用し，徐々にスピードアップして慣れてきてから間欠投与に切り替える投与スケジュールが安全です．

Column

患者を支えるアプローチ

　重症患者が回復するためには適切な診断と治療がとても重要です．しかし適切な診断をしても治療がなかなかうまくいかないのが重症患者です．重症患者は臓器へのダメージが大きく，ダメージは複数の臓器に及ぶことも少なくありません．このような重症患者では治療がスムーズにいかず長期戦となり，患者の体力（免疫力）や気力（精神力）を奪うことになります．この患者の体力や気力にアプローチするのが栄養療法だと考えています．適切な食事はからだを動かす源です．感染性合併症に打ち勝つ免疫力を養うこともできます．回復過程には食欲が増進し，精神的にも前向きになれるのが食事ではないでしょうか．患者の体力や気力へアプローチする方法は他にもあり，患者を励ましリハビリテーションを進めることもその1つです．栄養療法はその効果がすぐには現れず，一見地味な作業かもしれません．それでも長期戦を戦って生き抜くことができた患者の多くが地味な栄養療法をまじめに継続した患者です．

引用文献

1) Jack L, et al：Diarrhoea risk factors in enterally tube fed critically ill patients：a retrospective audit. Intensive Crit Care Nurs, 6：327-334, 2010
2) Casaer MP, et al：Early versus late parenteral nutrition in critically ill adults. N Engl J Med, 365：506-517, 2011
3) Doig GS, et al：Early parenteral nutrition in critically ill patients with short-term relative contraindications to early enteral nutrition：a randomized controlled trial. JAMA, 309：2130-2138, 2013
4) McClave SA, et al：Guidelines for the provision and assessment of nutrition support therapy in the adult critically ill patient：Society of Critical Care Medicine (SCCM) and American Society for Parenteral and Enteral Nutrition (A.S.P.E.N). JPEN, 33：277-316, 2009
5) 氏家良人, 他：急性呼吸不全による人工呼吸患者の栄養管理ガイドライン2011年版. 人工呼吸, 29：75-120, 2012
6) White H, et al：A randomised controlled comparison of early post-pyloric versus early gastric feeding to meet nutritional targets in ventilated intensive care patients. Crit Care, 13：R187, 2009
7) Davies AR, et al：A multicenter, randomized controlled trial comparing early nasojejunal with nasogastric nutrition in critical illness. Crit Care Med, 40：2342-2348, 2012
8) Hsu CW, et al：Duodenal versus gastric feeding in medical intensive care unit patients：a prospective, randomized, clinical study. Crit Care Med, 37：1866-1872, 2009

プロフィール

清水孝宏（Takahiro Shimizu）
那覇市立病院　呼吸ケア・栄養サポート担当看護師長
臨床における栄養管理に興味をもちそろそろ10年経ちます．自分自身の栄養管理も気を遣うようになり，以前よりも糖質摂取を少なめとした食生活に変えたところいつのまにかマイナス8 kgとなっていました．それでも大好物のシュークリームやショートケーキは時々自分へのご褒美としていただいています．

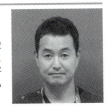

第2章 困ったときの栄養管理〜差がつくテクニック

2. こんなときどうする？②
〜嘔吐・下痢・便秘のとき

巽　博臣

Point

- 経腸栄養管理の成功の秘訣は合併症に対する的確な対応！
- さまざまな方法を駆使し，なるべく経腸栄養を中止しない！
- "開始は早く，増量はゆっくり"，そして投与時間や経路を見直そう！
- 合併症発生時は投与されている薬剤をしっかり確認！
- 栄養剤の選択・変更，半固形化で合併症はかなり防げる！

はじめに

　何らかの原因で経口摂取ができなくなり，腸管機能が維持されている場合，経腸栄養の適応となります．特に，重症患者における早期経腸栄養（一般的にはICU入室24〜48時間以内に開始します）はICU在室日数の短縮や合併症発生率の減少，予後の改善と関連し，その重要性が認識されています[1〜4]．経腸栄養の重要性は重症患者に限らず，すべての人に共通します．一方で，経腸栄養を行ううえで最も懸念されるのは，侵襲に伴う腸管蠕動麻痺です．腸管蠕動麻痺は経腸栄養開始後の嘔吐や誤嚥性肺炎，呼吸器関連肺炎（ventilator associated pneumonia：VAP）の発生に関連し，経腸栄養の開始遅延や中止にもつながります．また，経腸栄養開始後は下痢などの排便管理の成否が問題となります．本稿では，経腸栄養施行時の嘔吐・下痢・便秘の対策を中心に解説します．

1. 経腸栄養施行時の注意点

　経腸栄養の施行に際して，注意すべきことをまとめます．一部，筆者の個人的な考えも入っています．詳細は1章5をご参照ください．

表1　経腸栄養が難しい疾患/病態

難治性嘔吐・腸閉塞
重篤な下痢
腸管壊死/短腸症候群
消化管皮膚瘻（高度の場合）
消化管出血（潰瘍，虚血性腸炎など）
炎症性腸疾患（急性期）
大動脈手術後（腸管への血流障害が危惧される場合）
大量の昇圧薬を必要とするショック

文献5より転載

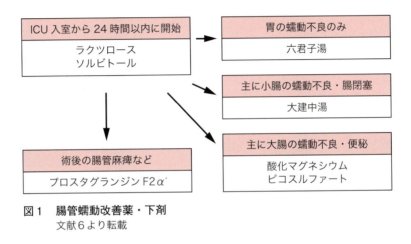

図1　腸管蠕動改善薬・下剤
文献6より転載

① "経腸栄養を投与できるか？" ではなく，"経腸栄養の投与が難しい疾患・病態（表1）" かどうかを見極めます．表1の疾患・病態は本来の静脈栄養の適応と考えられ，これらの疾患・病態が否定されれば経腸栄養が適応となります．
② 経腸栄養はできるだけ早期に開始します．遅くなればなるほど腸管麻痺が遷延します．
③ 栄養投与は経腸栄養の目的の1つですが，より重要な目的は腸管機能の維持とbacterial translocationの予防です．静脈栄養管理が必要な場合にも，経腸栄養への移行や経腸栄養を少量でも投与することを考慮します．
④ 表1の徴候がなければ腸管蠕動のサインとされている腸蠕動音や排便・排ガスなどを確認できなくても，経腸栄養を開始します[1, 3]．
⑤ 栄養剤の増量は腸管機能の耐性を十分に観察しながら慎重に行います．"開始は早く，増量はゆっくり" が原則です．

　当院ICUでは，経腸栄養を少量（20〜25 mL/時）で開始し，徐々に増量していますが，経腸栄養の開始に先立ち，入室直後から緩下剤（ラクツロース，ソルビトール）を投与します（図1）[6]．腸管蠕動の改善が不十分な場合には，蠕動不良の部位に合わせて漢方薬（六君子湯，大建中湯）や下剤（酸化マグネシウム，ピコスルファート）などを投与しています．

表2 誤嚥のハイリスク要因

経鼻栄養チューブの使用
挿管チューブと人工呼吸
年齢＞70歳
意識レベルの低下
看護ケアの不足
入院している病棟（ICUかどうか）
患者の体位
ICUからの移送（検査・処置など）
口腔ケアの不足
栄養剤の間欠投与

文献7より引用

2. 消化管合併症への対応

1 嘔吐・誤嚥

経腸栄養の開始早期に最も注意すべきことは嘔吐です．嘔吐に伴って誤嚥が発生すると，しばしば重篤な病態となります．誤嚥のリスクが高い患者を表2に示します[7]が，重症患者では誤嚥の発生には複数の要因が関与すると考えられます．また，VAPの予防策としては，手指衛生の確実な実施，人工呼吸器回路を頻回に交換しない，適切な鎮静・鎮痛（過鎮静の回避），人工呼吸器離脱のプロトコールの整備や自発呼吸トライアルの実施，仰臥位の回避，などがあげられます[8]．

以下に，経腸栄養施行中の嘔吐・誤嚥のリスクを低減する項目について述べます．

1）頭側挙上

経胃投与で経腸栄養を行う場合，ベッドの頭側（上半身）を30〜45°挙上することによって，仰臥位や半臥位に比べて肺炎発症率が低下することが報告されています[9]．ただし，30〜45°の挙上を徹底するためには医師が明確に指示する必要があるといわれています[10]．

●**ここがピットフォール**

経腸栄養を間欠投与する場合に比べ，持続投与する場合は長時間の頭側挙上による仙骨部の褥瘡発生に注意が必要です．当院ICUでは基本的に経腸栄養を持続投与しているため，実際の頭側挙上は10°程度としています．2時間ごとの体位変換で褥瘡の予防に努めるとともに，経腸栄養を緩徐に増量し，嘔吐や胃管排液量の増加を厳重に観察することで，合併症を防止しています．

2）持続投与への変更

間欠投与で誤嚥性肺炎のリスクが増加することが報告されています[11]．持続投与による死亡率や感染症発生率，在院日数の改善効果に関する明らかなエビデンスはありませんが，持続投与による目標熱量への早期到達，下痢の発生頻度の減少などが報告されています[12]．われわれは経空腸投与時は24時間持続としていますが，経胃投与時は胃内停滞や逆流を確認するために，1日の投与量を2〜3回に分割し，2時間の休止期間（1時間クランプ，1時間開放）を挟んで持続投与に近い投与法で行っています．投与再開時に胃管排液量が多い場合には投与量の調節や一時休止などを検討します．

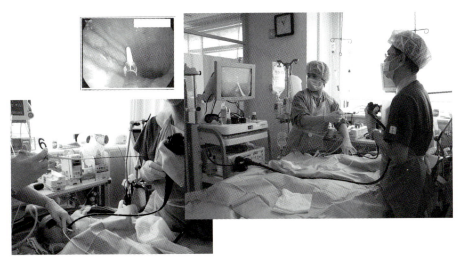

図2　内視鏡下経鼻空腸チューブ挿入法

3）腸管蠕動（特に胃蠕動）改善薬の投与

　メトクロプラミドやエリスロマイシンの投与による胃排出能および経腸栄養の不耐性の改善効果が一部で示されていますが，重症患者では十分なエビデンスはありません[13]．一方で，メトクロプラミドの副作用としての錐体外路症状，また，腸管蠕動促進のためのエリスロマイシンの投与は保険適応外使用となることも考慮する必要があります．その他，胃内排泄促進目的にモサプリドクエン酸塩や六君子湯などが薬理効果や使用経験に基づいて用いられています．われわれは胃管排液量≧300 mL/日の症例に対して，細径チューブからも投与しやすく，比較的即効性があり，副作用も少ない六君子湯を汎用しています[14]．

4）経空腸投与への変更

　経胃投与から経空腸投与に変更することで嘔吐や誤嚥の発生率が低減されることが報告されています[15]．しかし，この効果は重症度の高い症例に限られていること[16]や，早期の経空腸投与による胃出血の増加[17]も報告されていることから，**ルーチンに経空腸投与を選択するべきではありません．"胃を使える人は胃を使う"が原則です．**

　空腸チューブの挿入法は，X線透視下挿入法，内視鏡下挿入法，聴診法などがあり，施設ごとに習熟している方法を選択します．当院ICUではベッドサイドで施行でき，潰瘍など胃蠕動を低下させる胃内病変も同時に観察できる内視鏡下挿入法を用いています（図2）．

5）経腸栄養の半固形化

　経腸栄養の半固形化も嘔吐の減少に有効となる場合があります．径の太い胃瘻であれば半固形型栄養剤を投与できます．経鼻胃管などの細径チューブから半固形型栄養剤は投与できませんでしたが，最近，新規栄養剤が開発され，細径チューブでも栄養剤の半固形化が可能となってきています（後述する「**下痢**」の項を参照）．

　以上をふまえて，われわれは重症患者に対しても経胃投与で早期経腸栄養を開始し，胃管排液量≧300 mL/日の場合には六君子湯を投与して経腸栄養を継続し，①胃管排液量≧800 mL/日，②胃管排液量≧300 mL/日で六君子湯が無効，③重症急性膵炎，などの症例では経空腸投与として，可及的に経腸栄養を継続する方針としています（図3）．

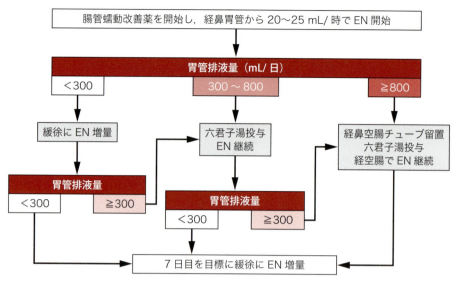

図3 経腸栄養の投与方法のまとめ
EN：enteral nutrition（経腸栄養）
文献5より転載

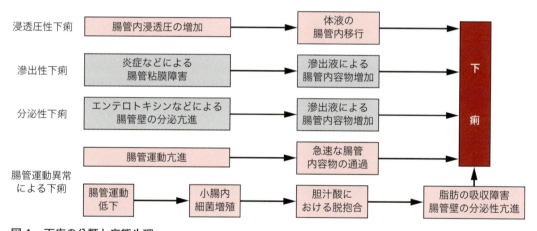

図4 下痢の分類と病態生理
文献20より作成

2 下痢

　経腸栄養の開始後は便秘や下痢など，排便コントロールが問題になります．排便コントロールの成否が栄養成分の吸収や合併症の発生に大きく関与し，経腸栄養の継続そのものにも影響してきます．しかし，各ガイドラインではあまり取り上げられていません．

　下痢が継続するとさまざまな問題が生じます．下痢による栄養成分の吸収不良により合併症が増加します[18]．また，大量の消化液の排泄による循環血液量の減少だけでなく，電解質や重炭酸イオンの喪失による代謝性アシドーシス，K・Mg・Znなどの電解質異常が生じます．さらに，肛門周囲皮膚炎や手術創・褥瘡の汚染が問題となることもあります[19]．

1）下痢の原因から考える

経腸栄養管理中の下痢への対応を検討する際には，まず，下痢の原因を鑑別する必要があります．図4に下痢の分類を示します[18, 20]．経腸栄養投与に関連するものは主に浸透圧性下痢，腸管運動異常による下痢です．下痢が生じたら，まず，経腸栄養以外の原因（炎症や感染など）による滲出性および分泌性の下痢を否定する必要があります．このような下痢の場合は，後述する経腸栄養投与法や製剤の変更などによって改善させるのは難しいため，**必要時には経腸栄養投与を一時中止し，原因となる炎症や感染の治療を優先します**（「Advanced Lecture 1」参照）．

2）投与法・投与経路を考える

炎症や感染に伴う下痢が否定されたら，経腸栄養に伴うものとして対処します．投与量の減量，投与時間の延長（間欠投与から持続投与への変更を含む）など，経腸栄養の投与方法を見直すほか，経空腸投与の場合は経胃投与への変更を検討します．また，腸管蠕動に関与する薬剤を投与している場合は投与の可否を細かく調整[6]する必要があり，感染性腸炎が否定されていれば下痢に効果のある漢方薬（半夏瀉心湯，五苓散，柴苓湯など）や止痢薬の投与を検討してもよいでしょう．

3）栄養剤の変更を考える

栄養剤の変更も有効となる場合があります．食物繊維を含まないものから含むものに，浸透圧の高いものからより低いものに変更します．脂肪や乳糖・乳タンパクが原因と考えられる場合はこれらを含有しないものに変更するのも有効です．タンパク質に比べて下痢を生じにくいとして近年注目されている，窒素源がペプチドで配合されている栄養剤（消化態栄養：ペプタメン®など）も有効となる場合があります．さらに，栄養剤の半固形化も下痢を抑制すると考えられますが，粘度が高いため，これまでは胃瘻からの投与に限られていました．しかし近年，細径チューブで投与できる400 mPa・s程度の粘度に調整したもの（アキュア®VF-Eやメイフローなど），胃酸で半固形化するもの（ハイネイーゲル®），経腸栄養剤に先行して投与し，消化管内で半固形化させる増粘剤（REF-P1）など，さまざまな製品が市販され，栄養剤の半固形化は細径チューブからの投与にも応用可能となってきています．しかし，これらの栄養剤の成分や半固形化については，下痢防止の有効性を示す十分なエビデンスは得られていません．一方で，経腸栄養剤にはさまざまな成分が含まれており，下痢の原因も一元的ではないことから，下痢に対して栄養剤を変更する際は"try & error"でもよいと考えることが現実的でしょう（「**Advanced Lecture 2**」参照）．

3 便秘

経腸栄養投与時は下痢に比べて便秘が問題になる患者は少なく，また，便秘に対する対応は食事摂取時と変わらず，薬剤投与などで改善を図るのが一般的です．もちろん，早期の離床や運動が腸管蠕動の改善に有効であることはいうまでもありません．疼痛コントロールなどで麻薬を使用している患者，神経内科や神経精神科など，副作用で腸管蠕動が低下しやすい薬剤を内服している患者などでは注意が必要です．

排便がない状態が続いたら，腹部X線写真で小腸の蠕動不良か，大腸の蠕動不良かを鑑別する必要があります．健常者では小腸ガスはあってもごくわずかで，X線写真で観察されるガス像は胃泡か大腸ガスです．小腸ガスの貯留や小腸の拡張像が認められたら，麻痺性イレウスの可能性もあります．嘔吐などのイレウス症状を伴う場合は，イレウス管などによる腸管減圧が必要となり，経腸栄養はいったん中止せざるを得ません．症状が軽度の場合は，小腸の蠕動を改善する効果のある大建中湯などを投与しつつ，十分観察しながら，経腸栄養を少量で継続することは可能

です.

　小腸ガスが少なく，主に大腸にガスと便が貯留している場合は，いわゆる便秘と考えて下剤〔ピコスルファートナトリウム（ラキソベロン®），センナ・センナジツ（アローゼン®），センノシドA・B（プルゼニド®）など〕を処方します．下剤が効きすぎる患者では緩下剤（酸化マグネシウム，ラクツロース，ソルビトールなど）や大黄甘草湯などを処方します．下剤を投与しても排便がない場合は浣腸などの処置が必要になることもあります.

　便秘に有効な経腸栄養剤というものは一般的にありません．また，便秘を改善する目的で栄養剤の注入速度を速めたりすることは，嘔吐などの合併症を引き起こす可能性があるため行いません．正常な腸内細菌叢の維持に有効な食物繊維を多く摂取すると便秘にも下痢にもなりにくいと考えられるため，食物繊維を含有する栄養剤への変更は便秘の改善に有用となる可能性があります.

Advanced Lecture

1 重症患者に特徴的な下痢

　炎症や感染に伴う下痢ではウイルス性あるいは細菌性腸炎が一般的ですが，重症患者において比較的頻度の高いものとして，抗菌薬投与に伴う菌交代現象に関連して発症すると考えられるMRSAや*Clostridium difficile*，*Candida*属などによる下痢，ステロイドや免疫抑制剤投与などに伴うサイトメガロウイルス腸炎などがあげられます．また，抗癌剤投与や骨髄移植後の腸管GVHD（graft versus host disease，移植片対宿主病）など悪性腫瘍の治療中に生じる下痢などにも注意が必要です.

2 消化管機能は常に変化する

　経腸栄養を行う際は，"消化管機能は常に変化する"ということを頭に入れておきましょう．経胃投与で嘔吐していたため経空腸投与に切り替えていた症例で，空腸チューブが閉塞したため経胃投与にしたところ問題なく投与できた症例，また，下痢のため栄養剤Aから栄養剤Bに変更して下痢が改善していたが，何らかの理由で栄養剤Aに戻したところ問題なく投与できた症例など，1週間程度で消化管機能が改善するケースは数多くみられます．**嘔吐や下痢のために経腸栄養の投与法や栄養剤の種類を変更するのは重要ですが，漫然と継続するだけでなく，慣れている投与法や安価な栄養剤に戻すことも重要です**.

おわりに

　経腸栄養施行時の嘔吐・下痢・便秘の対策について述べました．経腸栄養の早期開始の重要性については論を待ちませんが，安全かつ適切な経腸栄養管理を行うためには各種栄養ガイドラインを参考にしたうえで施設ごとの実情に合わせたプロトコールを作成し，個々の症例の病態に応じた投与方法や栄養剤の選択・変更が重要と考えられます.

栄養状態の改善は，どうやって判断するか？

筆者もそうですが，はじめから栄養に特別大きな興味をもって医学部に入学してくる人はほとんどいませんよね（笑）．臨床栄養学の講義を行っている医学部も少ないようですが，たとえ講義があってもよほど上手な先生でなければ眠くなってしまうでしょう．医学生や医師が栄養に興味をもつのは，実際に患者さんを任されて，なかなか元気にならない，傷の治りが遅い，いつまで経っても食べられない，という状況に陥ったときが多いと思います．ICUやNSTで患者さんをみていると，"なんかよくなっているような気がする"ことがあります．それは検査データではなく（実際，データが改善するのは遅いので），傷の治り，むくみ，肌つや，顔色，表情〜などなど．全然，客観的に評価できないものばかりですが，その"気がする"が取れて確信に変わったとき，そこには栄養状態の改善がある，と考えています．筆者はそういう患者さんを何人か経験して，「栄養を考えてよかったな」と思えるようになり，栄養管理の重要性・可能性に気がつきました．栄養管理に興味がある先生も，自分が食べること以外には栄養に興味がない先生も，"数字に出ない変化"に注目して患者さんの栄養管理を見直してみてください．

引用文献

1) 氏家良人, 他：急性呼吸不全による人工呼吸患者の栄養管理ガイドライン2011年版．人工呼吸，29：75-120, 2012
2) Kreymann KG, et al：ESPEN Guidelines on Enteral Nutrition：Intensive care. Clin Nutr, 25：210-223, 2006
3) McClave SA, et al：Guidelines for the Provision and Assessment of Nutrition Support Therapy in the Adult Critically Ill Patient：Society of Critical Care Medicine（SCCM）and American Society for Parenteral and Enteral Nutrition（A.S.P.E.N.）. JPEN J Parenter Enteral Nutr, 33：277-316, 2009
4) Critical Care Nutrition, Canadian Clinical Practice Guideline. Highlights of the 2013 Canadian Clinical Practice Guidelines.
http://www.criticalcarenutrition.com/
5) 巽 博臣, 他：経腸栄養開始時の条件；循環の安定性の評価，腸管機能評価，合併症対策．日本静脈経腸栄養学会雑誌, 30：659-663, 2015
6) 巽 博臣, 他：重症患者に対する早期経腸栄養施行時の排便コントロールの有効性に関する検討．静脈経腸栄養, 28：1245-1250, 2013
7) Rodrigo Casanova MP, et al：The effect of the composition of the enteral nutrition on infection in the critical patient［article in Spanish］. Nutr Hosp, 12：80-84, 1997
8) 「人工呼吸関連肺炎予防バンドル2010改訂版（略：VAPバンドル）」（日本集中治療医学会ICU機能評価委員会/編），日本集中治療医学会, 2010
http://www.jsicm.org/pdf/2010VAP.pdf
9) Drakulovic MB, et al：Supine body position as a risk factor for nosocomial pneumonia in mechanically ventilated patients：a randomised trial. Lancet, 354：1851-1858, 1999
10) Helman DL Jr, et al：Effect of standardized orders and provider education on head-of-bed positioning in mechanically ventilated patients. Crit Care Med, 31：2285-2290, 2003
11) Ibrahim EH, et al：Early versus late enteral feeding of mechanically ventilated patients：results of a clinical trial. JPEN J Parenter Enteral Nutr, 26：174-181, 2002
12) Hiebert JM, et al：Comparison of continuous vs intermittent tube feedings in adult burn patients. JPEN J Parenter Enteral Nutr, 5：73-75, 1981
13) Booth CM, et al：Gastrointestinal promotility drugs in the critical care setting：a systematic review of the evidence. Crit Care Med, 30：1429-1435, 2002
14) 巽 博臣, 他：胃内容の停滞したICU患者に対して六君子湯が有効であった3症例．日本集中治療医学会雑誌, 16：187-190, 2009
15) Heyland DK, et al：Effect of postpyloric feeding on gastroesophageal regurgitation and pulmonary microaspiration：results of a randomized controlled trial. Crit Care Med, 29：1495-1501, 2001

16) Huang HH, et al : Severity of illness influences the efficacy of enteral feeding route on clinical outcomes in patients with critical illness. J Acad Nutr Diet, 112 : 1138-1146, 2012
17) Davies AR, et al : A multicenter, randomized controlled trial comparing early nasojejunal with nasogastric nutrition in critical illness. Crit Care Med, 40 : 2342-2348, 2012
18) Wiesen P, et al : Diarrhoea in the critically ill. Curr Opin Crit Care, 12 : 149-154, 2006
19) Whelan K, et al : Enteral feeding : the effect on faecal output, the faecal microflora and SCFA concentrations. Proc Nutr Soc, 63 : 105-113, 2004
20) 松枝　啓：下痢．綜合臨牀，55：707-712，2006

参考文献・もっと学びたい人のために

1) 巽 博臣：栄養管理．基礎編：全身管理を行うにあたっての基礎知識．「ER・ICUスタッフ必携マニュアル」（今泉 均，他/編），pp97-106，南江堂，2015
2) 小谷穣治/編：重症病態の栄養治療─最新の知識とその実践─．救急・集中治療，27（7-8），2015

プロフィール

巽　博臣（Hiroomi Tatsumi）
札幌医科大学医学部集中治療医学
専門：集中治療医学，臨床栄養学，急性血液浄化学，消化器外科学
好きな食べ物：新鮮な魚介と，それに合わせた地酒
今興味ある事柄：重症患者における漢方薬の適応拡大，血液腫瘍患者の栄養管理
ICUで集中治療管理をしながら，NSTで全病棟を訪問しています．NST介入患者さんの状態が悪化してICUに入室するのがとても残念に思うのですが，栄養状態と合併症発生との間には強い関連があると感じます．ICUとNSTに興味のある先生方，北海道観光をかねて見学にいらっしゃいませんか？

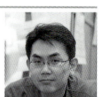

第2章 困ったときの栄養管理～差がつくテクニック

3. こんなときどうする？ ③
～食べてくれないとき

泉野浩生

●Point●

- 食事摂取量はバイタルサイン．低下したら原因の精査が必要
- 口から食べる幸せを守る！

はじめに

　口から「食べる」という行動は，「生きる」ために，「病から治る」ために欠かせません．**食事摂取量は，血圧や体温と同じように，患者さんの闘病状態を表すバイタルサイン**となります．したがって，食事摂取量が低下しているとき，患者さんの精神的・身体的な回復を得るためには，昇圧薬を投与したり，発熱の原因を調べたりするのと同じように，食事・経管栄養・輸液を調整したり，食欲が低下している原因を精査する必要があります．

症例

74歳女性．
【既往歴】代償性肝硬変，肺癌術後（cStage ⅢB），内服薬のみでコントロール良好な糖尿病．
【現病歴】歩行中に乗用車にはねられて受傷し，救急搬送となりました．
【入院経過】身長152 cm，体重53 kg．来院後バイタルサインは安定していましたが，足部のデグロービング損傷と開放骨折を認め，緊急手術で創外固定を行いました．
　翌朝，糖尿病に対する血糖コントロールも兼ねて，主治医はエネルギー制限食 1,200 kcal/日（理想体重×25 kcal/日）を処方しましたが，食事摂取量は半分以下です．患者さんは，「食事を見ただけでお腹いっぱいになる」と話しています．

この患者さんにあなたはどのような質問を投げかけ，食事プランを立てますか？

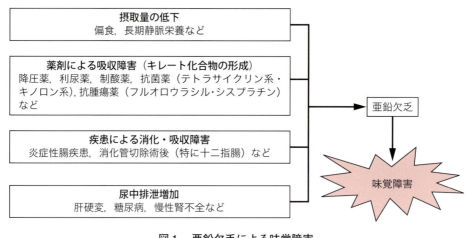

図1　亜鉛欠乏による味覚障害

1. 隠れている疾患がないか鑑別診断を立てる

　食事摂取量の低下はさまざまな原因によって起こります．全身疾患の発見につながることもあり，隠れている疾患が背景にないか鑑別することは重要です．

　「美味しい」「不味い」と感じる味覚情報は，味覚神経から延髄の孤束核に入り，味覚反射を起こす経路と大脳皮質へ送られる経路にわかれます[1]．また，「もっと食べたい」「お腹いっぱい」という食欲の中枢は視床下部に存在します．これらの神経回路にはグレリン，レプチン，オレキシン，NPY，AgRPなど種々のペプチドが関与しており，近年研究が進んでいる分野です[2]．

1 味覚障害

　味覚障害の原因の多くは，必須微量元素である**亜鉛欠乏**が関連していると報告されています．薬剤や全身疾患に伴う亜鉛の吸収障害・尿中排泄増加により，最初に舌の味蕾が影響を受け，機能が低下するためです（図1）．この場合，胃潰瘍の治療薬であるポラプレジンク（Zync＝亜鉛）を投与することによって，亜鉛を補充することで改善することがあります[3]．また，口腔カンジダ症，舌炎，Sjögren症候群などの口腔内疾患や耳鼻咽喉科疾患，嗅覚障害も味覚障害の原因となります．

> ●処方例
> 　ポラプレジンク（プロマック®D錠）　1回75 mg　1日2回（朝食後，眠前）2週間
> 　（長期投与によって銅・鉄・セレンの吸収障害・欠乏を起こすこともあるので注意）

2 食欲不振

　食欲不振の原因は多岐にわたります（表）．漢方薬の六君子湯は，胃の蠕動を促すだけでなく，末梢ペプチドである**グレリン**を胃から分泌させることで注目されており，食欲増進の効果が報告

表　食欲不振の原因

1. 消化管疾患
・口腔疾患（口内炎，舌炎，歯肉炎）
・胃疾患（胃炎，胃潰瘍，胃がん）
・腸疾患（腸炎，腸狭窄，潰瘍性大腸炎，大腸がん）
・肝疾患（肝炎，肝硬変，肝がん）
・胆道疾患（胆石症，胆道炎，胆道ジスキネジア）
・膵疾患（膵炎，膵がん）
・腹膜疾患（腹膜炎，腹水）
2. 消化管以外の疾患
・感染症（インフルエンザ，結核）
・循環器疾患（心不全）
・呼吸器疾患（気管支喘息，肺気腫）
・腎疾患（腎不全）
・血液疾患（貧血，白血病）
・内分泌疾患（甲状腺機能低下症，Addison病，副腎不全，SIADH）
・代謝性疾患（糖尿病，ビタミン欠乏症）
・電解質異常（高カルシウム血症，低カリウム血症）
・神経系疾患（脳血管障害，脳炎，脳腫瘍）
・膠原病（全身性エリテマトーデス，強皮症）
・妊娠（妊娠悪阻，妊娠中毒症）
3. 中毒性疾患
・食中毒
・アルコール中毒
4. 大脳での認知性摂食調節障害
・精神病（うつ病，統合失調症）
・非神経病性精神障害
・神経症（心因反応，不安神経症）
・摂食障害（神経性食欲不振症）
5. 薬剤
・制がん薬，解熱剤，NSAIDs，ジギタリス，オピオイド製剤

SIADH：syndrome of inappropriate secretion of antidiuretic hormone
文献4より引用

されています[5, 6]．

　急性期・術後の蠕動障害や麻薬投与，腹水貯留は，蠕動の低下，ガス貯留，坐位による腹部圧迫から食欲不振をきたします．超音波検査，腹部単純X線写真，CT検査を行ってgas patternのチェックや原因精査も行いましょう．術後であれば早期離床を促し，麻薬は可能であれば減量か変更し，腹水は排液することによって症状緩和を図ります．緩下剤のほか，重症病態での蠕動促進薬として，ビタミンB群のパンテノール，抗菌薬のエリスロマイシン，制吐薬のメトクロプラミドを使用している施設もあります．

> ●処方例①
> 　六君子湯　1回2.5 g　1日3回（食前または食間）　30 mL程度の白湯に溶解
> 　（低カリウム血症をきたすことがあるので注意）
> ●処方例②
> 　パンテノール（パントール®）　1日2,000 mgを点滴に混注
> 　（少量から投与開始すると効果がわかりにくい）

2. 現在の咀嚼・嚥下状態に合った食事形態を選択する

　入院となった患者さん，特に救急外来を通ってきた高齢者の患者さんたちは，来院した時点で義歯をはずされ，ご家族が持ち帰ってしまうことが往々にしてあります．また，「入れ歯はつくっていたけれど，合わないからはめずに食べていた」という場合もあります．皆さんは，歯科治療の後に局所麻酔が残っていてうまく噛み砕けない経験をしたことありませんか？歯がないと食べ物を小さく噛み砕くことはできませんし，誤嚥のリスクが高くなります．**義歯の装着・調整を行い，適合した歯を得るまでは現在の咀嚼・嚥下状態に合った食事形態を選択**しましょう．

　また，頸椎カラー装着中や，ギャッジアップの制限があるとき，頸椎は嚥下に適した角度よりも伸展していることが多いです．試しにあなたも頸部を伸展した状態で，唾液，水，ゼリー，チョコレートと順に飲みこんでみてください．きっと一番飲み込みやすいのはゼリーだと思います．嚥下状態に合わせた食事形態を選択することも大切です．誤嚥性肺炎は，患者さんの疾患だけではなく，私たち医療従事者が選択した食事によっても起こりえます（嚥下障害に見合った食事選択の方法については3章5を参照してください）．

3. 食事の量から攻めるコツ

1 最初は少なめから

　インフルエンザの全身倦怠感と関節痛を経験したことはありますか？熱が高いときに，"必要エネルギーを満たすため" と焼肉やケーキを出されてもあなたは食べられるでしょうか？「何か食べなきゃ」とわかっていてもなかなか箸が進まないですよね．患者さんたちも気持ちは同じです．いきなり茶碗いっぱいのお粥，冷めた主菜と塩気の薄い味噌汁を全部食べられるわけがありません．そこにあなたや看護師からのとどめの一言，「食べないと治りませんよ」攻撃．患者さんの食事摂取量がさらに低下することは必至です．

　ほとんどの病院では，ハーフ食，もしくは主食・副食をそれぞれ半量にする指示を出すことができます（図2）．**特に高齢者では，目標投与エネルギーの半分量から開始**してみてください．全量摂取できれば患者さんの自信につながります．糖尿病だからといってエネルギー制限食を選択すると，量増しした食事が出てきて，食事摂取量の変動が大きくなる結果，血糖コントロールも難しくなる場合があります．制限食を解除し，普通の食事で目標エネルギーに近いものを選択した状態で，一度アウトカムを評価して調整する方法もあります．また，同じエネルギーの場合，3分→7分→全粥と食事形態を食上げすることによって量が減り，胃の早期膨満感も軽減できます．嚥下状態が許せばできるだけ米飯に近い，固いご飯を出してあげてください．

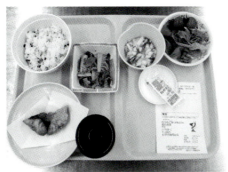
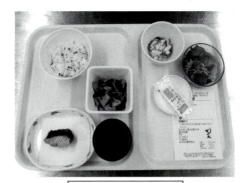

常食2,000 kcal　　　常食ハーフ1,200 kcal

図2　見た目による食欲調節

2 おやつ法

　胃切除術後，慢性呼吸不全，腹水貯留の患者さんでは，長時間坐位を保持できないことや，小胃症状が原因で食事摂取量が低下している場合があります．「1回の食事量が多い」患者さんには，前述のハーフ食を選択して，1日1～3食の栄養補助食品を添加してあげてください．**間食にしたり，リハビリの後に摂取して不足分のエネルギーを補います**．少量で高カロリーのゼリーやアイスクリームなどを活用してもよいですし，衛生環境が許せば自宅で食べていたものや嗜好品の持ち込みを許可する選択肢も考慮します．

4. 経管栄養を併用する

　人工呼吸器を装着していた患者さんが，気管チューブ抜去とともに胃管も抜去，飲水テストをして誤嚥もなかったのでいざ食事を開始してみたが，なかなか経口摂取が進まない，という経験もよくありますよね．経口摂取のみで頑張らせすぎると，食事摂取に対する意欲が減退します．当センターでは，胃管は残したまま気管チューブだけを抜去し，経口摂取を開始しています．誤嚥のリスクがある場合に内服薬を胃管から投与できますし，**経口摂取量が少なくても食後に経管栄養を併用すれば必要エネルギー量を満たすことができます**．

●ここがピットフォール：経管栄養の量とタイミングに気をつけて！

経管栄養の量が多かったり，次の食事までの時間が短いと，満腹感から経口摂取が進まなくなります．経口摂取量に合わせて経管栄養の投与量をスケール設定にする，朝と夕だけ併用する，1 mLあたり1.5 kcal以上の栄養剤を併用して総投与量を減らす，などの工夫が必要です．

●ここがポイント：胃管は細く！

胃管が太いほど，留置していても抜去しても誤嚥のリスクが高くなり，違和感から事故抜去を起こすリスクも高くなります．当センターでは，救急外来で16 Frなどの太い胃管を挿入しても，入院後はできる限り早い時点で8～10 Frのものに入れ替えて経管栄養を開始しています．

	第1病日			第2病日			第3病日			第4病日			第5病日			第6病日			第7病日		
	朝	昼	夕	朝	昼	夕	朝	昼	夕	朝	昼	夕	朝	昼	夕	朝	昼	夕	朝	昼	夕
kcal/日	1,200 kcal																		1,600 kcal		
食種	欠食	カロリー制限食					全粥食ハーフ＋栄養補助食品												全粥食		
※主食	−	4	4	4	2	5	10	10	10	10	10	8	10	10	10	10	10	10	10	10	10
※副食	−	4	2	1	3	5	10	6	8	8	5	10	10	4	10	8	3	10	8	10	9

病棟担当医が食種を決定

NSTカンファ
- 義歯がない
- 量が多い
- 眠れない

義歯装着／便秘薬の調整
- 家族へ義歯を依頼
- 形態を全粥に変更
- おかずを一口サイズに
- 睡眠薬の調整

カロリーアップ

図3 症例経過
※食事摂取量（割）

5. 症例問題の答え

　この患者さんには，主治医が1,200 kcal/日を目標にカロリー制限食を選択していました．当センターのNSTスタッフがそれぞれ自分の職種にかかわる質問をして情報を集め，NSTカンファレンスを行いました．その結果，「義歯を家族が持ち帰ってしまった」，「自宅にいるときより食事の量が多い」，「入院後，睡眠がとれていない」，「甘いものは好き」という情報が集まりました．

　そこで私たちは，家族に義歯の持参を依頼し，義歯を装着するまでは主食・副食ともに軟らかいものを選択して，副食を一口サイズにしました．目標エネルギー量をめざして甘い栄養補助食品を添加し，睡眠薬の調整を行いました．すると，すぐに食事摂取量が増え，患者さんの表情や意欲が変化してきました．さらに，義歯を装着したところでリハビリの強度も上がり，食事内容を変更するタイミングで投与エネルギー量も増やしましたが，食事摂取量は低下することなく，順調に回復し，軽快転院となりました（図3）．

　肝硬変，悪性腫瘍，糖尿病などの基礎疾患を有する患者さんは，入院した疾患がそれほど重症でなくても，合併する感染症などを契機にたちまち重篤化，悪循環に陥ることも稀ではありません．血圧や体温には現れませんが，**食事摂取量をコントロールすることで異化の亢進を抑制し，腸管免疫を利用することが大切**です．

　本症例では，他の職種と食事に関してコミュニケーションをとり，それぞれの視点から患者さんについて考えたことも成功のカギとなっていることに注目してください．

おわりに〜口から食べる幸せを守る

　患者さんの食事摂取量が上がらないとき，あなたはどんな会話を患者さんとしますか？ 食事摂取量を上げるには，患者さんへの声のかけ方も重要なテクニックです．「食べないと元気にならない」，そんなこと患者さんたちはわかっているのです．私たちの想像以上に，**患者さんたちは"頑張って"食べています．**「頑張って食べていますね」と声をかけると，「食べられるくらい元気になりましたね」とほめられたように聞こえる患者さんもいるほどです．入院した途端，大好きな焼肉や寿司を食べられなくなる，あなたはそんな生活に耐えられますか？

　「口から食べる」行為は「生きる」ということ．経口摂取を続けることによって，自律神経系・生理機能が維持され，意識レベル・表情が改善し，家族とのつながりが生まれ，誤嚥性肺炎の予防（点滴・胃管からの離脱）が期待できます．

　私たちがやらないといけないことは，食べるように諭すことではなく，**食べられたこと，頑張って病に立ち向かっていることを評価し，口から食べる幸せを守ってあげることなのです．**

Column

私が栄養に目覚めた理由

　私は栄養に関する学会のなかでは，かなりの若輩者です．学会発表のシンポジウムでも，栄養のセミナーでも，周りの医師のほとんどが私よりも先輩です．私も医学部にいる間は栄養学の重要性に気づかず，病態や薬，手術の名前を覚えるので精一杯でした．私が栄養を本格的に学びはじめたのは，医師になって5年目．当時勤務していた救命救急センターで，知識もないのにNSTの委員長に任命されたのがきっかけです．何もわからないのでとりあえずNST医師教育セミナーを受講し，そこで現JSPEN理事長の東口髙志教授と出会いました．持ちネタなので興味深い講義内容はここでお話しできませんが，入院中の合併症を栄養で予防できるなんてインパクトあるな，と感じました．そこから本，学会やセミナー受講で知識を得て実践を重ねるうちに，興味がわいてきました．この患者さんで経腸栄養ができない理由はなんだろう，この患者さんが太い胃管でないといけない理由はなんだろう，この患者さんが経口摂取したらいけない理由はなんだろう…そんな疑問を抱くのは私くらいでしたが，チャレンジが次のチャレンジにつながり，出会いにも恵まれて，いつの間にか急性期の栄養管理について質問を受ける立場になりました．「重症病態の栄養はエビデンスが出にくい」と敬遠される先生もいらっしゃいますが，だからこそチャレンジする甲斐があるし，全身状態が把握できなければ攻めの栄養療法はできません．"栄養を制するものはすべてを制す"．これからの医療において，急性期の栄養のスペシャリストとしての存在意義は大きいのではないかなと感じています．

引用文献

1) 山本 隆：おいしさと食行動における脳内物質の役割．顎機能誌，18：107-114，2012
2) Carlson NR：食物摂取．「第4版カールソン神経科学テキスト 脳と行動」（Carlson NR／著　泰羅雅登，他／監訳），pp406-447，丸善出版，2013
　↑脳神経と行動科学に関する1冊．イラストやシェーマが多くてわかりやすく，Chapterごとに出てくる画像もシュールです
3) 特集 味覚障害を学ぼう．臨床栄養，127：17-76，2015
4) 小野美咲，他：食欲不振．「認定NSTガイドブック2014」（日本病態栄養学会／編），pp261-266，メディカルレビュー社，2014

5) Takeda H, et al：Rikkunshito, an herbal medicine, suppresses cisplatin-induced anorexia in rats via 5-HT2 receptor antagonism. Gastroenterology, 134：2004-2013, 2008
6) 中里雅光：グレリン分泌増強を介した食欲のコントロールメカニズムを探る．漢方医学，34：249-253，2010

参考文献・もっと学びたい人のために

1) 「実践！臨床栄養」（東口髙志/著），医学書院，2010
↑どの職種でも読みやすく，「栄養全く素人なんですけど，どれを読んだらいいですか？」と聞かれたときにオススメしている1冊．通称，「ケーキの本」と読んでいます．

プロフィール

泉野浩生（Hiroo Izumino）
長崎大学病院救命救急センター
現在　りんくう総合医療センター・大阪府泉州救命救急センター
専門　救命救急，外傷，重症病態の栄養管理
好きな食べ物は海外から帰ってきたときの日本食，とくに長崎の魚はうまい！ 研修医や若手の皆さんがこの本を読んで栄養療法を実践し，患者さんと一緒に食べる喜びを共感してくださることを心から願っています．

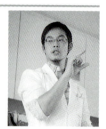

1. 慢性肝疾患（慢性肝炎・肝硬変）の栄養管理

土師誠二

●Point●

- 肝硬変患者ではタンパク・エネルギー低栄養（PEM）が特徴です
- 高度肝硬変患者ではサルコペニアを約半数に合併します
- 肝硬変患者では血清アルブミン値と血中BTRを定期的にチェックします
- 低アルブミン血症では分岐鎖アミノ酸投与を行います
- 難治性腹水では薬物療法＋高エネルギー高タンパク食が基本です
- 肝性脳症での長期間のタンパク制限はサルコペニアを招くため避けます
- 代償性肝硬変では栄養療法に加えて，筋肉量低下を予防する運動療法が有効です

慢性肝疾患（慢性肝炎・肝硬変）の基本知識・栄養療法の考え方

はじめに

　慢性肝疾患と一括りにいっても慢性肝炎と肝硬変では栄養障害の程度は異なり，**慢性肝炎の多くは栄養代謝障害を認めません**．肝がん肝切除例を対象にしたわれわれの検討では，組織学的に確認された慢性肝炎は肝硬変と異なり低アルブミン血症や低BTR〔分岐鎖アミノ酸（BCAA）/チロシン比：フィッシャー比の簡便式，芳香族アミノ酸の代表としてチロシンを用いる〕血症は認めませんでした（図1）．一方，**高度進行肝硬変では50〜90％の患者が低栄養状態**で，Child-pugh分類でグレードAでも45％の患者が低栄養とされています．また，肝硬変は臨床症状によって，肝機能が維持されている代償性肝硬変と，腹水，肝性脳症，黄疸，消化管出血などを併発した非代償性肝硬変に分類されます．**代償性肝硬変と非代償性肝硬変では治療方針が少し異なり，代償性肝硬変では栄養療法＋運動療法，非代償性肝硬変では薬物療法＋栄養療法＋安静が主となります**．

1. 肝硬変患者の栄養代謝の特徴

　肝硬変患者では安静時エネルギー消費量の亢進，タンパク異化の亢進，食欲低下による経口摂

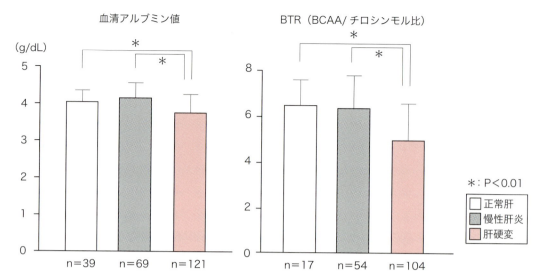

図1　肝がん肝切除例の背景肝別にみた血清アルブミン値とBTRの比較
文献1より引用

取量の不足からタンパク・エネルギー低栄養（protein-energy malnutrition：PEM）に陥りやすいことが特徴とされています．**肝硬変の入院患者では約50％にPEMがみられます**[2]．

1　糖代謝異常

　肝硬変では肝萎縮による肝グリコーゲン貯蔵量の低下と，インスリン抵抗性や高グルカゴン血症により糖質の利用効率が低下しています．症状としては高血糖と高インスリン血症が特徴的です．間接熱量計を用いた解析において，肝硬変患者では健常成人に比較して呼吸商の低下，すなわち脂肪燃焼の亢進と安静時エネルギー消費量の亢進がみられます[3]．呼吸商の低下に対しては就寝前食（late evening snack：LES）が有用で（図2），呼吸商の改善や血清アルブミン値の改善が報告されています[4]．

2　タンパク代謝異常

　肝硬変では，肝の芳香族アミノ酸（aromatic amino acid：AAA）利用の低下や筋タンパク分解亢進による分岐鎖アミノ酸（branched-chain amino acids：BCAA）利用の増加から**フィッシャー比（分岐鎖アミノ酸／芳香族アミノ酸比）の低下**がみられ，血漿アミノ酸不均衡が生じます．筋タンパクの分解亢進は，肝グリコーゲン貯蔵量と糖新生の低下を補うために骨格筋を分解し糖原性アミノ酸（アラニン）を糖新生の材料とすること，さらに肝臓で低下したアンモニア処理を筋肉内の分岐鎖アミノ酸が代わりに担うために生じます．骨格筋タンパクの分解亢進は筋肉量の減少，すなわちサルコペニアに陥りやすく，**高度肝硬変患者では約半数にサルコペニアがみられます**．このような分岐鎖アミノ酸の低下を伴うタンパク低栄養状態は肝硬変に特徴的です．したがって，肝硬変患者では低アルブミン血症，低BTR血症が生じやすく，**血清アルブミン値と血中BTRをモニターすることが重要です**．通常，**血清アルブミン値の低下に先行して血中BTRの低下がみられます**．

　このようなタンパク代謝異常を認める肝硬変患者では経口的BCAA（リーバクト®など）投与

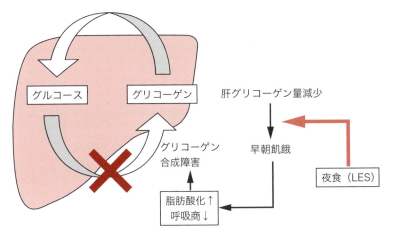

図2 肝硬変患者にみられる糖代謝異常とLESの効果
※呼吸商＝CO_2産生量/O_2消費量（ブドウ糖→CO_2＋H_2O）

表1 慢性肝疾患に対する栄養療法

・慢性肝炎（慢性C型肝炎）
1. 安静，特別な栄養療法は不要である
2. 過剰な栄養摂取を控え，適度な運動とともに肥満を避ける
3. 鉄分の過剰摂取を避ける
4. 飲酒は肝硬変への進展，肝発がんの危険因子であり避ける
・肝硬変
1. 1日必要エネルギー量　　30〜35 kcal/kg 耐糖能異常がある場合は30 kcal/kgとする
2. 1日タンパク必要量　　1.2〜1.5 g/kg 高アンモニア血症，肝性脳症では0.5〜0.6 g/kgとする
3. 脂肪はエネルギー比25％（およそ35 g），食塩は5〜7 g/日とする
4. 食事摂取量が不足する場合は肝不全用経腸栄養剤で補う
5. 低アルブミン血症では200 kcal夜食（LES）を考慮する
6. 飲酒は禁止，鉄制限食を考慮する
7. 食事摂取が十分でもAlb≦3.5 g/dL，BTR≦4.0ではBCAA顆粒製剤を投与する
8. 代償性肝硬変では運動療法を取り入れて筋肉量の減少を予防する

を行います．肝硬変患者に対する経口BCAA製剤投与の有効性についてはすでに大規模臨床試験で確認されており[5]，肝硬変患者では積極的に行います．また，筋肉量増加のためには運動療法を併用することも推奨され，代償性肝硬変では有用と考えられています．

2. 慢性肝疾患患者の栄養管理

　慢性肝疾患患者の栄養管理の基本方針を表1に示します．慢性肝炎患者では肥満，飲酒，鉄過剰摂取などを避けて適度な運動を心がけ，生活習慣病を予防します．肝硬変患者ではエネルギーとタンパク摂取量を充足させ，BCAA補充を中心に栄養管理を行います．非代償性肝硬変患者では難治性腹水や肝性脳症，高アンモニア血症など肝硬変患者特有の栄養療法への理解が必要です．

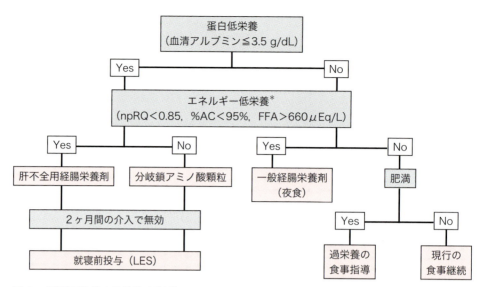

図3　肝硬変患者の栄養管理指針
＊：栄養状態の評価についてはgold standardとなる方法はないが，栄養摂取の状態や体組成の評価，血清学的な評価で行われており，SGA（Subjective Global Assessment：主観的包括的アセスメント），DEXA（Dual-Energy X-ray Absorptiometry），Bioelectrical Impedance（BIA），HG（Handgrip Stength），L3 Skeletal Muscle Indexなどが用いられており，それぞれが利点と欠点を有する．
エネルギー低栄養評価には非タンパク呼吸商（npRQ）が推奨されている．しかし，日常診療で用いられることは少ない．%AC（Arm Circumference），早朝空腹時FFAがnpRQと相関があり，%AC＜95，FFA＞660μEq/LがnpRQ＜0.85の指標となるとされている．
栄養学的な介入後などの動的評価にはFFAが適する．
文献6より引用

1 肝硬変患者の低アルブミン血症に対する栄養管理

　肝硬変患者の低アルブミン血症（≦3.5 g/dL）に対する栄養管理指針が肝硬変診療ガイドライン2015[6]に示されています．非タンパク呼吸商（npRQ），%上腕周囲径（AC），空腹時血中遊離脂肪酸（FFA）のいずれかの値から栄養管理法を検討します（図3）．エネルギー低栄養状態の評価にはnpRQの測定が有用ですが，npRQの測定は間接熱量計を必要とするため血中FFA，%ACで代用します．npRQ＜0.85は，肝グリコーゲン貯蔵量減少によるエネルギー欠乏のため内因性脂肪酸化が亢進していることを意味するので，エネルギーの補充が必要です．FFA＞660μEq/L，%AC＜95はnpRQ＜0.85の指標とされています．この指針に従い，低アルブミン血症に加えて**エネルギー低栄養があれば肝不全用経腸栄養剤（1回1包，1日2～3回），なければBCAA顆粒製剤（1回1包，1日3回）を投与します．2カ月の投与で効果が乏しければLES〔肝不全用経腸栄養剤（昼1包/就寝前1包），BCAA顆粒製剤（朝1包/就寝前2包）〕を追加します．**

2 非代償性肝硬変の栄養管理

　腹水，肝性脳症などを合併する非代償性肝硬変では，薬物療法と栄養療法の併用治療を行います．

血中FFA：脂肪組織から分解され血液中に放出される．絶食，飢餓時に上昇．
%AC：肩峰と肘頭の中点で測定した上腕周囲径とJARD 2001による基準値から算出．骨格筋量の指標．

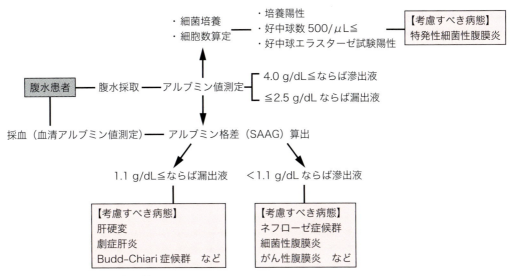

図4　肝硬変患者の腹水診断のフローチャート
アルブミン格差（SAAG：serum-ascites albumin gradient）＝血清アルブミン値−腹水中アルブミン値

1）腹水

　腹水貯留患者では腹水を採取し腹水貯留の原因を調べることが重要で，肝硬変による漏出性の腹水貯留と診断してから治療を開始します（図4）．**肝硬変腹水患者の基本的な栄養管理方針は，高エネルギー高タンパク食，塩分制限です．**

　中等量以下の腹水貯留患者ではまず抗アルドステロン薬（スピロノラクトン25 mg～100 mg/日）単独療法とし，効果がなければループ利尿薬（フロセミド20～80 mg/日）を併用します．低アルブミン血症を併存している場合は，食事摂取量の低下がなければBCAA顆粒製剤，食事摂取量の低下があれば肝不全用経腸栄養剤を処方します．これらの治療が無効で腹水の増量がみられれば，バソプレシンV₂受容体拮抗薬（トルバプタン3.75 mg～7.5 mg/日）をさらに併用して入院のうえ，塩分制限，安静とします．しかし**過度な塩分制限は食欲を低下させて逆に栄養不良を招くリスクもあるため注意が必要です．**以上の治療にも反応しない難治性腹水患者では，腹水穿刺排液＋アルブミン製剤点滴投与，腹水濾過濃縮再静注法（cell-free and concentrated ascites reinfusion therapy：CART），腹腔―静脈シャント（レビンチューブ，デンバーチューブ）の適応となります（図5）．

2）肝性脳症

　肝性脳症を伴う肝硬変患者では，経口摂取不能であれば肝不全用アミノ酸輸液製剤（アミノレバン®，テルフィス®）200～500 mL/日を点滴します．この輸液の意識覚醒効果は肝予備能に影響され，Child-pugh分類でグレートA，Bでは90％以上ですが，Child-pugh分類でグレートCでは50％程度と低下します．通常，点滴を続けていれば3日程度で意識障害が改善しますので，経口摂取が可能になれば肝不全用経腸栄養剤（アミノレバン®EN）2包/日の内服へ変更します．

　肝性脳症では一般に低タンパク食が推奨されますが，長期のタンパク制限管理によって窒素平衡が負に傾きサルコペニアを助長する危惧から，急性昏睡期を脱したら通常食へ変更することが提案されています．同時に，非吸収性抗菌薬（カナマイシン）2～4 g/日，難消化性合成二糖類

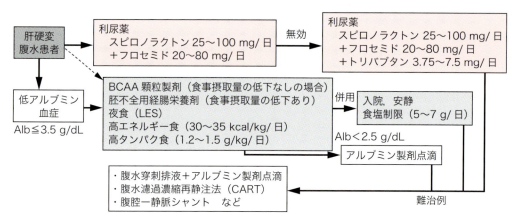

図5　肝硬変患者の腹水治療フローチャート

（ラクツロース）30〜60 mL/日を内服で投与します．その他，血中アンモニアが高値の場合，血清亜鉛濃度やカルニチン濃度を測定し，正常範囲以下であれば経口的に亜鉛投与やカルニチン投与を行い補充します．亜鉛は尿素回路におけるオルニチンカルバモイルトランスフェラーゼ（OCT）活性を高めることが知られており，低亜鉛血症ではアンモニア処理が障害されます．ただし，高アンモニア血症に対して亜鉛単独投与は効果がなく，BCAA製剤との併用が必要です．なお，亜鉛は酢酸亜鉛（600 mg/日：亜鉛として200 mg/日）や硫酸亜鉛（300 mg/日：亜鉛として68 mg/日）の経口投与が肝性脳症を改善することが報告されていますが，これらは医薬品ではないため，通常は胃潰瘍治療薬ポラプレジンクで代用します．また，1日常用量（150 mg/日：亜鉛として34 mg/日）では血中亜鉛濃度が上昇しないことも多く，血中濃度を測定しながら増量します（図6）．

症例問題

症例問題 1. 胃切除後難治性腹水を併発した肝硬変例の栄養管理

症例

症例は71歳の男性．胃幽門前庭部に進行胃癌を認め幽門側胃切除術＋Roux-en-Y再建術（胃と空腸をつなぐ術式）を施行しました．術前検査ではHCV抗体陽性で，術中所見でも肝硬変を認めました．術後3日目より流動食を開始し，術後5日目に胃切除後分割食5分粥へアップ，縫合不全も認めず腹腔ドレーンを術後7日目に抜去と経過は順調でしたが，術後12日目より腹部膨満と食思低下を訴えるようになり，術後14日目の腹部CT検査では腹部全体に腹水貯留を認めました．

身長 173 cm，体重 67 kg，BMI 22.3 kg/m^2．発熱なし，腹痛なし．

術後14日目の血液検査結果は，白血球数 3,200/μL，赤血球数 357万/μL，血小板数 9.2万/μL，血清アルブミン値 2.5 g/dL，総ビリルビン値 0.6 mg/dL，プロトロンビン活性値 91.9 %，AST/ALT 75/40 IU/L，BUN 10 mg/dL，Cr 0.8 mg/dL，アンモニア値 24 mg/dL，遊離脂肪酸 370 μEq/L，CRP 1.1 mg/dL，Na 136 mEq/L，K 4.2 mEq/L，Cl

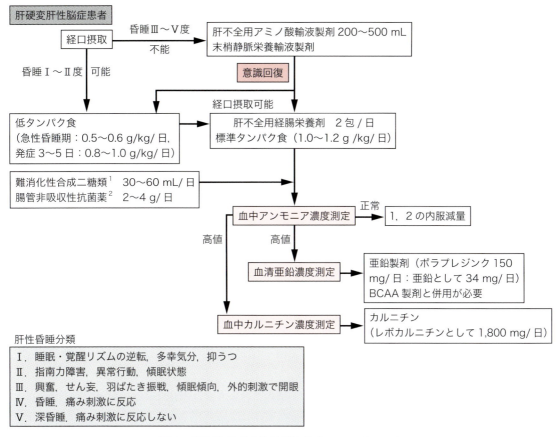

図6　肝硬変患者の肝性脳症治療フローチャート

102 mEq/L です．
　現在，胃切除後分割食全粥（1,800 kcal，タンパク 70 g）を約6割程度摂取しています．輸液は行っていません．

 この症例に対してどのような栄養管理計画を立てますか？

1 診断と治療方針の検討

　肝硬変患者の消化器手術では術後にしばしば腹水貯留をきたしますが，対処が遅れると難治性腹水となって治療に難渋しますので，早期に適切な対応をすることが重要です．術後に生じる腹水貯留には，リンパ節郭清による乳糜腹水，細菌性腹膜炎に伴う滲出性腹水の可能性もあるため鑑別が必要です（図4）．この症例では腹腔ドレーンがすでに留置されており，術後に脂質を含む食事摂取を行っても乳糜腹水がドレーンから排出されていませんので，乳糜腹水の可能性は少ないと判断されます．また，発熱，腹痛もなく炎症反応も亢進していませんので，細菌性腹膜炎の可能性も低く，臨床的には肝硬変に伴う漏出性腹水と診断し，利尿薬投与を開始しました．しかし，凝固機能障害もありませんので腹水穿刺を施行し腹水性状診断をしても構いません．利尿薬

はスピロノラクトン1回25 mg 1日2回（朝夕食後）＋フロセミド1回40 m 1日1回（朝食後）の併用投与で開始しました．効果が乏しければスピロノラクトンは1日100 mgまで，フロセミドは1日80 mgまで増量します．

2 栄養評価

SGA（主観的包括的評価）では，食事摂取量の減少，疾患の併存，腹水を認めるので栄養不良と判定します．腹水や浮腫があると摂食量が減少しても体重は逆に増加したり，上腕が太くなったりしますので，体重減少率や身体計測値は信頼性が乏しくなります．また，血液検査で低アルブミン血症を認めますので，栄養管理が必要と判定します．

3 栄養療法計画

肝硬変腹水患者の栄養管理基本方針は，高エネルギー食（30〜35 kcal/kg），高タンパク食（1.2〜1.5 g/kg），塩分制限（5〜7 g/日）です（図5）．低ナトリウム血症を認める場合は溢水と判断して水分制限を行います．体重67 kgより，1日必要エネルギー量2,010 kcal（30 kcal/kgとして），タンパク量80.4 g（1.2 g/kgとして）とすると，現在は食事から1,080 kcal，42 gが摂れていますので，エネルギー量930 kcal，タンパク量38.4 gが不足しています．

腹水貯留患者では静脈栄養は水分負荷のために腹水の増量をきたす危惧があるので，栄養投与経路は経口・経腸栄養を原則とします．血中アンモニア値は正常でタンパク制限は不要です．血中遊離脂肪酸濃度は370 μEq/Lと660 μEq/L以下なので，肝硬変診療ガイドライン2015[5]（図3）に従うとBCAA顆粒製剤の投与が選択されますが，現在は経口摂取量の低下によるエネルギー不足の状態ですので，肝不全用経腸栄養剤による経口栄養補助（oral nutritional supplement：ONS）を選択しました．実際，この4日後に測定した血中遊離脂肪酸濃度は670 μEq/Lと上昇しており，エネルギー不足であったことがわかります．また，血中BTRも4.36と低下していたため，肝不全用経腸栄養剤の投与は妥当といえます．ONSとして，ヘパンED®を1回1包 1日3回（朝，昼，就寝前）とするとエネルギー量930 kcal，タンパク量33 g，アミノレバンEN®を1回1包 1日3回（朝，昼，就寝前）とすると，エネルギー量630 kcal，タンパク量40.5 gとなり，それぞれタンパク量とエネルギー量が少し不足しますが，腹水減少による食事摂取量アップに期待します．これらの肝不全用経腸栄養剤は一般的に味が悪く，さらに溶解したときの液体総量が多く服用コンプライアンスが悪いため，各種フレーバーの追加や液状からゼリー状への材形変更などコンプライアンスを上げるための工夫が必要です．

●ここがポイント

難治性腹水の治療は栄養療法のみで完結できることは少なく，通常，利尿薬，アルブミン製剤点滴，腹水穿刺排液などの治療を必要とします．最近ではバソプレシンV_2受容体拮抗薬も利用可能です．食塩制限は文献的には有効ですが，食欲も低下させるので取り過ぎない程度の注意にとどめる方が多いです．

症例問題 2. 肝性脳症で救急搬送された肝硬変症例の栄養管理

症例

腹水コントロールも良好となり，退院後6カ月が経過した．外来ではTS-1®内服による補助化学療法を受けていました．食事は1日3回を全量摂取，これまで特に化学療法有害事象を認めませんでしたが，2～3日前より倦怠感と見当識障害を覚えるようになり，今回，早朝に意識消失を認めたため救急搬送されました．

身長173 cm，体重60 kg，BMI 20.4 kg/m²．血圧127/75 mmHg，血中酸素飽和度97％（室内気），意識レベルJCS-200，

病院到着時の血液検査結果では，白血球数8,900/μL，赤血球数389万/μL，血小板数8.9万/μL，血糖値188 mg/dL，総ビリルビン値2.7 mg/dL，プロトロンビン活性値71％，AST/ALT 110/76 IU/L，BUN 15 mg/dL，Cr 0.9 mg/dL，アンモニア値230 mg/dL，血清アルブミン値3.0 g/dL，CRP 2.1 mg/dL，Na 141 mEq/L，K 4.1 mEq/L，Cl 110 mEq/L でした．

 この症例に対する栄養管理はどうしますか？ また，経口摂取が可能となった場合，栄養管理をどのように変更しますか？

■ 診断と治療方針の検討

肝硬変患者への抗がん剤投与中に，頻度は高くありませんが肝性脳症を併発することがあります．本症例では，意識障害で救急搬送されましたので，意識障害を発症する疾患を一通り鑑別しました．脳MRI検査，血糖，コルチゾール，甲状腺ホルモン，ビタミンB_1，血中乳酸値を測定し，異常がないことを確認しました．そして血中アンモニア値が230 mg/dLであったことから高アンモニア血症に伴う肝性脳症と診断しました．

抗がん剤は中止し，経口摂取不能ですので肝不全用アミノ酸輸液製剤500 mLを投与，同時に電解質輸液維持液（3号液）1,500 mL/日，ビタミンB類静注剤1Aを点滴内に追加します（ビタミンB_1濃度の結果はすぐにわからないため）．血清アルブミン値は軽度低下，総ビリルビン値とAST/ALT値は上昇しており肝機能障害を認めます．現時点で末梢静脈栄養を開始するのも問題はありませんが，まず意識レベルの回復を待ち，経口摂取に期待することとしました．実際，入院3日目に意識レベルは回復し，経口摂取が可能となりましたので輸液は終了しました．総ビリルビン値は1.1 mg/dLまで低下，AST/ALTは67/45 IU/L，血中アンモニア値は74 mg/dLに改善しました．

■ 栄養管理メニューの変更案（図6）

肝性脳症発症3日目なのでタンパク制限を継続するかどうかで栄養管理方針が分かれます．タンパク制限を継続した場合でも発症後1週間までには制限を解除し，1日タンパク量は急性昏睡期は0.5～0.6 g/kg，発症後3～5日 0.8～1.0 g/kgを目安とします．体重60 kgより，1日必要エネルギー量1,800 kcal（30 kcal/kgとして）とし，タンパク量48 g（0.8 g/kgとして，発症3～5日）を目標とします．肝不全用低タンパク食（1,600 kcal，タンパク量30 g）をオーダーし，肝不全用経腸栄養剤をLESとして1日1回 1パック〔眠前（エネルギー量210 kcal，タンパク

量13.5 g）〕処方すると必要栄養量が賄えます．急性昏睡期以外はタンパク制限をしない方針であれば，肝硬変栄養管理基本方針に準じて1日必要エネルギー量30 kcal/kg，必要タンパク量1.2 g/kgからエネルギー量1,800 kcal，タンパク量72 gとなり，肝臓病食（1,500 kcal，タンパク50 g）に，肝不全用経腸栄養剤を1回1パック 1日2回〔朝，眠前（エネルギー量420 kcal，タンパク量27 g）〕処方します．難消化性合成二糖類1回20 mL 1日3回（朝，昼，夕），非吸収性抗菌薬250 mg 1回2cap 1日4回（朝，昼，夕，眠前）はいずれの場合でも投与します．経口摂取量も安定し，再び外来通院となりました．

●ここがポイント

① 肝性昏睡が遷延し経口摂取へ移行できなければ，中心静脈ラインを確保し高カロリー輸液を開始します．意識レベルが回復するまでタンパク制限は継続，非吸収性抗菌薬は注腸投与します．経鼻胃管を挿入し経管栄養を開始する場合は食道静脈瘤の有無を確認してから留置します．

② 肝性昏睡からの回復が遷延する，もしくは血中アンモニア値が正常化しない場合，BCAA製剤の投与量を増量していくケースも見受けられますが，タンパク投与量が過剰となって却って血中アンモニア値が上昇することになります．血中亜鉛濃度測定のうえで亜鉛投与，難消化性合成二糖類投与量の増量など，他の治療法を実施することを試みてください．"BCAA顆粒製剤＋肝不全用経腸栄養剤＋肝不全用アミノ酸輸液製剤"といった処方は避けるようにします．

おわりに

　慢性肝疾患の栄養管理は，代償性肝硬変から非代償性肝硬変への進展をいかに予防するかということが最も重要です．いったん，非代償性肝硬変へと移行すると回復には長時間を要し，回復困難となると致命的になります．肝移植医療に制限のあるわが国においては，肝硬変に対する栄養療法の意義は大きいといえます．しかしながら臨床症状に応じて適切な栄養管理法を選択していかなければならない点において肝硬変の栄養管理は難しいため，みなさんが臨床の現場において十分な研鑽を積まれることを期待します．

Column

栄養療法の魅力と実践

栄養療法に携わるようになった端緒は，医学博士号取得に向けて，在籍中の神戸大学医学部旧第一外科の肝代謝研究グループに1992年に所属したことです．ここでは免疫栄養によるエンドトキシン血症の改善を主に研究していました．その当時の消化器外科領域は現在に比べて術後合併症も格段に多く，かつ重篤な経過を辿り，敗血症性多臓器不全から死亡される症例を多く経験していたため，栄養療法で何とか救えないのか，という希望をもって研究していました．現在は病態の解明が進み，さまざまな薬剤の開発とも相まって，手術手技の改良＋周術期栄養管理＋運動療法の実践により術後合併症が制御可能になってきました．医学の進歩と栄養療法の威力を実感する瞬間です．

栄養療法はさまざまな治療法のなかでは比較的地味な存在でありながらその守備範囲は広く，栄養療法の理解には多くの知識が要求されるため，栄養療法を敬遠される医師も多いと思います．しかし，逆に栄養療法を理解することで，臨床のあらゆる場面に役立つ知識と臨床能力が身に付くことも事実です．さらに栄養は患者さんが日々最も実感する事柄でもあり，臨床医としては必須の領域だと思っています．

引用文献

1) 土師誠二：肝硬変症例の周術期栄養管理．「がん患者の輸液・栄養療法」（大村健二/編），南山堂，2014
2) Tajika M, et al：Prognostic value of energy metabolism in patients with viral liver cirrhosis. Nutrition, 18：229-234, 2002
3) Greco AV, et al：Daily energy and substrate metabolism in patients with cirrhosis. Hepatology, 27：346-350, 1998
4) Nakaya Y, et al：BCAA-enriched snack improves nutritional state of cirrhosis. Nutrition, 23：113-120, 2007
5) Muto Y, et al：Effects of oral branched-chain amino acid granules on event-free survival in patients with liver cirrhosis. Clin Gastroenterol Hepatol, 3：705-713, 2005
6) 「肝硬変診療ガイドライン2015　改訂第2版」（日本消化器病学会/編），南江堂，2015

プロフィール

土師誠二（Seiji Haji）
社会医療法人愛仁会高槻病院　副院長兼消化器外科部長
専門：肝胆膵外科，内視鏡外科，外科侵襲代謝栄養学
好きな食べ物：自分でつくったカレーと雑誌で特集しているカレー
今，興味ある事柄：日本の医療における臨床に役立つ栄養療法の普及と確立
抱負：外科手術の鍛錬と臨床研究の実践を継続することで外科医人生を全うしたいと考えています．

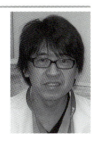

第3章 症例&問題で身につける栄養療法の実践力〜知りたい病態12選

2. 腎機能障害の栄養療法

瀬川裕佳

● Point

- CKD・AKIにかかわらず,窒素出納をマイナスにしないことが重要
- 非透析期CKDは腎保護,維持透析期・AKIは生命予後改善が栄養療法の主な目的である
- 侵襲期の腎機能障害に対し,タンパク質投与・血液浄化療法を躊躇しない

腎機能障害の基本知識・栄養療法の考え方

はじめに

皆さんは「腎不全」という言葉を聞いて,どういう病態を想像しますか.慢性腎臓病(chronic kidney disease：CKD)も急性腎障害(acute kidney injury：AKI)も腎不全になりますが,栄養療法のアプローチは180度異なります.一体何が違うのかというと,根本的にゴールが違うのです.端的に言うと,**CKDでは腎保護**,**AKIでは救命**がゴールです.本稿では腎不全の栄養の理解に不可欠な窒素出納を基本概念として,各病態を解説します.

1. 窒素出納(窒素平衡,窒素バランス)[1]

腎不全患者の栄養を考える際に,まずその患者が侵襲下にあるのか否かを考える必要があります.なぜなら,投与すべきタンパク質(以下,アミノ酸も同義と解釈してください)の量が変わってくるからです.図1をご覧ください.これは窒素出納を表す模式図です.体にタンパク質を入れる(I)とタンパク質の代謝プールに入ります.体内ではタンパク質の同化(S)と異化(B)が常に起こっており,このバランスは病態や投与した栄養によって変わります.例えば,外科術後の侵襲期には異化(B)が大きくなり,飢餓では投与(I)の減少に伴い同化(S)が小さくなります.そして,代謝されたタンパク質は尿素窒素などの形で体外に排泄されます(E).こうして,タンパク質の代謝プールを一定に保とうとします.腎機能低下時には尿素窒素が排泄しきれず,BUNが上昇します.タンパク質の同化と異化のバランスが窒素出納であり,S-B(=I-E)で表します.窒素出納がマイナスになると,protein energy wasting(PEW)と呼ばれる栄養障害を

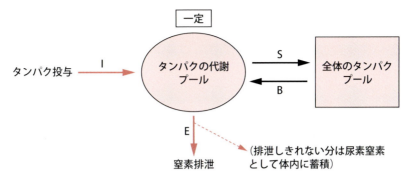

図1　窒素出納
S：タンパク合成（同化）　B：タンパク分解（異化）
窒素出納＝S－B＝I－Eで表される．
飢餓　　：I↓　S↓
侵襲期　：B↑　E↑
保存期腎不全の栄養療法
　　　　：I↓（結果的にS↓）　E↓　B↓（エネルギー投与により）
文献1より転載

引き起こすため，CKD，AKIを問わず，まずは**窒素出納をマイナスにしないことが重要**です．少し難しいかもしれませんが，後に続く項目を理解するために，まずこの概念をしっかり理解してください．

2. 非侵襲期CKD患者の栄養療法

1 保存期腎不全

　言うまでもなく，適正な塩分摂取が最も重要ですが，ここでは低タンパク食の意義についてお話しします．まず，CKDのG1，G2の患者においては，厳密なタンパク質制限は不要です．G3a以降において，タンパク質制限が腎機能低下を抑制するかどうかは未だに議論がわかれるところですが，少なくとも尿毒素の蓄積・代謝性合併症を軽減し，腎代替療法を遅らせ得ます[2]．慢性腎臓病に対する食事療法基準[3]（**表1**）を紹介します．タンパク質摂取（I）を減らすことにより窒素排泄（E）を減らすという低タンパク食の発想ですが，タンパク質合成（S）も必然的に下がるため，窒素出納を維持するためには異化（B）を抑制する必要があります．**十分なエネルギー投与は異化（B）を抑制する**とされており[4]，結果，低タンパク質・高エネルギーが推奨されます．

2 維持透析期

　維持透析期には，腎保護から**生命予後改善**，つまりPEWを避けることが栄養療法の主な目的に移ります．窒素排泄ルート（E）が透析にシフトして定期的に抜かれていくため，タンパク質制限は緩和され，エネルギーも十分摂取します．慢性腎臓病に対する食事療法基準[3]（**表1**）では，タンパク質必要量は0.9〜1.2 g/kg理想体重（ideal body weight：IBW）/日，総エネルギーは30〜35 kcal/kg IBW/日とされています．血液透析では6〜8 g/回，腹膜透析では10 g/日程度のアミノ酸喪失がある[5, 6]ため，特に栄養不良時にはそれも考慮して補充する（I）必要があります．

表1 CKDステージによる食事療法基準

ステージ（GFR）	エネルギー(kcal/kgBW/日)	たんぱく質(g/kg/日)	食塩(g/日)	カリウム(mg/日)
G1（GFR≧90）	25〜35	過剰を避ける	3≦ ＜6	制限なし
G2（GFR 60〜89）		過剰を避ける		制限なし
G3a（GFR 45〜59）		0.8〜1.0		制限なし
G3b（GFR 30〜44）		0.6〜0.8		≦2,000
G4（GFR 15〜29）		0.6〜0.8		≦1,500
G5（GFR＜15）		0.6〜0.8		≦1,500

ステージ5D	エネルギー(kcal/kgBW/日)	たんぱく質(g/kg/日)	食塩(g/日)	水分	カリウム(mg/日)	リン（mg/日）
血液透析（週3回）	30〜35	0.9〜1.2	＜6	できるだけ少なく	≦2,000	≦たんぱく質（g）×15
腹膜透析	30〜35	0.9〜1.2	PD除水量(L)×7.5＋尿量(L)×5	PD除水量＋尿量	制限なし	≦たんぱく質（g）×15

上：保存期腎不全患者の食事療法
下：透析期腎不全患者の食事療法
文献3より改変

3. 侵襲期の栄養療法

　AKI患者やCKD患者の急性病態（いわゆるacute on chronic kidney disease）において，BUNが上昇するからタンパク質投与を控えるという処方をみかけることがありますが，栄養療法としては誤りです．**大きな侵襲が加わると異化（B）が亢進しますが，タンパク質を投与（I）することである程度抑制できる**のです．文献的には，窒素出納を何とかプラスにするため2 g/kg IBW以上を推奨するものもありますが，欧州静脈経腸栄養学会（ESPEN）ガイドラインや現実的に投与可能な量から考えて1.5 g/kg IBW/日くらいが妥当でしょう[7,8]．もちろん，投与タンパク質（I）が増えると窒素排泄（E）も増え，尿毒素も溜まりやすくなりますが，その場合は腎代替療法に踏み切ればよいのです．持続的腎代替療法（continuous renal replacement therapy：CRRT）施行時には5〜10 gのタンパク漏出（Iの減少）を補って1.7 g/kg IBW/日ほど入れるとよいと思います[7〜10]．一方，エネルギーはoverfeedingを懸念する考えが強くなってきており，ESPENガイドラインにも高エネルギー投与は窒素出納を改善しないことが記載されています．超急性期には9〜18 kcal/kg IBW/日，少し状態が改善してきたら25 kcal/kg IBW/日を目標とするのが妥当でしょう[11]．脂肪乳剤の投与については賛否両論ですが，大豆油製剤しかない本邦ではあえて侵襲早期からすることはあまり推奨されません．言うまでもないことですが，何よりも侵襲ストレスの解除が最も重要です．

症例問題

症例問題 1. 保存期腎不全の栄養療法

症例

84歳男性．身長153 cm，体重45.1 kg．既往に拡張型心筋症あり．もともと血清Cr1.5 mg/dL前後のCKDであったが，心不全で入院したのをきっかけに食欲不振に陥った．退院後2週間しても普段通り摂食できず，歩くのがやっとの状態までADLが低下した．外来受診時，血圧104/62 mmHg（健常時120/70 mmHg前後），脈拍58/分，体温36.7℃，SpO₂ 98％，呼吸数12/分．体重は健常時よりも4～5 kg減少していたため，入院加療することになった．浮腫・頸静脈怒張や胸水はない．嚥下障害なし．上部消化管内視鏡でも特に異常はみられない．主な検査データは下記の通り．

血液データ			
WBC	6,000/μL	Ca	9.5 mg/dL
Na	136 mEq/L	P	4.8 mg/dL
K	6.6 mEq/L	Mg	2.5 mg/dL
Cl	103 mEq/L	Alb	4.4 g/dL
Cr	3.15 mg/dL	尿検査	
BUN	111.6 mg/dL	比重1.012，蛋白（－），潜血（－）	
CRP	0.25 mg/dL		

Q1：投与ルートはどうしますか？
　　①経鼻経管栄養　②末梢静脈栄養　③中心静脈栄養

Q2：どういうメニューで開始しますか？
　　①高タンパク質・高エネルギー　②低タンパク質・低エネルギー
　　③低タンパク質・高エネルギー

1 症例1の病態と留意点

本症例は心不全のストレスをきっかけに食欲低下が起こり，脱水・尿毒症を併発してそれが遷延してしまったと考えられます．侵襲期ではない非透析期CKDであるため，基本的には低タンパク質・高エネルギーです．ただし，ここでは入院前の摂食状況がわからず，refeeding症候群（エネルギー投与再開による血清K，P，Mgの低下）にも注意する必要があります．

2 Q1：投与ルートの考え方

さて，投与ルートはどうするとよいでしょうか．本症例は消化管の問題はありませんが，経口摂取量が落ちている状況で経鼻チューブを介して胃に栄養を入れるのは患者さんの負担になり得ます．心腎不全があり，末梢栄養では体液管理と栄養投与が両立しないかもしれません．このよ

表2　侵襲期用と腎不全用アミノ酸製剤

製剤名	アミパレン®	アミゼット®B	ネオアミユー®	キドミン®
用途	侵襲期用	侵襲期用	腎不全用	腎不全用
総アミノ酸（g）	20	20	11.8	14.41
必須アミノ酸（g）	11.82	11.4	9.0	10.41
非必須アミノ酸（g）	8.18	8.6	2.8	4.0
必須アミノ酸／非必須アミノ酸比	1.44	1.33	3.21	2.6

200 mLあたりのアミノ酸含有量で比較した．必須アミノ酸は侵襲期用・腎不全用でほぼ同量だが，全体のアミノ酸量は侵襲期用アミノ酸製剤の方が多い

うな場合，私は**末梢挿入型中心静脈カテーテル**（peripherally inserted central catheter：PICC）を挿入し[12]，経口摂取の不足分を補うような静脈栄養を行います．通常の中心静脈カテーテルでも間違いではありませんが，急速輸液を必要としない状況では，患者の抵抗感が少ないPICCがよりよい選択肢といえるでしょう．よって，Q1の正解は③．

3 Q2：開始メニューの考え方

　まずは最低限のエネルギー源としてブドウ糖100 g，そしてアミノ酸として腎不全用アミノ酸製剤も投与します（表2）．必須アミノ酸リッチな腎不全用アミノ酸製剤の有効性については未だ議論がありますが，不足したタンパク質を補ううえでは有用な可能性があります．脂肪乳剤は経口摂取が進まなければ必要ですが，最初は入れずに様子を見てもよいでしょう．また，脱水のある間は，適宜細胞外液も補充します．このように，経口摂取量が未知数のとき，まずは最低限のエネルギー・タンパク質を補充し，refeeding症候群に注意しながら徐々に増量します．よって，Q2の正解は②．

　電解質は経過を見ながら必要量を決めますが，飢餓からの回復時は必ずと言っていいほど変化します．Na，K，ClだけでなくCa，P，Mgも測定するのを忘れずに！

●ここがピットフォール
電解質異常は栄養療法の落とし穴！　測定を怠らず変化に注意！

●症例問題1の栄養剤の処方例（中心静脈栄養）
　アミノ酸12 g，エネルギー 448 kcal
　　50％ブドウ糖液　200 mL，腎不全用アミノ酸製剤（ネオアミユー®）　200 mL，総合ビタミン剤（マルタミン®），微量元素製剤（ミネラリン®）＋α（適宜細胞外液を補充）
　（食事量と合わせてタンパク質40 g，エネルギー 1,500 kcalをめざします）

症例問題2. 維持透析期腎不全の栄養療法

症例

74歳男性．身長156 cm，体重（ドライウェイト）48 kg．末期腎不全で週3回の血液透析を受けている．脳出血のため入院となり，急性期を脱したが，意識は清明であるものの構音・嚥下障害と高度の片麻痺が残存．経口摂取での栄養摂取は期待できないため，胃瘻を使った経腸栄養を行うことになった．消化器系に問題はない．投与開始時の血液データ（透析前）は下記の通り．

血液データ			
WBC	8,000/μL	CRP	0.17 mg/dL
Na	136 mEq/L	Ca	8.3 mg/dL
K	3.7 mEq/L	P	4.1 mg/dL
Cl	100 mEq/L	Mg	2.5 mg/dL
Cr	5.65 mg/dL	Alb	3.7 g/dL
BUN	42.8 mg/dL		

使う必要のない経腸栄養剤は？
① 腎不全用経腸栄養剤（タンパク質3.5 g/100 kcal）
② 腎不全用経腸栄養剤（タンパク質1.0 g/100 kcal）
③ 通常の経腸栄養剤（タンパク質5.0 g/100 kcal）

■ 経腸栄養剤選択の考え方

透析患者に対する経腸栄養の問題です．この症例も侵襲期ではないため，栄養状態を維持するのに必要な栄養を考えます．さて，腎不全用の経腸栄養剤には高タンパク質・低タンパク質の2種類ありますが，血液透析患者さんに低タンパク質の栄養剤を使うことはほとんどありません（エネルギー源としての使用に限られます）．なぜなら，侵襲があってもなくても，透析患者さんに腎保護を目的とする低タンパク療法を行うことはないからです．本症例の場合，約1,500 kcalのエネルギーを投与する必要がありますが，これを**腎不全用の経腸栄養剤だけで投与すると低カリウム血症，通常の経腸栄養剤で投与すると高カリウム血症になり得ます**．よって，両者を組み合わせて使います．②が正解です．そして，透析患者さんでも電解質はしっかりフォローする必要があります（P，Mg含む）．

●ここがポイント

透析患者さんに低タンパク質の栄養剤は不要！

●症例問題2の栄養剤の処方例（経腸栄養）

タンパク質58 g，エネルギー1,550 kcalの処方

　リーナレン®MP（400 kcal/250 mL，タンパク質3.5 g/100 kcal）2本
　＋ハイネ®ゼリー（300 kcal/300 g，タンパク質5.0g/100 kcal）2本
　＋CUPアガロリー（150 kcal/83 g，タンパク質0 g）1本
　※CUPアガロリーをリーナレン®LPで代用することは可能．

症例問題 3. 侵襲期（AKI）の栄養療法

症例

80歳男性．身長153 cm，体重47 kg．既往歴は心房細動・慢性腎不全（普段のCr 1.3 mg/dL前後）．普段のADLは車いす移動で，食事は自力経口摂取．2日前から何となくぼんやりしており，坐位保持困難，食事摂取量も十分でなくなったため救急来院．来院時JCS（Japan Coma Scale）1，体温37.2℃，血圧55/41 mmHg，脈拍90/分，SpO$_2$ 89 %，呼吸数30/分であり，結石性腎盂腎炎による敗血症性ショックと診断された．尿管ステント留置・抗菌薬投与・十分な補液により翌日ショックからは離脱できたが，尿量400 mL/日と少ない．臨床的に血管内ボリュームは十分である．

血液検査		血液ガス	
WBC	26,900/μL	pH	7.352
Hb	10.3 g/dL	PaCO$_2$	28.2 Torr
Plt	5.7万/μL	PaO$_2$	56.4 Torr
Na	134 mEq/L	HCO$_3$	15.2 mmoL/L
K	5.6 mEq/L	SBE	－9.2 mmoL/L
Cl	99 mEq/L	Lac	49mg/dL
BUN	78.9 mg/dL	尿検査	
Cr	5.93 mg/dL	比重1.012，蛋白（2＋），	
CRP	19.16 mg/dL	潜血（3＋），白血球（2＋）	

栄養療法はどうするか？

①利尿薬を使用し，BUNが上昇しないよう，最低限のタンパク質・エネルギーのみ投与する

②CRRTを施行し，急性期に適した経腸栄養剤の経管投与を10 mL/時から開始する

③CRRTを施行し，輸液にてアミノ酸80 g/日，ブドウ糖100 g/日を投与する

■ 栄養療法のプランの考え方

CKD患者がショックのために乏尿に陥った症例です．CKD患者でも基本的に急性期の初期対応は健常者と大きく変わりませんが，AKIのリスクは高くなります．まさにAKIの状況でどういう栄養療法を行うかという問題ですが，ショックから離脱したとはいえ，まだまだ炎症が活発な状態です．ここでは異化が亢進している分，しっかりとタンパク質を補うことが必要です．**十分な栄養を入れるためにも，まずは確実な尿毒物質除去・体液管理ができるCRRTを行うことが賢明です**．

投与ルートとして早期経腸栄養は大事ですが，少量からの開始が原則ですので，タンパク質を十分に補給できません．早期にタンパク質1.7 g/kg IBW/日を達成するためには静脈栄養が必須です．この場合，**必須アミノ酸が不足したCKDとは違い，すべてのアミノ酸を補う必要があるので，侵襲期用アミノ酸製剤（アミゼット®B，アミパレン®など）を使います**（表2）．そして，エネルギーは少量から投与します．よって，正解は③です．もちろん，**最初から早期経腸栄養を併用することは可能で，投与量の増加に従って静脈栄養は減量します**．

CRRTでは水溶性ビタミンも抜けますので，**適宜ビタミンB_1，Cを追加します**．また，**必ずK，P，Mgが下がります**ので，電解質のフォローも忘れずに．

●ここがポイント

AKIでは確実なタンパク質投与を！

●症例問題3の栄養剤の処方例（静脈栄養）

アミノ酸80 g，エネルギー720 kcalの処方

50％ブドウ糖液200 mL，侵襲期用アミノ酸製剤（アミゼット®）800 mL，総合ビタミン剤（マルタミン®），微量元素製剤（ミネラリン®）

〔＋ビタミンB_1（アリナミン®F 50注），アスコルビン酸注射液100 mg〕

おわりに

保存期と透析期，さらに侵襲期でタンパク質投与量がこんなにも変わる理由，おわかりいただけましたでしょうか．実際の臨床では水分量との兼ね合いやCRRTに踏み切るタイミングなど悩むこともあると思いますが，原則を知っていれば適切な方向への転換は可能です．ここで身につけた知識をぜひ臨床に生かしてください．

Column

人はなぜ食べるのか？

　衣食住という言葉があるように，人間の生活に「食」は欠かせません．しかし，なぜ食べるのかを考えたことはありますか？医者という仕事をしていると，「食」＝「栄養」と考えてしまいがちですが，自分の生活を振り返ったとき，ある結論に辿りつきました．人は美味しく食べたいから食べているのです．食べることを楽しみにしているのです．

　仕事柄，患者さんに栄養指導をする機会が多いですが，ただ「食べ過ぎです」「塩分摂り過ぎです」と言うだけでは上手くいかない理由はここにあると思います．結局，美味しく食べられない栄養指導はストレスにしかならないのです．過去の研究で，「こういう栄養摂取をすれば予後がよくなる」ということはわかってきています．しかしそれは達成できれば，の話です．美味しく食べられなければ長続きしないのです．もちろん，何でも好きなだけ食べてもいいという訳にはいかないし，食べない方がよい食物の知識を提供することは重要です．それでも食べたければ回数を減らすよう自分でコントロールできるようにしてあげるのが，栄養療法における成功と言えるのではないでしょうか．

　健康ブームで巷にはさまざまな健康食品，民間療法が溢れています．恐らくそれなりに効果が実証されているものもあるでしょうし，それが自分に合っているなら大いに結構ですが，ときとしてそれはストレスになります．自分にとって心身ともに健康でいられるような「食」との付き合い方を忘れないようにしたいものです．

引用文献

1) 土師誠二：窒素バランス．「臨床栄養別冊　JCNセレクト2　ワンステップアップ栄養アセスメント　基礎編」（雨海照祥／編），pp68-71，医歯薬出版，2010
　　↑窒素出納について
2) CKDと栄養．「エビデンスに基づくCKD診療ガイドライン2013」（日本腎臓学会／編），pp25-40，東京医学社，2013
　　↑保存期腎不全のタンパク質量に関する記載
3) 「慢性腎臓病に対する食事療法基準 2014年版」（日本腎臓学会／編），東京医学社，2014
　　↑CKDステージによる食事療法基準
4) Kopple JD, et al：Effect of energy intake on nitrogen metabolism in nondialyzed patients with chronic renal failure. Kidney Int, 29：734-742, 1986
　　↑窒素出納と投与エネルギーの関連
5) Ikizler TA, et al：Amino acid and albumin losses during hemodialysis. Kidney Int, 46：830-837, 1994
　　↑血液透析によるアミノ酸損失
6) 日本透析医学会：腹膜透析ガイドライン 第三章 栄養管理．日本透析医学会雑誌，42：295-298，2009
　　↑腹膜透析によるアミノ酸損失，適正タンパク質量
7) Cano NJM, et al：ESPEN Guidelines on Parenteral Nutrition：adult renal failure. Clin Nutr, 28：401-414, 2009
8) Cano N, et al：ESPEN Guidelines on Enteral Nutrition：Adult renal failure. Clin Nutr, 25：295-310, 2006
9) Fiaccadori E, et al：Specialized nutritional support interventions in critically ill patients on renal replacement therapy. Curr Opin Clin Nutr Metab Care, 16：217-224, 2013
　　↑CRRT中のタンパク質・エネルギー投与について
10) Wiesen P, et al：Nutrition disorders during acute renal failure and renal replacement therapy. JPEN J Parenter Enteral Nutr, 35：217-222, 2011
　　↑CRRT中のタンパク質・ビタミン投与について
11) Krishnan JA, et al：Caloric intake in medical ICU patients：consistency of care with guidelines and relationship to clinical outcomes. Chest, 124：297-305, 2003
　　↑超急性期のエネルギーは抑えた方が予後がよい

12) 瀬川裕佳, 他：静脈穿刺からカテーテル先端位置確認までエコーを利用したベッドサイドPICC挿入法の成績. 日本静脈経腸栄養学会雑誌, 30：804-809, 2015
↑ベッドサイドでのPICC挿入方法

参考文献・もっと学びたい人のために

1) 「日本静脈経腸栄養学会 静脈経腸栄養ハンドブック」(日本静脈経腸栄養学会/編), 南江堂, 2011
↑全分野を網羅的に解説. 窒素出納についても記載あり
2) 栄養療法. Intensivist, 3, 2011
↑侵襲期の栄養療法について広く学べる1冊
3) 「臨床に直結する 腎疾患治療のエビデンス 第2版」(小林正貴, 他/編), 文光堂, 2012
↑保存期腎不全の低タンパク療法. AKIの栄養療法についても記載あり

プロフィール

瀬川裕佳（Hiroyoshi Segawa）
近江八幡市立総合医療センター腎臓内科・NST
2006年 京都府立医科大学卒業後, 京都市立病院研修医／腎臓内科専攻医. 2010年〜近江八幡市立総合医療センター腎臓内科.
京都生まれの京都育ちで, 和食が好きです. 研修医の頃から栄養が好きでNSTに入り, 輸液・電解質を勉強しているうちに腎臓内科に惹かれました. 食を通じて腎不全患者さんのQOLを上げる仕事をするのが目標です.

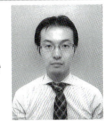

3. COPDの栄養療法

栗原美香, 長尾大志, 佐々木雅也

Point

- COPD患者の体重減少は呼吸機能障害とは独立した予後因子である
- 体重減少のCOPD患者ではより積極的な栄養介入が必要！
- 呼吸リハビリテーションを行う場合にも栄養管理が重要
- 用量を抑えながら，エネルギーを投与する場合，脂肪は効果的な栄養源

COPDの基本知識・栄養療法の考え方

1. COPDの基本知識

　慢性閉塞性肺疾患（chronic obstructive pulmonary disease：COPD）は，長年の喫煙等により気道や肺に異常な炎症がもたらされる疾患です．その結果として，末梢気道に線維化性狭窄病変や肺気腫が形成され，これらの病態が複合的に作用することにより気流閉塞が生じます．

　COPD患者では栄養障害を認めることが多く，特にⅢ期（高度の気流閉塞），Ⅳ期（きわめて高度の気流閉塞）の気腫型COPDでは高度なことが多くあります[1]．本邦では約70％のCOPD患者に理想体重の90％以下の低体重が認められることが確認されています[2]．体重減少は呼吸筋を含む骨格筋の減少をきたし，ADLおよび呼吸状態を悪化させます[3]．また，体重減少は肺機能とは独立したCOPDの予後因子であり[4]，BMI別の生存率ではBMI20未満の低体重が最も生存率が低くなります（図1）[5]．COPD患者の体重減少の原因として全身炎症の存在，内分泌ホルモンの変化[6]による安静時代謝の亢進[7]，食事摂取量の減少[8]などがあげられます．

●ここがポイント
COPD患者の治療・管理を考えるうえで，体重減少への介入は重要な問題であることを理解しておく必要があります．

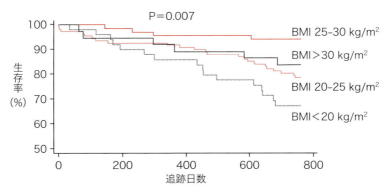

図1 COPD患者のBMI別生存率
文献5より引用

表1 COPD患者での栄養評価項目

＜必須の評価項目＞
体重（％IBW, BMI），食習慣，食事摂取時の臨床症状の有無
＜行うことが望ましい項目＞
食事調査（栄養摂取量），安静時エネルギー消費量（REE） ％上腕囲（％AC），％上腕三頭筋部皮下脂肪厚（％TSF） ％上腕筋囲（％AMC：AMC＝AC-π×TSF），血清アルブミン
＜可能であれば行う項目＞
体組成分分析（除脂肪体重，脂肪量など），RTP測定 血清アミノ酸分析（BCAA/AAA），握力，呼吸筋力 免疫能

文献6より

2. COPDの栄養療法

1 COPD患者の栄養評価

　COPDにおける栄養評価の要点を表1に示します[6]．体重の評価は栄養療法の適応を決める指標となります[9]．COPDでは早期からの栄養介入が重要であり，％理想体重（ideal body weight：IBW）90％[※1]未満〔BMI（body mass index）で19.8≒20未満〕の症例では脂肪量の減少が主体であり，栄養療法の適応となります．また，％IBW80％未満（BMIで17.6≒18未満）の症例は筋肉量などの除脂肪体重も減少し，栄養療法の絶対的な適応です．一方，血清アルブミン値は栄養評価の指標としてしばしば活用されますが，COPD患者においては緩徐に栄養障害をきたすマラスムス型（タンパク質・エネルギー欠乏で起こる栄養障害）であり，血清アルブミン値は低値を示さないことが多いことも理解しておいてください．血液検査で評価する場合は，鋭敏な指標である半減期の短いRTP〔rapid turnover protein（トランスサイレチンやトランスフェリン）〕を用いる方がよいでしょう[10]（1章2参照）．他にも栄養評価項目として安静時エネルギー消費量（resting energy expenditure：REE）の測定に用いる間接熱量計は，高価な器機ですが，エネル

ギー必要量の至適投与量が把握できるため積極的に測定することを推奨します．ただし，経鼻的酸素吸入を使用する場合には測定できないため，症例は限定されます．人工呼吸器装着時には，人工呼吸器用の間接熱量計による測定が可能です．

※1 ％IBWとは，理想体重あたりの現体重の割合（％）：現体重÷理想体重×100

2 COPD患者の栄養療法の考え方

実際の栄養管理において，COPD患者のエネルギー必要量の設定は，基礎代謝量（実測REE，もしくは計算値によるもの）の1.5～1.7倍（活動係数＋ストレス係数）が必要です．総エネルギー消費量は，基礎代謝量と活動量，食後代謝です．**基礎代謝量**[11]**も食後代謝**[12]**もCOPD患者では代謝亢進が認められており，高エネルギー，高タンパク食が基本です**．タンパク源としては分岐鎖アミノ酸（branched chain amino acids：BCAA）が勧められています．BCAAの含有量が多い食品は，魚類や赤身の肉類，納豆，卵やチーズなどです．P，K，Ca，Mgは，呼吸筋の機能維持に必要です．また，肺性心を合併する場合は塩分を7～8g以下に制限し，利尿薬使用時にはKを補給します[6]．必要量に合わせた食品の具体的な数量や食べ方の工夫は，栄養士による栄養指導を行い，説明します．

3 COPD患者に適した栄養素

それではどのような栄養素からエネルギー補給をするのがよいのでしょうか？ 呼吸商（respiratory quotient：RQ）※2 が1.0と高い糖質の摂取は二酸化炭素の産生を増加させるため，呼吸器系の負担となります．COPD患者の場合にはRQが0.7の脂質優位な摂取がよいのではないかとされていましたが，消化遅延による腹部膨満感などの問題もあります．安定期のCOPD患者の場合，エネルギー補給のために糖質中心の食品を摂っても二酸化炭素産生に影響しないとの報告もあります[13]．経口摂取不良の場合に，経口補助栄養（oral nutritional supplements：ONS）を用いた栄養療法の有用性がメタ解析で報告されています[14]．少量頻回食が食後の腹満感を緩和するため，間食としてONSを用いることが簡便でもあります．一方，**高炭酸ガス血症を伴う換気不全の状態では，高脂質含有経腸栄養剤が有用です**[9]．

※2 呼吸商とは生体内で消費した酸素（O_2）量に対する二酸化炭素（CO_2）産生量の割合をいう．
（3大栄養素は糖，タンパク質，脂質であり，炭素原子，酸素原子，水素原子などの構成が異なるため，どの栄養素が分解されているかによって消費されるO_2と産生されるCO_2の割合も異なります）

4 併存疾患での注意点

COPD患者では多くの全身併存疾患をもっています．糖尿病などがある場合には投薬やインスリン内容によっては分割食を行うことで血糖コントロールが悪化し，かえって栄養状態が悪化する場合があります．分割食を前提に投薬内容の調整を行うなどの検討が必要です．

呼吸状態の悪化などのため急性増悪時には，十分な栄養を口から補給することは困難なことが多いです．食事での栄養摂取ができない場合には経腸栄養，静脈栄養の適応となります．

重症のCOPD患者では肺高血圧を合併していることも多く，過剰な輸液により肺水腫や右心不全になりやすいので，輸液のボリュームにも考慮が必要です．

症例問題

症例問題 1. 安定期のCOPD患者の栄養管理

症例

63歳男性，身長169.4 cm，体重44.6 kg，IBW 63.1 kg，％IBW 70.7％，BMI 15.5 kg/m²

【病歴】労作時の呼吸苦を認め，開業医にてCOPDと診断されました．元来痩せ型体型で，55歳まで50 kg程度でしたが，徐々に体重減少を認め，最近では体重減少を気にしていましたが，夕食がぬけることもありました．呼吸状態の悪化がみられ，開業医より在宅酸素療法（home oxygen therapy：HOT）導入も視野に入れ紹介となりました．

本人は仕事（デスクワーク）を続けており，HOT導入を拒否しています．呼吸リハビリ教育入院目的で入院となりました．

【喫煙歴】たばこ：20～40本×18～58歳（40年間）

【肺機能検査】FVC 67.1 ％，FEV₁ 25.6 ％，FEV₁/FVC 38.2 ％，COPD重症度Ⅲ期

【生化学検査】Ht 43.6％，Hb 14.6 g/dL，RBC 4.12×10⁶/μL，WBC 4.6×10³/μL，PLTS 201×10³/μL，リンパ球数 696/μL，TP 7.3 g/dL，Alb 4.6 g/dL，AST 17 U/L，ALT 9 U/L，LDH 182 U/L，ALP 284 U/L，γ-GTP 29 U/L，CHE 308 U/L，LAP 62 U/L，T-BIL 1.09 mg/L，D-BIL 0.28 mg/dL，Na 142 mEq/L，Cl 101 mEq/L，K 5.0 mEq/L，BUN 17.7 mg/L，Cre 0.79 mg/dL，eGFR 76.5，CRP 0.12 mg/dL，Glu 101 mg/dL，HbA1c 5.1 ％

【処方】スピリーバ® 2.5 μgレスピマット®（チオトロピウム臭化物水和物） 1日1回 1回2吸入

オンブレス®吸入用カプセル150 μg（インダカテロールマレイン酸塩） 1日1回 1回1吸入

フルタイド® 200ディスカス®（フルチカゾンプロピオン酸エステル） 1日2回 1回1吸入

ユニフィル®LA錠200 mg（テオフィリン）1日1回 1回1錠 夕食後

この症例にどのような栄養療法を開始しますか？

1 栄養評価

％IBWは，70.7％とCOPD患者としてきわめて栄養状態は悪く，栄養的な介入は必須です．Alb値は4.6 g/dLと正常値でした．症例は55歳以降に徐々に体重低下があり，疾患の悪化に伴い代謝の亢進と食欲不振が重なり，長期的なエネルギー低栄養状態に陥った可能性があり，典型的なマラスムス型といえます．教育入院でもあるため，エネルギーの適正量を提供し，患者自身に必要量を理解してもらいます．

表2 経腸栄養剤例

製品名 (社名)	プルモケア®-Ex 1缶＝240 mL 1.5 kcal/mL （アボット）	ライフロン®-QL 1包＝125 mL （三和化学研究所）	メイバランス®min 1包＝125 mL 1.6 kcal/mL （明治）	エンシュア®・H 1缶＝250 mL 1.5 kcal/mL （アボット）
写真				DPCの場合は，入院中の処方は医薬品のため，持ち出しとなるので外来処方がお勧めです．
1包あたり（kcal）	360	200	200	375
タンパク質（g/P）	15	8	7.5	13.2
脂質（g/P）	22.1	9.8	7.5	13.2
浸透圧（mOsm/L）	384	470	570	543
PFC比	17：55：28	16：44：40	15：34：51	32：14：54
NPC/N比	128	131	145	157
食物繊維（g）	0	1	2.5	0

DPC：包括的医療費支払い制度

2 エネルギー必要量の算出

Harris-Benedictの式による基礎代謝量（BEE）1,102 kcal×1.6（活動係数＋ストレス係数）＝1,763 kcal

エネルギー必要量：1,760 kcal/日

タンパク質必要量については，ガイドラインに高タンパク質とありますが詳細は示されていません[6, 9]．通常の1日のタンパク質必要量とは1.0〜1.2 g/IBWであり，高タンパク質では1.2〜1.5 g/IBWとなります．

タンパク質必要量：1.2 g/kg/日×63.1 kg＝75.7 g/日

病院食の選択では，肝臓食や潰瘍食向けに高タンパク食というものが設定されていますが，食欲不振のCOPD患者にとっては3食のみでエネルギー必要量を摂取することは困難であり，通常食に間食としてタンパク性食品（チーズや牛乳，プロテインバーなど）や経腸栄養剤を追加して分割食に調整するとよいです．

栄養剤の選び方ですが，高脂質タイプのプルモケア®-Ex（アボット社）やライフロン®-QL（三和化学研究所）を選択してもよいですが，患者の好みもあり，**著しい換気不全がなければ，高脂質含有の経腸栄養剤にこだわる必要はありません．1.5 kcal/mLの少量高濃度タイプで飲みやすいものを選ぶのも有用です**（表2）．入院中は，朝食から昼食の時間が短く，午後や眠前に間食を加えるのもよいでしょう．

例1）1,350 kcalの普通食＋15時と眠前用に経腸栄養剤 各1本200 kcal

例2）1,350 kcalの普通食＋15時に牛乳＋チーズ（200 kcal），眠前用に経腸栄養剤200 kcal

3 栄養療法の評価

教育入院などで積極的に呼吸リハビリなどを開始する場合に，十分なエネルギー摂取ができていないにもかかわらず，リハビリを継続することでさらに栄養状態が悪化することも理解する必要があります．

また，体重，RTPを確認し，低下している場合には栄養投与の再検討を行い，栄養士に食事調整を依頼します．

症例問題2. 急性増悪時のCOPD患者の栄養管理

症例

83歳男性，身長161.2 cm，体重39.6 kg，IBW 57.2 kg，％IBW 69.2％，BMI 15.2 kg/m^2

【既往歴】
・小脳出血：80歳．当院脳神経外科で入院加療
・COPD：一時期HOT導入されたが，現在はHOT中止

　　3年前に小脳出血で当院入院加療され，その後，診療所で月1回フォローされていましたが，徐々にADL・記銘力低下が進行してきました．最近は，食事としてお粥やリンゴのすり下ろし，プリンなどを自己摂取していましたが，水分摂取時にムセを認めるようになってきました．

　　その他の身の回りのことは介助が必要な状態であり，入院5日前まではデイサービスへ週4回通っていました．2日前より食事摂取不能となりました．

　　胸痛・喉頭痛の訴えあり，痰も増加していたため，当院呼吸器内科を受診されました．SpO$_2$ 81％と低下しており，CXR（胸部X線），胸部CTで誤嚥性肺炎およびCOPD急性増悪が疑われ，即日入院となりました．

【生活歴】たばこ：25本×20～70歳（50年間）
　　　　　職業：バッテリーの作成，土木関係の仕事

【胸部X線所見】心拡大あり，中下肺野の浸潤影あり

【処方】入院時よりユナシン®-Sキット静注用1.5 g（スルバクタムナトリウム・アンピシリンナトリウム）1日4回　1回1.5 g投与
　　　　水溶性プレドニン（プレドニゾロンコハク酸エステルナトリウム）1日1回　20 mg投与

【生化学検査】HT 44.7％，HB 15.3 g/dL，RBC 4.59×10^6/μL，WBC 8.5×10^3/μL，PLTS 164×10^3/μL，リンパ球数 995/μL，TP 6.8 g/dL，ALB 3.2 g/dL，AST 15 U/L，ALT 6 U/L，LDH 152 U/L，LDH 152 U/L ALP 204 U/L，γ-GTP 12 U/L，Che 169 U/L，Na 140 mEq/L，Cl 102 mEq/L，K 3.6 mEq/L，BUN 16.9 mg/dL，Cre 0.71 mg/dL，eGFR 79.4，CRP 6.20 mg/dL

 この症例にどのような栄養療法を開始しますか？

表3 refeeding症候群予防の栄養プラン

	高度栄養障害		超高度栄養障害
	下記1点でも該当する場合 ・BMI 16 kg/m² 未満 ・3〜6カ月以内に15％を超える体重減少 ・10日を超える少量，もしくはほとんど経口摂取していない ・栄養投与前より低カリウム，低リン，低マグネシウム血症があるもの	下記2点該当する場合 ・BMI 18.5 kg/m² 未満 ・3〜6カ月以内に10％を超える ・5日を超える少量，もしくはほとんど経口摂取していない ・既往にアルコール多飲，インスリン，化学療法，制酸剤，利尿薬使用	・BMI 14 kg/m² 未満 ・15日以上経口摂取不能
栄養投与開始	10 kcal/kg/日		5 kcal/kg/日
注意事項	徐々に増加→充足までに4〜7日かける		バイタル，心電図のモニターを頻回に行う 生化学検査：血清K，Mg，P

文献15より作成

1 輸液の選択

　水分によるムセもあり，誤嚥性肺炎の疑いもあるため，嚥下評価を行うまでは絶食とします．輸液については，入院前の低栄養状態を考慮し，refeeding症候群に注意しながら，開始をします．本症例の場合，BMIが15.2 kg/m²と低値のため，refeeding症候群予防のNICEガイドラインによると高度栄養障害となります．10 kcal/kg/日（396 kcal≒400 kcal）から徐々に開始し，4〜7日かけてエネルギー投与量の増加をはかります（表3）．

　ブドウ糖の急激な投与によってrefeeding症候群は惹起されるので，アミノ酸・ビタミンB_1加総合電解質液（ビーフリード®）を投与し，データをフォローしながら電解質を追加投与します．

　脂肪乳剤の投与は，COPDの場合には糖質よりも二酸化炭素産生を抑制することができます．また，急性増悪時には右心負荷が増強されるため，右心不全を合併することがあり，水分負荷は避けなければなりません．このような，輸液の用量を抑えながら，エネルギーを投与するときにも脂肪乳剤は有利です．1 gあたり9 kcalと糖質やタンパク質に比べてエネルギー効率がよく，糖質の過剰投与による過血糖を抑制できる意味でも価値は高いといえます．一方，本邦における脂肪乳剤は大豆油を原料としたn-6系脂肪酸が主成分です．n-6系脂肪酸は炎症反応を増悪し，重症患者に対しては病態が悪化する可能性が指摘されてきました[16〜18]．しかし，静脈経腸栄養ガイドラインでは投与速度が0.1 g/kg/時以下であれば（図2），免疫能，呼吸，循環器系に影響することなく[19, 20]，血清中性脂肪値が安定した状態で投与することが可能であるとされています[21]．脂肪投与の禁忌は，血栓症のある患者，重篤な肝障害のある患者，重篤な血液凝固障害のある患者，脂質異常症のある患者，ケトーシスを伴った糖尿病の患者であり，それ以外の症例に対しては，脂肪乳剤を投与することを強く推奨しています[9]．

2 エネルギー必要量

　Harris-Benedictの式による基礎代謝量（BEE）857 kcal×1.7（活動係数＋ストレス係数）≒1,460 kcal/日

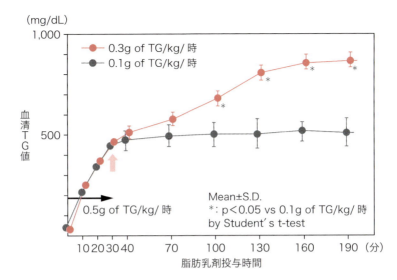

図2　脂肪乳剤投与速度による血清TG値の変化
健康成人男性3例に対し0.5 g/kg/時の投与速度で脂肪乳剤を30分間投与し，血中トリグリセライド値（TG）を500 mg/dLに設定．
その後投与速度を0.1あるいは0.3 g/kg/時に変更．
文献21より

　本来，Harris-Benedictの式に適応は70歳までとなっています．100年近く前の古いデータに基づいた式ですので，高齢者には適用できませんが，間接熱量測定を行う以外に正確な消費量を算出することはできないため，いったん算出したエネルギー量で投与しながらモニタリングし，投与量の増減を検討する必要があります．

　今後，経腸栄養の増量が可能となれば，輸液を減量していき，呼吸状態の改善とともに嚥下機能の変化を再評価しながら，経口摂取へと移行していきます．表4にここまでのプランをまとめました．本症例は，嚥下評価でゼリー食でも誤嚥が認められたことから絶食で嚥下リハビリがよいとの評価であり，経口摂取には時間を要するため，PEG（経皮内視鏡的胃瘻造設術）も考慮した症例でした．

おわりに

　COPDの治療法としては，禁煙，薬物療法，呼吸リハビリテーションなどが中心として行われます．2001年に出された日本呼吸管理学会（現日本呼吸ケア・リハビリテーション学会）/日本呼吸学会の呼吸リハビリテーションに関するステートメントでは，呼吸リハビリテーションは原則としてチーム医療とし，栄養療法も重要な位置づけとされています．栄養状態の悪い患者に対しては積極的に栄養介入が必要ですし，栄養の足りないリハビリテーションは新たな低栄養を生むと言っても過言ではありません．私たちの体は食べ物，栄養から成っていることを忘れないでください．

表4 症例2の栄養療法のプラン

	輸液メニュー	経腸栄養	備考
開始	ビーフリード®1,000 mL＋ソリタ®T1 500 mL：60 mL/時 453 kcal，P 29 g，F 0 g		refeeding症候群予防のために電解質モニタリング K値・P値下限であり半日後に再確認
2日目	ビーフリード®1,000 mL＋ソリタ®T1 500 mL：60 mL/時＋20％脂肪乳剤250 mL：20 mL/時 953 kcal，P 29 g，F 50 g		合計：953 kcal
4日目	ビーフリード®1,000 mL＋ソリタ®T1 500 mL：60 mL/時＋20％脂肪乳剤250 mL：20 mL/時 953 kcal，P 29 g，F 50 g	経口摂取困難であればネーザルハイフローが使用されているので経鼻胃管で10Frフィーディングチューブを使用して半消化態栄養剤アイソカルサポート®投与 10 mL/時 360 kcal，P 12 g，F 4.8 g	経口摂取可能か検討する．嚥下評価，もしくは呼吸状態により摂取可能か否かを判断する．嚥下困難であれば，経腸栄養も検討する 合計：1,313 kcal
6日目	ビーフリード®2,000 mL：60 mL/時＋20％脂肪乳剤100 mL：20 mL/時 804 kcal，P 14.5 g，F 20 g	経鼻胃管-半消化態栄養剤アイソカルサポート®投与 20 mL/時 720 kcal，P 27.4 g，F 33.1 g	合計：1,524 kcal

Column

マラソンしながら食事できますか？

同じように食べているのに太っている人，痩せている人がいるって不思議じゃありませんか？ 私が栄養代謝に興味をもったのもとても身近な疑問です．私の倍ほど食べても太らない主人，かなり節制しないと太ってしまう私．不公平ですよね．栄養指導していても「水を飲んでも太ります」という人をよく見かけます．でも，痩せの大食いはいても，少食の肥満っていないんですよね….

COPDの患者さんは特に空腹時の代謝も亢進していますので，よく例え話で，「普通に生活してもマラソンしているみたいなもの」といいます．マラソンしながら食事をするってどういう状態？ 重症のCOPD患者さんは食事のときフーフー言いながら食べています．人は食事をすると代謝が亢進します．それを食後代謝と言いますが健常者の食後代謝は1割程度ですが，COPDの人は健常人の2倍以上の代謝亢進が認められます[12]．マラソンしながらさらに代謝亢進してフーフー言っている人に十分な栄養を摂ってもらうのは簡単なことではありません．これもやっぱり栄養士だけが言っても患者さんは聞いてくれません．医師が必要性を説得して，どうしたらいいのかを栄養士が説明してやっと実行してもらえます．チーム医療って大事とつくづく感じます．

引用文献

1) Sahebjami H, et al：Anthropometric and pulmonary function test profiles of outpatients with stable chronic obstructive pulmonary disease. Am J Med, 94：469-474, 1993
2) 成田亘啓：第2回呼吸不全患者全国栄養実態調査—予後因子解析の試み．厚生省特定疾患呼吸不全調査研究班平成7年度報告書：100-105，1996．
3) Shoup R, et al：Body composition and health-related quality of life in patients with obstructive airways disease. Eur Respir J, 10：1576-1580, 1997
4) Wilson DO, et al：Body weight in chronic obstructive pulmonary disease. The National Institutes of Health Intermittent Positive-Pressure Breathing Trial. Am Rev Respir Dis, 139：1435-1438, 1989

5) Hallin R, et al：Nutritional status and long-term mortality in hospitalised patients with chronic obstructive pulmonary disease (COPD). Respir Med, 101：1954-1960, 2007
6) 「COPD（慢性閉塞性肺疾患）診断と治療のためのガイドライン 第4版」（日本呼吸器学会COPDガイドライン第4版作成委員会/編），メディカルレビュー社，2013
7) Schols AM, et al：Resting energy expenditure in patients with chronic obstructive pulmonary disease. Am J Clin Nutr, 54：983-987, 1991
8) Schols AM, et al：Energy balance in chronic obstructive pulmonary disease. Am Rev Respir Dis, 143：1248-1252, 1991
9) 「静脈経腸栄養ガイドライン 第3版」（日本静脈経腸栄養学会/編），pp274-281，照林社，2013
10) Thibault R, et al：[Assessment of nutritional status and body composition in patients with COPD：comparison of several methods]. Rev Mal Respir, 27：693-702, 2010
11) 吉川雅則, 木村 弘：呼吸器疾患における栄養管理の実際. 呼吸と循環，55：997-1005, 2007
12) 栗原美香, 他：COPD患者における食後代謝の検討. 静脈経腸栄養，25：1235-1241, 2010
13) ASPEN Board of Directors and the Clinical Guidelines Task Force：Guidelines for the use of parenteral and enteral nutrition in adult and pediatric patients. JPEN J Parenter Enteral Nutr, 26：1SA-138SA, 2002
14) Collins PF, et al：Nutritional support and functional capacity in chronic obstructive pulmonary disease：a systematic review and meta-analysis. Respirology, 18：616-629, 2013
15) NICE：Nutrition support for adults：oral nutrition support, enteral tube feeding and parenteral nutrition, NICE guidelines [CG32], 2006
　　http://www.nice.org.uk/guidance/cg32/
16) Clowes GH Jr, et al：Energy metabolism in sepsis：treatment based on different patterns in shock and high output stage. Ann Surg, 179：684-696, 1974
17) HOWARD JM：Studies of the absorption and metabolism of glucose following injury；the systemic response to injury. Ann Surg, 141：321-326, 1955
18) Long JM 3rd, et al：Effect of carbohydrate and fat intake on nitrogen excretion during total intravenous feeding. Ann Surg, 185：417-422, 1977
19) Wirtitsch M, et al：Effect of different lipid emulsions on the immunological function in humans：a systematic review with meta-analysis. Clin Nutr, 26：302-313, 2007
20) Pontes-Arruda A, et al：Bloodstream infections in patients receiving manufactured parenteral nutrition with vs without lipids：is the use of lipids really deleterious? JPEN J Parenter Enteral Nutr, 36：421-430, 2012
21) Iriyama K, et al：Capacity of high-density lipoprotein for donating apolipoproteins to fat particles in hypertriglyceridemia induced by fat infusion. Nutrition, 7：355-357, 1991

プロフィール

栗原美香（Mika Kurihara）
滋賀医科大学医学部附属病院栄養治療部　管理栄養士
好きな食べ物：カニと桃とドリアン　趣味は旅行
ちょっと患者さんの気持ちになれるかとNGチューブ入れてみました．
やっぱり気持ちいいものではありませんね（^^；）

長尾大志（Taishi Nagao）
滋賀医科大学呼吸器内科学講座

佐々木雅也（Masaya Sasaki）
滋賀医科大学医学部附属病院栄養治療部

4. 消化管切除術後の栄養療法

藤田文彦

Point

- 消化管が機能しているときは，できるだけ消化管を利用する
- 経腸栄養療法では下痢を伴うため，モニタリングしながら調整する
- 経口摂取不能な合併症の場合は経腸栄養が使用可能となるまで静脈栄養管理を行う

消化管切除術後の基本知識・栄養療法の考え方

はじめに

　私が外科医になった約20年前，消化管手術後に一定の絶食期間を設けるのが通常でした．これは消化管機能が術後一時的に麻痺性イレウスの状態になること，また，消化管の吻合部の安静を保ち，縫合不全を予防するというのが主な理由でした．最近では早期経口摂取の概念が一般的になっており，以前の常識とは全く異なる術後栄養療法が行われるようになりました．腹腔鏡手術など低侵襲手術の普及も経口摂取を早める一因となっています．ただし，術後の合併症など個々の病態には柔軟に対応していくことも必要になります．本稿ではその点を含め解説したいと思います．

1. 消化管切除術後の栄養管理

　術後の早期経口栄養摂取で問題となるのは手術後麻痺性イレウスです．消化管運動が回復し，術後排ガスが出るまで少なくとも2〜3日以上かかります．しかし，**小腸レベルで吸収される半消化態栄養剤，成分栄養剤などであれば早期から摂取可能です**．さらに，これが刺激となり消化管運動の回復を早める可能性が示されています[1]．また，消化管吻合部への影響が懸念されるところですが，結腸術後では術直後からの消化管使用に関する安全性は確保されています[2]．上部消化管と直腸術後の早期経口栄養摂取の安全性については，今後検討されると思いますが，胃癌手術では早期経口栄養摂取の有用性を示した結果が報告されています[1, 3]．嚥下障害など経口摂取が難しい場合は，経腸栄養（enteral nutrition：EN）を検討します．ただし，縫合不全や腸閉塞などの合併症を伴った場合は，早期の経口栄養法は不適で，中心静脈栄養（total parenteral nutrition：TPN）や末梢静脈栄養（peripheral parenteral nutrition：PPN）などによる経静脈栄養管理を行う必要があります．

2. 上部消化管手術における管理法

1 食道全摘術

　　食道癌術後の食事開始も早くする傾向がありますが，各施設により多少異なります．頸部領域のリンパ節郭清を行うことから，手術後に嚥下機能が低下している場合もあるため，手術後最初の経口摂取には十分配慮する必要があります．また早期のENを開始する目的で，手術の際にあらかじめ空腸瘻を造設することがあります．その場合，術後1日目より半消化態栄養剤（エンシュア・リキッド®など）や成分栄養剤（エレンタール®など）を開始し，縫合不全の有無の確認や嚥下評価を行いながら徐々に経口食へ移行します．水分はむせやすいため，とろみのついた流動食から開始することもあります．嚥下機能の低下がある場合は，ゼリーによる嚥下訓練を行うことも有効です．

2 胃切除術

　　術式には，胃全摘術，幽門側胃切除術，噴門側胃切除術などがあります．胃癌治療ガイドライン（第4版）[4]では，飲水は術後1日目以降，固形食は術後2〜4日目から開始することが推奨されています．また，食事開始後はダンピング症候群に注意が必要です．ダンピング症候群は食直後や2〜3時間たってから嘔気や脱力感，めまい，痙攣，下痢などの症状が出現します．ゆっくりと食べてもらうように指導し，炭水化物を減らしたり，先に消化・吸収の悪いものから摂取することで予防します．食後に30分程度横になることも有効です．鎮痙剤（ブスコパン®など）を内服する方法もありますが，投与する際は便秘や腸閉塞などに注意が必要です．胃全摘後の患者では，脂質およびタンパク質の吸収障害やビタミンB_{12}欠乏に起因する貧血にも注意が必要です．

3. 短腸症候群における管理法

1 定義

　　短腸症候群（short bowel syndrome：SBS）とは，小腸が3分の2以上切除され，小腸の実行吸収面積の減少により消化吸収障害を生じた状態です．外科的な小腸広範囲切除（**残存小腸の長さが成人で150 cm以下，小児では75 cm以下**）によりSBSとなり，その原因疾患として上腸間膜動脈閉塞症や絞扼性イレウスなどの虚血性疾患やCrohn病などの炎症性腸疾患などがあげられます．また，小腸と大腸のバイパス手術により，SBSと類似した病態となることがあります．

2 臨床経過と管理法

　　手術後の腸管麻痺の改善とともに水様性の下痢を伴うことがあります．その期間は静脈栄養管理を行い，下痢症状がある程度改善したタイミングで経口栄養を開始します．成分栄養剤（エレンタール®）は上部消化管で吸収されるため，経口摂取開始時に使用されることがありますが，高浸透圧となるため便としての排液量が増加することがあります．その場合，中鎖脂肪酸等の比

表1　小腸広範囲切除後の臨床経過分類

病期	臨床経過分類		期間	病態
I期	術直後期 (immediate post-operative period)	a. 腸麻痺期 (paralytic ileus)	術直後2～7日間	腸管の麻痺
		b. 腸蠕動亢進期 (intestinal hurry)	術後3～4週間	頻回（10～20回/日）の下痢，水・電解質不均衡 低タンパク血症，易感染性
II期	回復適応期（recovery and adaptation period）		術後数～12カ月	代償機能の働き始める時期 下痢の減少（2～3回/日） 消化吸収障害による低栄養
III期	安定期（stabilized period）		II期以降数年	残存小腸の能力に応じた代償レベル

文献6より引用

表2　小腸広範囲切除後の栄養管理

残存小腸 (cm)	病期		
	I期	II期	III期
0	TPN	TPN（在宅TPN）	在宅TPN
～30		ED（在宅ED）	在宅ED
30～70		LRD（在宅LRD）	在宅LRD
70～		普通食	普通食

TPN：total parenteral nutrition（中心静脈栄養），ED：elemental diet（成分栄養剤），LRD：low residue diet（低残渣食）
文献7より作成

較的吸収されやすい食事を検討しましょう．

SBS術後の臨床経過は3つの時期に分類することができ，それぞれの時期に応じた栄養管理が必要となります（表1，2）[5]．水分や電解質（Na，K，Clなど）の喪失だけでなく，**亜鉛などの微量元素や脂溶性ビタミンの吸収障害にも注意が必要です**．また，回腸末端が切除されている場合は，ビタミンB_{12}や胆汁酸の吸収障害を生じていることがあります．胃酸分泌抑制剤（H_2ブロッカー，プロトンポンプ阻害薬）の投与は消化液の喪失を少なくする効果があり，また，下痢に対する止痢薬（ロペミン®）の投与も有効です[5]．必要エネルギー量が経口あるいは経腸栄養剤投与で不十分な場合は，静脈栄養を施行します．

3 大腸全摘術

家族性大腸腺腫症や潰瘍性大腸炎に対して行う術式です．体内で一時的に腸管を吻合することが適切でない場合，一時的に回腸でストーマが造設されることがあります．この場合，大腸による水分吸収ができず，回腸ストーマから水様性下痢が続くこともあり，排出した水分量や尿量などをモニタリングしながら脱水に注意します．脱水の予防として低張水分補給ゼリーや経口補水液（OS-1®）にて水分を補給します．経口摂取された栄養素がどの程度吸収利用されたかを判断するためにプレアルブミンを測定することは有用です．

表3 縫合不全に影響する主な因子

病態による因子	手術による因子
・低栄養状態 ・低酸素血症 ・糖尿病 ・透析患者 ・放射線治療後 ・薬物（ステロイド，抗がん剤など） ・その他の術後合併症	・吻合部の血流障害，張力，感染 ・吻合部位（直腸など） ・吻合手技の不備

患者側の因子，手術側の因子が考えられる
文献8より作成

4. 術後合併症に対する管理法

1 癒着性イレウス

　主に手術による癒着のために腸管の通過障害を生じた状態で，イレウスのうち最も頻度の高い病態です．排ガス，排便が消失し嘔吐をくり返します．保存的治療としては，イレウスチューブを小腸に留置しドレナージを行いますが，排液量が1日2,000 mL以上に及ぶこともあります．癒着性イレウスでは絶飲食のうえ静脈栄養管理（栄養不良の状態でなければ2週間までならばPPN，それ以上の場合はTPNを検討）とします．消化液の大量喪失により脱水を生じやすいため，輸液の補充を行うとともに，血清中の電解質異常などをモニタリングします．腸管蠕動改善目的に大建中湯を1回5 gで1日3回投与することがあります．イレウスチューブから投与する場合には，注入後30分程度クランプしてから開放します．**イレウスチューブからの排液が減少（1日300 mL以下）すれば，チューブを抜去し経口摂取開始を検討します．その後は易消化性の食事を摂るよう食事指導も行います．**

2 消化管吻合後の縫合不全

　患者の病態や手術による要素などで生じる縫合不全の合併症です（表3）．特に消化器手術後の縫合不全では，敗血症を合併することがあるため，迅速な対応が必要となります．基本的には，絶食とドレナージを行い，栄養療法をすみやかに開始する必要があります．縫合不全部より肛門側への経腸栄養投与ルートがあれば，経腸栄養を開始しますが，不可能であれば原則としてTPNにて管理します．小腸や大腸の縫合不全で，TPNによる栄養管理では改善が困難と判断された場合は，縫合不全部より口側で人工肛門や腸瘻を造設し，経口摂取による管理を検討します[9]．

症例問題

症例問題 1. 食道癌術後の栄養療法

> **症例**
> 75歳男性．
> **【術前診断】**食道癌．
> **【現病歴】**数カ月前より胸焼け症状が出現し，内視鏡検査にて食道癌の診断となった．経口摂取は可能である．
> **【主観的栄養評価】**身長161 cm，体重44.2 kg，理想体重（IBW）57.0 kg，％IBW 77.5％，BMI 17.1 kg/m²．
> **【客観的栄養評価】**アルブミン 4.4 g/dL，AST 34 IU/L，ALT 24 IU/L，γ-GTP 28 IU/L，T-BIL 1.2 mg/dL，WBC 4,600/μL，Hb 12.3 g/dL，BUN 14 mg/dL，Cr 0.82 mg/dL．
> **【術前食事摂取状況】**インパクト®と食事を併用．
> **【手術術式】**胸腔鏡補助下食道全摘術，胃管再建（胸骨後経路再建），3領域リンパ節郭清，経腸栄養チューブ留置．
> **【術後経過】**術後1日目より経腸栄養開始（メディエフ® 70 mL/時），術後5日目より経静脈栄養を減量し経口摂取を開始したところ，38.5℃の発熱があり縫合不全の診断となった．経口摂取を中止し，経腸栄養を再開（70 mL/時）したところ下痢症状が認められた．

 縫合不全，下痢対策としてどのように栄養管理をすべきでしょうか？

1 食道癌の栄養管理法

　進行した食道癌は通過障害をきたすと経口摂取が困難となるため，術前から低栄養状態に陥ります．また，術前に化学療法あるいは化学放射線療法を施行することもありますので，術前から計画的な栄養管理を行います．経口摂取が難しい場合でも可能な限りENを利用すれば，腸管粘膜萎縮やbacterial translocationなども予防できます（図1A）．経口摂取もENも難しい場合はTPNによる栄養管理を行います．また，術前の免疫強化の目的から，免疫増強経腸栄養剤（immune-enhancing enteral diet：IED，**3章7**参照）の内服が行われることもあります[3]．食道癌の手術では，術中に経腸栄養用のチューブが留置されることが多く，術後は早期から経腸栄養を開始することができます（図1B）．

2 栄養療法の開始

　本症例では，理想体重でHarris-Benedictの式を用いて計算すると基礎エネルギーが1,147 kcal/日となりますので，活動係数を1.1，ストレス係数を1.3とすると必要エネルギー量は1,600〜1,700 kcal/日程度となります．また，必要タンパク量は1.2〜1.5 g/kg/日で計算すると65〜85

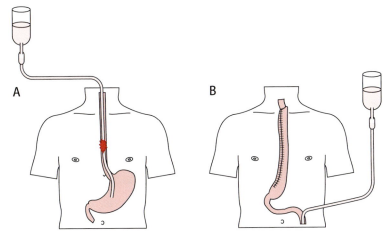

図1 食道癌の経腸栄養
A）術前．食道癌により通過障害がある場合は，可能であれば術前より経鼻チューブを挿入し，経腸栄養による栄養管理を行う
B）術後．手術の際に経腸栄養チューブを挿入した場合は，術後早期から経腸栄養管理が可能となる

g/日と設定することができます．

　経口摂取を開始するときは，嚥下機能の低下から生じる誤嚥性肺炎に注意します．ゼリーなどで嚥下訓練などを行ってから食事を開始するのも1つの方法でしょう．下痢などの理由によりENで十分な栄養を投与できない場合は，静脈栄養を併用します．

❸ 栄養療法の変更（図2）

1）縫合不全
　本症例では術後に縫合不全を生じています．縫合不全と診断されたら直ちに絶食として，ドレナージを行いながらすみやかに経腸栄養療法を開始します．可能であればENだけで栄養管理を行うべきですが，最初は経静脈栄養を併用しながら徐々に増やすようにします．通常はPPNで十分ですが，カロリーが不足する場合はTPNを併用します．

2）下痢
　空腸瘻から栄養剤を投与する際にしばしば経験します．**まずは経腸栄養剤の投与スピードを減速してみるのがよいでしょう**．本症例では，70 mL/時で投与開始されていますので，50 mL/時くらいまで減速し，それでも改善しない場合は40 mL/時まで減速します．**減速することで投与エネルギーが低下しますので，その分はPPNやTPNなどを併用しながら補います**．低アルブミン血症では下痢になりやすいので，**適宜アルブミン製剤を投与します**．

3）乳糜漏
　経口摂取開始後に認められることがあります．脂質を含まない経腸栄養剤（エレンタール®など）およびPPNにて管理を行います．

4）呼吸器合併症
　誤嚥などが原因となり発症することがあります．肺炎の場合は，脂質が多く呼吸商の低い経腸栄養剤（プルモケア®-Exなど）を選択します．

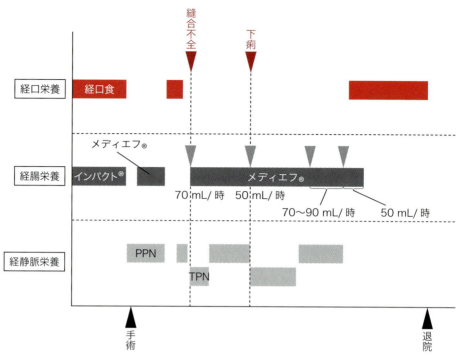

図2　症例1の術後栄養管理経過表

4 栄養療法の評価

栄養評価は，体重や血清アルブミン値などで行います．rapid turnover protein（RTP）などもよい指標となります．栄養投与開始時に低栄養状態となっている患者は，refeeding症候群のリスクがあるため，血清中のP，Mg，K，およびグルコース濃度を厳密にモニターしながら栄養療法を開始します．

＊栄養管理経過：図2参照

● ここがピットフォール

術後早期経腸栄養開始時の下痢に注意．

● ここがポイント

経腸栄養による下痢対策は，まずは投与速度を下げ，改善がなければ止痢薬の投与を検討しましょう．

● 栄養剤の処方例
（術前）インパクト® 250 mL/日　投与
（術後）（縫合不全後）メディエフ® 70 mL/時　持続投与
（下痢後）メディエフ® 40〜50 mL/時

症例問題 2. 大腸全摘術後の栄養管理

> **症例**
>
> 65歳，女性．
>
> 【術前診断】潰瘍性大腸炎．
>
> 【現病歴】約1年前より潰瘍性大腸炎にて加療中であった．ステロイド薬投与，シクロスポリンなどの薬物療法を行っていたが，下血症状が改善しないため，大腸全摘術を施行することとなった．
>
> 【主観的栄養評価】身長 150.3 cm，体重 37.7 kg，理想体重（IBW）49.5 kg，％IBW 76.2％，BMI 16.7 kg/m²．
>
> 【客観的栄養評価】アルブミン 2.6 g/dL，AST 12 IU/L，ALT 16 IU/L，γ-GTP 41 IU/L，T-BIL 0.3 mg/dL，WBC 11,800/μL，Hb 11.0 g/dL，BUN 9 mg/dL，Cr 0.65 mg/dL．
>
> 【術前食事摂取状況】絶食にて TPN 管理．
>
> 【手術術式】大腸亜全摘術，回腸ストーマ造設術，粘液瘻造設術．
>
> 【術後経過】一時的な腸閉塞症状が認められたが，その後は経過良好．ストーマから水様性の下痢が認められた．退院後，水分吸収障害による一時的な脱水，腎機能障害を認めた．

大腸全摘術後の水分，栄養管理は？

1 大腸全摘術後の栄養管理（図3）

　潰瘍性大腸炎の患者には，本症例のように保存的加療に抵抗性の場合，緊急的に大腸全摘術が行われることがあります．術前に潰瘍性大腸炎の治療のためステロイド薬を投与されており，縫合不全のリスクのあるケースも多いこと，また，術後の排便機能のことも考慮して一期的な吻合を避け，小腸で一時的なストーマを造設し，肛門側の腸管を粘液瘻とすることがあります（図4）．このように二期的，三期的に分けて手術を行い，最終的に吻合することで，縫合不全を避けて早期から経口摂取が可能となります．

　術後の栄養管理ですが，大腸における水分および電解質の吸収がなく，ストーマからの下痢状の排液を認めることが多いので，水分管理と栄養吸収率が問題になります．ストーマからの排液量および血中の電解質をモニタリングしながら，適宜輸液管理を行います．食事は低繊維食として，脱水予防の目的で低張水分補給ゼリーや等張飲料水などを併用するのもよいでしょう．

2 栄養療法の開始

　術後早期はPPNやTPNなどの経静脈栄養管理を行い，徐々に成分栄養，経口摂取を開始します．理想体重でHarris-Benedictの式を用いて計算すると基礎エネルギーが1,112 kcal/日となりますので，活動係数を1.2，ストレス係数を1.2とすると必要エネルギー量は約1,600 kcal/日となります．手術直後は，手術侵襲によりカテコラミンや糖質コルチコイドなどの分泌が多くなるため，高血糖に注意します．よって投与エネルギー量は少なめに設定し，徐々に上げていくよう

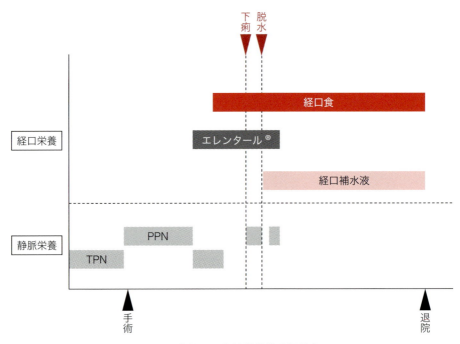

図3　症例2の術後栄養管理経過表

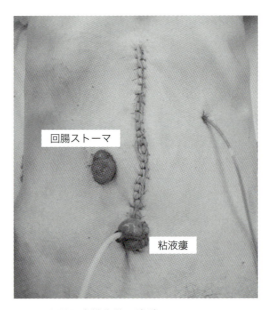

図4　大腸亜全摘術後の腹壁
潰瘍性大腸炎に対する大腸亜全摘術後の腹壁所見．一期的な吻合を避け，回腸ストーマおよびS状結腸による粘液瘻を形成している

にします．術後4日目頃にPPNからTPN管理とし，経口摂取を開始したらその摂取量に応じて経静脈栄養のエネルギー量を調整します．成分栄養剤（エレンタール®など）は比較的吸収がよいため，経口摂取量が増えるまで併用するのもいいでしょう．

3 栄養療法の変更

　大腸での水分吸収ができないため，下痢症状を経て脱水に陥る場合があります．尿量を参考にしながら輸液量を決定します．ストーマ排液量をモニタリングすることも一助となります．ストーマ排液量が1,000 mL/日以上になる場合はロペミン®など止痢薬の投与を検討します．また，経口的水分補給にはブドウ糖を含んだ電解質液が有用です．

4 栄養療法の評価

　経口摂取された栄養素がどの程度吸収利用されたかを判断するのは困難です．そのため，栄養指標として，体重やRTPの測定を行います．

＊栄養管理経過：図4参照

●ここがピットフォール
通常の直腸癌手術でも回腸ストーマが造設されることがあり，大腸全摘術と同様な栄養管理が必要となる！

●ここがポイント
吸収のよい栄養剤の選択と水分管理が重要！

```
●栄養剤の処方例
　（術前）TPN
　（術後1～3日）PPN
　（術後4日～）TPN＋エレンタール®　1回80 g　1日2回
　　低張水分補給ゼリー（浸透圧　240 mOsm/kg）またはアイソトニック飲料　400 mL/日
●薬剤の処方例
　ロペラミド塩酸塩（ロペミン®）　1回1～2 mg　1日2回（朝夕食後）
　（下痢が多い場合は，16 mg/日程度まで増量する．ストーマ排液量が減少したら中止する）
```

おわりに

　消化管の手術では，そのほとんどで再建を伴います．再建方法によっては，生理的でない状態となることもしばしばありますので，個々の病態と状態をしっかり把握して，ベストな栄養管理を心がけるようにしていただきたいと思います．

手術は避けたい上腸間膜動脈（SMA）血栓症

当然のことですが，小腸は栄養の吸収に不可欠な臓器です．SMA血栓症に対する初期治療が手術になると，ほとんどの症例で小腸の広範囲切除となります．SMAの根部が詰まった場合は，小腸が全長にわたり壊死に至っており，治療が不可能なため試験開腹だけで手術を終了することもあります．ですから，発症から時間が経過しておらず，患者さんの状態が許せばインターベンション治療（カテーテルで血栓を除去あるいは溶解する手法）を選択すべきだと考えています．血栓を除去することで劇的に腹部症状は取れるうえ，仮に手術になったとしても残存小腸を少しでも確保できる可能性があるからです．

7年ほど前に心房細動を合併症にもつ92歳のお婆さんがSMA血栓症で紹介となりました．発症から6時間ほど経過していましたが，インターベンション治療を選択し血栓を溶解しました．何とか手術をせずに経口摂取するまで回復しましたが，一部の小腸が虚血による瘢痕狭窄を起こし手術となりました．結局，約30cm程度の小腸を切除しましたが，ほとんどの小腸を温存することができました．99歳になった今でも食事をおいしく食べ，毎晩欠かさず晩酌されているそうです．本稿で短腸症候群にも触れましたが，やはり外科医としては，できるだけ腸管を長く残す努力をすべきであると再確認した症例となりました．

引用文献

1) Suehiro T, et al：Accelerated rehabilitation with early postoperative oral feeding following gastrectomy. Hepatogastroenterology, 51：1852-1855, 2004
   ↑胃切除症例では早期経口摂取により排ガスまでの時間が有意に早まる

2) Basse L, et al：Functional recovery after open versus laparoscopic colonic resection：a randomized, blinded study. Ann Surg, 241：416-423, 2005
   ↑開腹手術でも腹腔鏡手術でも早くリハビリを開始することが大事

3) Yamada T, et al：Usefulness of enhanced recovery after surgery protocol as compared with conventional perioperative care in gastric surgery. Gastric Cancer, 15：34-41, 2012
   ↑胃癌術後の早期経口摂取により排ガス，排便が早まり1週間後の体重増加率が高値を示す

4) 「胃癌治療ガイドライン医師用2014年5月改訂 第4版」（日本胃癌学会/編），金原出版，2014
   ↑日本胃癌学会から治療方針が示されたガイドライン

5) 小山 諭，畠山勝義：短調症候群の臨床経過に応じた栄養管理を探る．G.I.Research, 16：492-499, 2008
   ↑短腸症候群に対する栄養管理に関して簡潔に論じてある

6) 小山 真，他：小腸広範切除後の代謝と管理．外科治療，51：43-50, 1984

7) 飯合恒夫，他：短腸症候群（小腸広範切除）．救急・集中治療，16：1017-1021, 2004

8) 「BEAM（Bunkodo Essential & Advenced Mook）栄養管理をマスターする―代謝の理解はなぜ大事？」（大村健二/編），文光堂，2014
   ↑基礎的な内容から実臨床に生かせる内容まで幅広く解説してある

9) 日本静脈経腸栄養学会：成人の病態別栄養管理―がん治療施行時．「静脈経腸栄養ガイドライン 第3版」（日本静脈経腸栄養学会/編），pp333-343, 照林社，2013
   ↑日本静脈経腸栄養学会が編集しているガイドライン

プロフィール

藤田文彦（Fumihiko Fujita）
長崎大学大学院移植・消化器外科
好きな食べ物：沖縄の食べ物（海ぶどう，島らっきょ）
趣味：マラソン（東京マラソン，京都マラソンなどに出場経験有り）．
外科手術は技術だけではなく，術前準備や術後管理などいろんな要素が絡んでよい結果を生みます．患者さんの栄養状態もきわめて重要だと考えています．

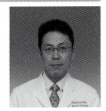

第3章 症例&問題で身につける栄養療法の実践力～知りたい病態12選

5. 嚥下障害の栄養療法

小山珠美

Point

- 摂食嚥下障害を有した要介護高齢者にとって長期非経口栄養と安静臥床は廃用症候群を助長し，生活者としての健康回復の阻害となります
- 入院当日に身体診察を行いながら，治療と並行して口腔・咽頭ケア，抗重力位で呼吸機能を高めるなどの身体ケアを充実させることが二次感染を予防し，抵抗力をつけることになります
- 急性期脳卒中患者や高齢肺炎患者の早期経口摂取開始は，経口移行率を高め，在院日数短縮に寄与します[1, 2]

嚥下障害の基本知識・栄養療法の考え方

はじめに

　要介護高齢者は，脳卒中，認知症，サルコペニア，誤嚥性肺炎，呼吸器疾患，心不全などを複合して合併しており，摂食嚥下機能が重度に低下している患者さんが多く存在します．**疾病罹患後の長期的な非経口栄養と活動低下は，さらなる認知機能低下，口腔汚染，摂食嚥下機能低下，ADL低下という悪循環をきたします**．何よりも空腹が満たされず，経口摂取の可能性を減退させ生きる希望を失墜させることにもなりかねません．本稿では，高齢者の口から食べる希望を早期につなぐための包括的ケアとリハビリテーションの充実について述べます．

1. 包括的クリティカル栄養ケアの必要性と職種連携による包括的ケアスキル

　高齢者の栄養改善を図っていくためには，ADLが自立している時期から栄養状態を良好に保つこと，活動性を高めることに留意する必要があります．特に，急性期治療の現場では，循環動態や病状の悪化がない限りは，身体を抗重力位（立位や坐位などの重力に対抗する姿勢）にすることで呼吸機能が高まります．離床を積極的に行うことで横隔膜は下がり胸郭が広がるため，有効な酸素化となるからです．加えて痰や異物などの喀出力が向上します．また，特殊感覚からの入

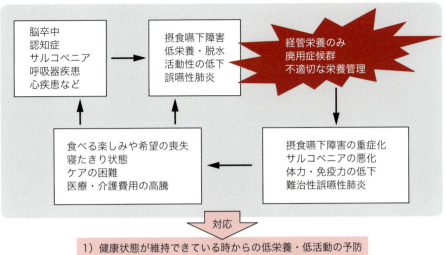

図1　摂食嚥下障害による弊害と悪循環への対処

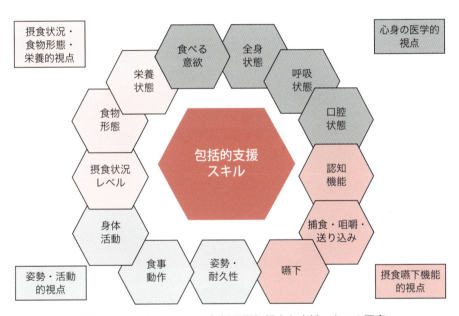

図2　口から食べるための包括的評価視点と支援スキルの要素

力と出力ができ覚醒を含めた認知機能が良好となり，脳機能はさらに活性化し，認知機能低下や肺炎悪化などの二次感染を予防し，心身の抵抗力が高まります．つまりは，**疾病予防の観点も含めて，罹患直後から個別に応じた食欲を増すような栄養ケア，呼吸ケア，摂食嚥下リハ，リハ栄養，ADL拡大などを含めた包括的なクリティカル栄養ケアが重要です**[3]（図1）．

次に，経口摂取を回復・維持させるには，対象者を医学的側面だけでなく，「食」を通して主体的に生きる"人"を支えるアプローチが必要です．図2に包括的評価視点と支援スキルを示しました．内容は，

1．心身の医学的視点（①食べる意欲　②全身状態　③呼吸状態　④口腔状態）
2．摂食嚥下機能的視点（⑤認知機能　⑥捕食・咀嚼・送り込み　⑦嚥下）
3．姿勢・活動的視点（⑧姿勢・耐久性　⑨食事動作　⑩身体活動）
4．摂食状況・食物形態・栄養的視点（⑪摂食状況レベル　⑫食物形態　⑬栄養状態）

の13項目で構成しました．患者さんの強みを引き出せるスキルを多職種で協同し，口から食べる幸せをつなぐツールとして開発しましたのでぜひ活用ください[4]．

2. 経口摂取と経管栄養を併用する場合の提供方法

　経口摂取の食物形態は日本摂食・嚥下リハビリテーション学会嚥下調整食分類2013[5]を参照として，段階的にステップアップします．個別に応じた嗜好や食物形態にも留意します．1〜2週間内で経口摂取のみによる必要栄養量の充足が見込めない場合は，経腸栄養等との併用を行っていくとよいでしょう．経鼻胃管による経腸栄養と経口摂取の併用が必要と判断された場合には，胃食道逆流のリスク，リハビリ時間の確保，褥瘡予防，身体抑制時間の短縮などの観点から，経腸栄養に対する耐性を確認したうえで，初回から半固形化によるボーラス注入（一括注入）を推奨します．

●ここがポイント

胃管のチューブ径は，違和感および摂食嚥下運動に支障が少ないとされる10 Fr（外径3.33 mm）以下を使用するようにしましょう[6〜8]．
注入方法は，チューブ径が細いと粘度が強くなり注入が困難になるため，経腸栄養剤と粘度調整剤の混合はベッドサイドで注入直前に行います．粘度が強くなる前にカテーテルチップで注入することにより，胃内で適正な粘度（20,000 mPa・s）に達することができます．薬剤においては簡易懸濁法[6]を用い，水分は半固形化は行わず栄養剤の注入30分前にボーラス投与を行うようにします．

症例問題

症例問題 1. 脳卒中による摂食嚥下障害

症例

【年齢・性別】80歳代，男性．
【診断名】脳梗塞（左延髄外側症候群）．
【入院までの経過】嘔気，嘔吐，眩暈とふらつきがあり，その後，構音障害が出現．脳梗塞疑いにより入院加療となりました．
【身体所見】身長165 cm，体重60 kg（発症2週間前）．
　　来院時意識レベルクリア，左口角下垂，軽度構音障害．歩行時に軽度失調症状があったが，四肢の麻痺症状は認められませんでした．

【既往歴】高血圧，狭心症．
【病態】入院当日のMRI画像では，明らかな所見は認められませんでした．しかし，左口角下垂や構音障害，失調様歩行などの症状があったことから脳梗塞の治療が開始されました．入院2日目の朝には，湿性嗄声が認められ，唾液嚥下困難および咽頭に痰の貯留が目立つようになりました．

挺舌は左右への偏倚なく可能で，頬の膨らませとブクブクうがいも可能でした．神経症状としては左口角下垂，左鼻唇溝軽度消失，咽頭部に唾液様の分泌物が貯留しており，湿性嗄声と開鼻声がありました．また，交代性温痛覚障害（左顔面と右上下肢の温痛覚障害）も観察され，カーテン徴候（迷走神経障害の機能検査法）は不明でした．

入院3日目にMRI画像で左延髄外側の梗塞が確認されました．炎症反応の上昇（CRP：6.41 mg/dL，WBC：21,800/μL）があり，胸部X線上，肺炎像が認められ，吃逆が出現しました．入院4日目に気道内分泌物が増強し，気管切開も検討されました．意識レベルと認知機能は良好でした．

Q1：気管切開による呼吸管理を回避するためにはどのようなケアとリハビリが必要でしょうか．
Q2：どのような栄養療法と摂食嚥下リハを行えば経口摂取を再獲得できるでしょうか．

1 気管切開を回避するためのケアとリハビリ

本症例は左延髄外側症候群です．脳幹部延髄の嚥下中枢を中心とした病巣によって，疑核，孤束核，網様体および嚥下関連ニューロンが障害を受け，疑核（舌咽神経・迷走神経・副神経の運動神経核），孤束核（舌咽神経・迷走神経・顔面神経の知覚神経核），三叉神経脊髄路核や神経路（顔面・体幹・上下肢の温痛覚）などが障害されやすくなります．摂食においては準備期・口腔期障害は軽度で，主として咽頭期障害（軟口蓋挙上，咽頭収縮，食道入口部開大不全など）が起こります[9]．そのため，全身管理，呼吸器合併症予防と廃用性機能低下に陥らないよう口腔ケアや口腔周囲筋群のストレッチなどの間接訓練の強化を行いながら，通過障害をきたしている部位を特定し，訓練法を考えることが重要となります．

本症例は，左梨状窩通過障害をきたしていることが想定されたため，唾液の嚥下困難に関して，左横向きの状態を意識して飲み込んでもらうようにしました．また，床頭台やごみ箱の位置を左側下方に位置することで，意識的に左側を向き，唾液を嚥下できるように環境調整を行いました．関係者にも，左側からの介入を徹底するように調整しました．その結果，左横向きの状態であれば嚥下は可能であり，バイタルサインも安定し，唾液誤嚥が少なくなり，気管切開の処置を回避できました．

2 経口摂取を取り戻すためのリハビリと栄養療法

発症1週間後には全身状態や吃逆が安定したため，リクライニング角度45°の左横向き嚥下で，摂食訓練を開始しました．栄養管理においては，入院1週間は炎症所見の上昇や肺炎が認められたため，末梢静脈栄養による栄養管理がなされました．入院9日目より経鼻胃管からの経腸栄養が開始となりました（半消化態栄養剤100 kcalから開始し，徐々に1,600 kcalまで増量）．経鼻

胃管の留置に関しては，内径の細い10 Frとし，左鼻腔から挿入しました（通過が良好な右梨状窩をチューブが走行すると嚥下を阻害する可能性があるため）．

　入院28日目に嚥下造影検査をリクライニング角度45°にて側面と正面位の2方向で実施しました．正面を向いた状態では，嚥下反射は惹起されず，早期咽頭流入により一部喉頭侵入が認められました．また，ゼリー2gで喉頭蓋谷や左梨状窩への残留がありましたが，明らかな誤嚥はなかったため，昼のみゼリー食（1食400 kcal）を提供しました．入院35日目にバルーン訓練を開始し，ゼリー食を朝・昼の2食へステップアップしました．入院39日目には3食ゼリー食となり，入院46日目にチューブを抜去し，完全に経口のみとなりました．入院2カ月後にほぼ常食を自力摂取でき（一部横向き嚥下）歩行で自宅退院となりました．

3 脳卒中による嚥下障害の対応ポイント

　脳卒中による嚥下障害は，病態に応じた脳神経系のフィジカルアセスメントと障害に応じた摂食嚥下訓練を早期から進めていくことが重要です．本症例のように経口摂取のみとなるまでの期間が長期化することが予想される場合は，経管栄養（経腸栄養が望ましい）との併用を行いますが，1カ月程度で経口摂取のみとなる見通しがつく場合は胃瘻の選択はしないようにします．段階的な経口移行をめざしていくためには，補助栄養やエネルギーの高いゼリーなど少量で栄養が提供できるような工夫を行います．可能な限り経口摂取をタイミングよくステップアップすることで急性期脳卒中患者の経口移行率を高め，肺炎発症を予防し，在院日数の短縮化を図ることができます[1]．そのためには，誤嚥性肺炎・低栄養・脱水・廃用症候群を予防するというリスク管理と，患者さんの健康レベルやセルフケア能力に応じた口腔ケア，呼吸ケア，安全で安楽な姿勢ケアなどの包括的ケアの充実が必須です．

症例問題 2. 要介護高齢者の誤嚥性肺炎

症例

【年齢・性別】80歳代後半，女性．

【診断名】誤嚥性肺炎，嚥下障害，廃用症候群．

【身体所見】身長150 cm，体重43 kg（1回目の入院1週間前）．自宅で家族とほぼ同等の食事を自力摂取していましたが，たまに水分でむせることがありました．

【画像所見】右下肺野に陰影あり．

【活動度】障害高齢者の日常生活自立度A1ランク（介助でよく外出する）．

【既往歴】高血圧，狭心症．

【入院時の状態】発熱，嘔気にて救急搬送されました．急性胃腸炎と診断され抗菌薬等の治療を開始され1週間絶飲食でベッド上安静が続いたようです．2週間目に流動食で経口摂取を開始したところむせがあり，経口摂取開始2日後に誤嚥性肺炎を合併しました．さらに，2週間絶飲食となり，末梢静脈栄養のみで管理されていました．その後，食事摂取は困難との判断にて，胃瘻造設の検討がなされ，リハビリは行わず寝たきり状態となっていました．本人，家族の経口摂取への希望があり転院となりました．

転院時の体重は38 kgで，酸素3 L/分（経鼻）投与，動脈血酸素飽和度は95％前後でした．37.5℃前後の微熱があり両肺野での湿性ラ音が聴取され，自力での排痰は困難でした．総義歯でしたが3週間装着なく，口腔内は乾燥して全体に痰の付着がみられました．血液データは，Alb 2.7 g/dL，CRP 3.5 mg/dL，WBC 7,000/μLでした．肺炎の治療のため，抗菌薬，点滴治療が開始されました．本人からは「おなかがすいたの．食べさせてもらえなかった」と訴えがありました．主治医と相談して転院当日に口腔ケアと姿勢調整後に，ベッドサイドスクリーニング評価を行ったところ，反復唾液嚥下テスト1回/30秒，改訂水飲みテスト3点（軽度むせあり），フードテスト4点でした．

> Q1：誤嚥性肺炎を発症した要因として想定できることは何でしょうか．
> Q2：どのような栄養療法と摂食嚥下リハを行えば経口摂取を再獲得できるでしょうか．

1 医原性廃用症候群への警鐘

　本症例は，前院で経口摂取が困難と判断され胃瘻栄養を検討されていました．しかし，今回の転院で治療と並行し，早期離床を図りながら，入院当日から経口摂取を開始しました．その結果，入院4日目には3食経口摂取に移行でき，1週間後には座位にてほぼ自力摂取となり，3週間後には杖歩行で自宅退院できました．

　高齢者は一度肺炎と診断されると，絶飲食や寝たきり状態になりやすく，そのことが廃用症候群を引き起こし，経口摂取への道を閉ざすことになります．非経口摂取が長期化し，口から食べることをいつまでもゼロにしていたのでは，生活者としての機能全般が失われていきます．摂食嚥下障害を有した要介護高齢者は，認知症，サルコペニア，呼吸器疾患などを複合的に合併し，絶飲食と寝たきり状態が続き，そこに低栄養状態となると摂食嚥下機能の低下が重度化します．また，急性期医療の現場では，酸素療法，静脈栄養，尿路カテーテルなどが留置されている状況下で，身体抑制がなされていることも多く，せん妄やさらなる認知機能低下を引き起こしやすい環境になっています．これらのことは，口腔内汚染・乾燥，認知機能低下などの二次的合併症を引き起こし，摂食嚥下機能低下をきたすことになります．図3に示すように医原性廃用症候群によるADL低下を極力予防することが大事です[10]．本症例も図3のような経緯を辿ったことが想定されます．肺炎治療をより効果的に加速し，生活者として健康回復するためには包括的ケアを施したうえでの早期経口摂取，早期離床，活動性を高めていくことが重要です[11]．図4に誤嚥性肺炎の治療・リハプロセスを示しました．特に，要介護高齢肺炎患者においては，治療・ケア・リハビリを入院当日から開始することで，経口移行率が高まり，在院日数が短縮されます[2]．

2 誤嚥性肺炎の栄養療法の進め方

　栄養療法としては，認知，呼吸，姿勢，摂食・嚥下機能，セルフケア能力などを総合的に勘案したベッドサイドスクリーニング評価を行い，栄養ルートや方法を決定します．本症例においては，アミノ酸製剤の末梢静脈栄養で基礎エネルギーと必要水分を確保しつつ，経口摂取で栄養と水分量を調整していきました．摂食開始食の選択については，固さ，付着性，凝集性，離水性などの要素を含めた摂食嚥下機能障害に応じた形態に加えて，温度・見た目・美味しさなど嗜好に

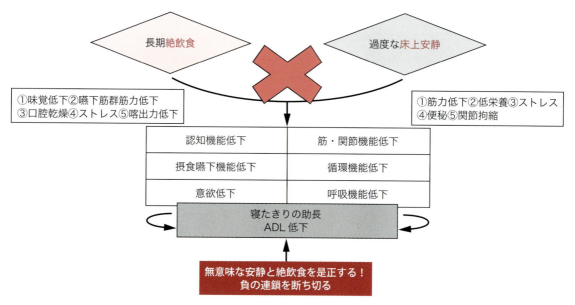

図3　医原性廃用症候群によるADL低下

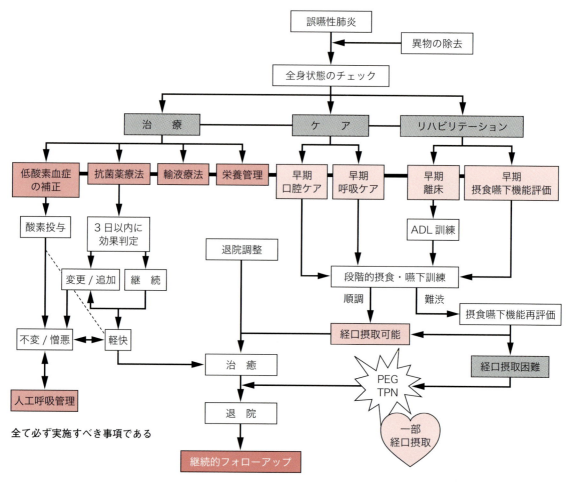

図4　誤嚥性肺炎の治療・リハプロセス　文献11より転載

合った食品や味の工夫も大切な要素となります．基本的にはゼリー食から開始し，段階的にムース食，ペースト食，ソフト食（咀嚼を必要とする物性），普通食へと個別に応じてステップアップしていきます[5]．また，飲水での水分トロミの濃度は1％以下におさえ，必要な場合にはお茶ゼリーを提供するとよいでしょう．食事のステップアップにおいては，リスク管理，ベットサイドスクリーニング評価からプラン立案，継続したモニタリング，ADL拡大，口腔ケア，栄養管理，薬剤管理などそれぞれの専門性を結集したチームアプローチが必要です．

おわりに
～摂食嚥下障害による要介護高齢者がおかれている実情と解決への糸口

　医療技術や栄養療法が普及した昨今では，誤嚥性肺炎を懸念するあまり，過度で長期的な非経口栄養管理と臥床が先行している実情があります．口から食べることを長期的に制限されるということは，高齢者の尊い健康生活を脅かし，病との闘いのうえにさらなる苦渋を与えることにもなりかねません．また，支える家族にとっても苦悩な生活を強いることになります．そのためにも，健康状態が維持できているときからの低栄養・低活動の予防に加えて，疾病罹患直後からの包括的クリティカルなリハ栄養や口から食べるための早期摂食嚥下リハが重要です．

Column
食べたいもので元気になる

　90歳代の認知症を有しているAさん．肺炎，食欲低下で入院となっていました．ゼリー食が提供されていましたが，摂取量は1～2割程度で，口を開けない，飲み込まないという状態でした．歯は右下顎に犬歯が1本のみでしたが，歯ごたえがあって香りがよくて味がしっかりしているものがいいのではないかと考え，味と香りがよい軟らかせんべいを持っていきました．「一緒に食べましょうね」とベッドの角度を上げ，Aさんの右手にせんべいを持たせ，筆者らも一緒にバリバリとせんべいを食べました．Aさんは手にもったせんべいを，たった1本の歯と歯茎でほおばり，もぐもぐと上手に咀嚼し食べてくれました．よほど美味しかったのか，私たちに目を見開いて笑顔で頭を下げてくれました．その後Aさんは"たくあん"をしゃぶってペースト食と一部形のある食物形態が食べられるようになり，車いすでの座位も安定し，2週間後に退院となりました．退院1カ月後には普通食を自力摂取できるようになっていて感激しました．

　日頃認知症高齢者から教えられることは，「もっと私の食べたいものをわかって！」ということです．美味しいもの，嗜好にあったものを食べられると頑張る力が湧いてくるんですね．細やかな栄養管理も必要でしょうが，"人として食する"ことの楽しみと美味しさを提供できるような個別的食支援が，栄養ケアの要だとAさんから教えられました．

引用文献
1) 小山珠美，他：脳卒中急性期から始める早期経口摂取獲得を目指した摂食・嚥下リハビリテーションプログラムの効果．日本摂食嚥下リハビリテーション学会雑誌，16：20-31，2012

2) Koyama T, et al：Early commencement of oral intake and physical function are associated with early hospital discharge with oral intake in hospitalized elderly individuals with pneumonia. J Am Geriatr Soc, 63：2183-2185, 2015
3) 「サルコペニアの摂食・嚥下障害―リハビリテーション栄養の可能性と実践」（若林秀隆，藤本篤士/編著），pp2-81，医歯薬出版，2012
4) 「口から食べる幸せをサポートする包括的スキル―KTバランスチャートの活用と支援」（小山珠美/編），pp13-71，医学書院，2015
5) 日本摂食・嚥下リハビリテーション学会医療検討委員会：日本摂食・嚥下リハビリテーション学会嚥下調整食分類2013．日本摂食嚥下リハビリテーション学会雑誌，17：255-267，2013
  http://www.jsdr.or.jp/wp-content/uploads/file/doc/classification2013-manual.pdf
6) 摂食嚥下リハビリテーションの全体像．「日本摂食嚥下リハビリテーション学会eラーニング対応 第5分野 摂食・嚥下障害患者の栄養」（日本摂食・嚥下リハビリテーション学会/編），pp48-58，医歯薬出版，2010
7) 三鬼達人，馬場 尊：経腸栄養の合併症と半固形化栄養法―8 Fr NGチューブからでも注入できる半固形化栄養法―．日本摂食・嚥下リハビリテーション学会雑誌，13：273，2009
8) 合田文則：PEGをめぐる問題点とその解決法 胃瘻からの半固形化栄養材をめぐる問題点とその解決法．静脈経腸栄養，23：235-241，2008
9) 「脳卒中の摂食・嚥下障害 第2版」（藤島一郎/著），pp4-11，医歯薬出版，2004
10) 地域医療連携ネットワークの構築．「スーパー総合医 地域医療連携・多職種連携」（岡田晋吾，田所孝雄/編），pp224-229，中山書店，2015
11) 「ビジュアルでわかる早期経口摂取実践ガイド―急性期から食べたいをつなぐ地域ネットワーク―」（小山珠美/監），pp67-75，日総研，2012

プロフィール

小山珠美（Tamami Koyama）
NPO法人口から食べる幸せを守る会®（KTSM）理事長
JA神奈川県厚生連伊勢原協同病院看護部
健康の担い手として，プロフェッショナルな仕事人でありたい，感度と精度を追及する姿勢をもち続けたいと思います．"うまくいったときは患者さんの努力と頑張り，うまくいかないときは自分の力不足"が私自身の合言葉です．ビールと一緒に美味しいものを食べて語らうひと時は至福の時です．そんな食べる幸せをたくさんの人たちに届けたいと願っています．

第3章 症例&問題で身につける栄養療法の実践力〜知りたい病態12選

6. 糖尿病の栄養療法

川﨑英二

● Point ●

- 糖尿病の栄養療法は，急性期と慢性期の栄養療法に分けて考えることが重要である
- 急性期の糖代謝異常は，主としてストレスによるインスリン拮抗ホルモンの増加で生じる．糖質代謝を理解したうえで糖質の種類や投与速度，血糖管理目標を決定し，高血糖には原則としてインスリン療法で対応するが，低血糖への配慮も忘れてはならない
- 糖尿病腎症を有している糖尿病患者では，病期に応じた摂取エネルギー，タンパク質・食塩・カリウム摂取量を考慮した栄養療法を計画する

糖尿病の基本知識・栄養療法の考え方

はじめに

　日本人の成人の5人にひとりは糖尿病を有する現代において，糖尿病患者の栄養療法に遭遇する機会は必ずといってよいほどおとずれます．糖尿病患者における栄養療法は，長期的には血糖，体重，血圧，血清脂質の良好なコントロール状態を維持し，糖尿病性血管合併症の発症や進展を阻止する点において重要であり，短期的には適切な栄養療法により全身性炎症の軽減や感染症などの急性合併症の予防あるいは創傷治癒などにおいても重要です．

　本稿では，糖尿病患者における基本的な栄養療法の考え方とその応用法について学んでいただきたいと思います．

1. 糖尿病における栄養療法の基本

　血糖値は，血糖を下げる働きがあるインスリンと血糖を上げようとするインスリン拮抗ホルモン（グルカゴン，カテコラミン，コルチゾール，成長ホルモン）のバランスによって，健常人では1日を通して70〜140 mg/dLくらいの範囲に自動的に調節されています．しかし，糖尿病患者はインスリン作用が不足しているために血糖値が上昇し，他にも脂質，タンパク質の代謝異常がみられることもあります．糖尿病の原因はさまざまですが，現在は糖尿病の原因によって1型糖尿病，2型糖尿病，その他の機序・疾患に伴うもの，妊娠糖尿病の4つに分類されています．

病型にかかわらず，肥満，高血圧，脂質異常症がある場合には，その是正につとめ，合併症を有する場合には合併症に合わせた栄養ケアプランが必要となります．さらに，**ストレス下ではインスリン拮抗ホルモンによりインスリン必要量が増加することを念頭においた栄養療法が必要です．**

糖尿病患者の必要エネルギーは理想体重と身体活動強度から算出するのが一般的であり，理想体重1 kgあたりの摂取エネルギー量は，軽労作：25〜30 kcal，普通の労作：30〜35 kcal，重い労作：35 kcal〜としています．Harris-Benedictの式と活動係数，ストレス係数から算出してもよいですが，その場合にも理想体重あたりのエネルギー量を逆算することを心がけてください．各栄養素の配分は摂取エネルギー量の50〜60％を炭水化物とし，タンパク質は理想体重1 kgあたり1.0〜1.2 g，残りを脂質としますが，脂質のエネルギー比率は25％以下とすることが推奨されています．

2. 血糖値はなぜ高くなるのか

ヒトはブドウ糖を重要なエネルギー源としており，全身の細胞の中に取り込んで利用しています．食物に含まれている糖質は，消化管で消化酵素によって分解され主にブドウ糖となって小腸から門脈内に吸収されます．門脈を通って肝臓に流れ込んだブドウ糖は糖質不足のときに備えてグリコーゲンとして一定量（約100 g）が備蓄されます．肝臓で約50％のブドウ糖が取り込まれたあと，肝臓を通り抜けたブドウ糖はからだ全体に配分されインスリンによって，細胞内に取り込まれエネルギーとして利用されます．特に，脳，神経，赤血球などは，ブドウ糖のみをエネルギー源として利用しているので，ブドウ糖の供給は非常に大切です．

しかし，血糖値は糖質を摂らなくても上昇します．糖質が不足すると，まず肝臓に蓄えられたグリコーゲンを分解してブドウ糖を産生します．次に，肝臓のグリコーゲンが枯渇すると，タンパク質や体脂肪を分解し，ブドウ糖を合成するようになります．この際，ブドウ糖を細胞に取り込むインスリンの働きが悪いと血糖値は高くなります．

●ここがポイント

糖尿病患者では，膵島β細胞からのインスリン分泌量の減少や，細胞におけるインスリン作用の鈍化により，血液中のブドウ糖が細胞へ取り込まれにくくなり，結果として血糖値が高くなります．**特にエネルギー過剰状態，脂肪の多い食事，運動不足の状態では，肝臓や筋肉でのインスリン作用が悪くなり，食後高血糖につながります．また，インスリン基礎分泌量が少なくなると，食後血糖値だけでなく空腹時血糖値も高くなります．**

3. 侵襲時の糖代謝

感染症，外傷，手術など大きな侵襲やストレスが加わった場合，健常者でも一過性に高血糖状態になることがあり，これは外科的糖尿病（surgical diabetes）あるいは術後偽糖尿病（post-operative pseudodiabetes）と呼ばれています．生体に大きな侵襲やストレスが加わると，インスリン拮抗ホルモンの分泌が亢進し，脂肪組織からは遊離脂肪酸とグリセロールが，骨格筋から

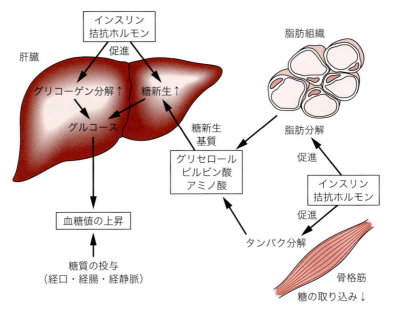

図1　侵襲時の糖質代謝
文献1より引用

はアミノ酸が血液中に放出され，肝臓において糖新生が亢進するとともに，肝臓のグリコーゲン分解も亢進するため高血糖状態に陥りやすいのです（図1）．このように侵襲時には健常者でさえも高血糖をきたしやすく，ましてやインスリン分泌低下やインスリン抵抗性を有する糖尿病患者で血糖コントロールが乱れやすくなることは容易に理解できるでしょう．したがって，**急性ストレス状態にある患者にブドウ糖を過剰に投与すると，高血糖だけでなく脂質異常や脂肪肝も引き起こし，さらには呼気中のCO_2産生を増加させて人工呼吸器からの離脱を遷延させる原因にもなります**．そこで，糖尿病患者ではブドウ糖の投与量は5 mg/kg/分あるいは7 g/kg/日を超えない量とし，摂取エネルギーの不足はタンパク質や脂質で補うようにします．

症例問題

症例問題 1. 慢性腎不全，高血圧合併例の栄養療法

症例

60歳男性．30歳代で2型糖尿病と診断され，食事運動療法に加え薬物療法が開始されたが，HbA1cは9％以上と血糖コントロールは不良でした．5年前よりタンパク尿が出現し，その後血圧も上昇．2年前からは血清クレアチニンが上昇しはじめ，腎機能低下が進行するため入院しました．身長168 cm，体重72 kg，血圧168/90 mmHg，両下肢浮腫（＋）．入院直後の検査データは以下のとおりです．

検尿データ	
尿タンパク	(3+)
尿糖	(3+)
尿潜血	(−)
尿ケトン体	(−)
蓄尿データ	
尿タンパク	8.2 g/日
尿中Na	238 mEq/日
尿中尿素窒素	6.1 g/日

血液データ	
血糖値	168 mg/dL
HbA1c	8.3 %
尿素窒素	36 mg/dL
クレアチニン	1.24 mg/dL
eGFR	47.3 mL/分/1.73 m²
Na	140 mEq/L
K	5.6 mEq/L
Cl	108 mEq/L

1 入院後3日で体重が3 kg減りました．何を考えますか？

　入院後数日で体重が急に減ることはしばしば経験します．体脂肪1 kgは7,000 kcalのエネルギーをもっているため，もし体脂肪が3日で3 kg減ったと仮定すると，3日間で7,000 kcal×3＝21,000 kcalのマイナスバランスになったことになります．この数字は現実的には達成しえないため，入院後の浮腫の改善による急激な体重減少が考えられます．本症例のような腎機能障害患者でなくても，入院後数日で急激な体重減少があった場合には，入院前の食塩過剰摂取を疑いましょう．

2 食事の総エネルギー，栄養バランス，食塩量はどうしますか？

　糖尿病腎症の栄養療法は病期により異なるため，症例の病期を十分把握して栄養計画を行うことが重要です．表1に2013年に改訂された糖尿病腎症の病期分類を示します．症例1は，持続性タンパク尿（8.2 g/日）を認めeGFR 30以上（47.3 mL/分/1.73 m²）であるため，第3期（顕性腎症期）であることがわかります．顕性腎症期では，タンパク質制限を行いタンパク尿の減少や腎機能障害の進行抑止をめざします．表2に示す糖尿病腎症生活指導基準より，総エネルギーを〜30 kcal/kg理想体重/日，タンパク質0.8 g/kg理想体重/日とすると，理想体重［身長（m）×身長（m）×22］は62.1 kgであることより表3のような食事が適切であることがわかります．また，症例1は高カリウム血症を合併しているためカリウム制限も付加します．計算には理想体重を用いることに注意しましょう．

Advanced Lecture

■ 食事療法がうまくいっているかどうかをどのようにして評価しますか？

　症例1は，高血圧と糖尿病腎症を合併しており，タンパク質制限，食塩制限が必要です．しかし，タンパク質制限の結果，摂取エネルギーが減り異化亢進状態（体タンパクの崩壊）に陥るリスクがあります．そこで，食事療法がうまくいっているかどうかを評価するチェックポイントとして，BUN/Cr比，窒素バランス，推定タンパク摂取量，推定食塩摂取量を紹介します．

　BUN/Cr比が10未満であればタンパク質と摂取カロリーのバランスはとれていると考えます．逆にBUN/Cr比＞10であれば，タンパク質の過剰摂取か摂取エネルギー不足を考えます．症例1では，BUN/Cr比＝29.0と10以上になっています．

　しかし，BUNは食事以外の原因でも変動するので代謝状態をより正確に把握するために，窒素

表1　糖尿病腎症の病期分類[注1]

病期	尿アルブミン値 (mg/g・Cr) あるいは 尿蛋白値 (g/g・Cr)	GFR (eGFR) (mL/分/1.73 m^2)
第1期（腎症前期）	正常アルブミン尿（30未満）	30以上[注2]
第2期（早期腎症期）	微量アルブミン尿（30～299）[注3]	30以上
第3期（顕性腎症期）	顕性アルブミン尿（300以上） あるいは 持続性蛋白尿（0.5以上）	30以上[注4]
第4期（腎不全期）	問わない[注5]	30未満
第5期（透析療法期）	透析療法中	

注1：糖尿病性腎症は必ずしも第1期から順次第5期まで進行するものではない．本分類は，厚労省研究班の成績に基づき予後（腎，心血管，総死亡）を勘案した分類である（URL：http://mhlw-grants.niph.go.jp/, Wada T, Haneda M, Furuichi K, Babazono T, Yokoyama H, Iseki K, Araki SI, Ninomiya T, Hara S, Suzuki Y, Iwano M, Kusano E, Moriya T, Satoh H, Nakamura H, Shimizu M, Toyama T, Hara A, Makino H；The Research Group of Diabetic Nephropathy, Ministry of Health, Labour, and Welfare of Japan. Clinical impact of albuminuria and glomerular filtration rate on renal and cardiovascular events, and all-cause mortality in Japanese patients with type 2 diabetes. Clin Exp Nephrol. 2013 Oct 17.）
注2：GFR 60 mL/分/1.73 m^{2}未満の症例はCKDに該当し，糖尿病性腎症以外の原因が存在し得るため，他の腎臓病との鑑別診断が必要である
注3：微量アルブミン尿を認めた症例では，糖尿病性腎症早期診断基準に従って鑑別診断を行ったうえで，早期腎症と診断する
注4：顕性アルブミン尿の症例では，GFR 60 mL/分/1.73 m^{2}未満からGFRの低下に伴い腎イベント（eGFRの半減，透析導入）が増加するため注意が必要である
注5：GFR 30 mL/分/1.73 m^{2}未満の症例は，尿アルブミン値あるいは尿蛋白値に拘わらず，腎不全期に分類される．しかし，特に正常アルブミン尿・微量アルブミン尿の場合は，糖尿病性腎症以外の腎臓病との鑑別診断が必要である

【重要な注意事項】本表は糖尿病性腎症の病期分類であり，薬剤使用の目安を示した表ではない．糖尿病治療薬を含む薬剤特に腎排泄性薬剤の使用に当たっては，GFR等を勘案し，各薬剤の添付文書に従った使用が必要である
日本糖尿病学会糖尿病性腎症合同委員会「糖尿病性腎症病期分類2014の策定（糖尿病性腎症病期分類改訂）について」，糖尿病57（7），529-534，2014より転載

表2　糖尿病腎症生活指導基準

病期	総エネルギー kcal/kg体重/日	たんぱく質 g/kg体重/日	食塩相当量 g/日	カリウム g/日
第1期（腎症前期）	25～30	1.0～1.2	高血圧があれば <6	制限せず
第2期（早期腎症期）	25～30	1.0～1.2	高血圧があれば <6	制限せず
第3期（顕性腎症期）	25～30	0.8～1.0	<6	制限せず （高K血症があれば <2.0）
第4期（腎不全期）	25～35	0.6～0.8	<6	<1.5
第5期（透析療法期）	血液透析（HD）： 30～35	0.9～1.2	<6	<2.0
	腹膜透析（PD）： 30～35	0.9～1.2	PD除水量（L）×7.5 +尿量（L）×5（g）	原則制限せず

日本糖尿病学会糖尿病性腎症合同委員会「糖尿病性腎症病期分類2014の策定（糖尿病性腎症病期分類改訂）について」，糖尿病57（7），529-534，2014に基づいて作成
文献2 P.80-81より改変

表3　症例1の適切な食事量

総エネルギー	1,800 kcal/日
タンパク質	50 g/日
食塩	6 g/日未満
カリウム	2 g/日未満

バランスを計算してみましょう．症例1のタンパク質摂取量を下記の計算式（Maroniの式）で計算すると60.3 gとなります．このとき使用する体重は，現体重です．また，窒素バランスは－0.41とタンパク質過剰摂取と異化亢進状態であることがわかります．さらに推定食塩摂取量は14 g/日となり食塩摂取も過剰であると評価されます．これらの検査を入院後も定期的にチェックし栄養療法がうまくいっているかどうかをアセスメントしましょう．

窒素バランス＝（タンパク質摂取量（g）÷6.25）－［尿中尿素窒素（g/日）＋4］
推定タンパク質摂取量（g/日）＝［尿中尿素窒素（g/日）＋0.031×現体重（kg）］×6.25
　　　　　　　　　　　　　　　＋尿タンパク（g/日）（Maroniの式）
推定食塩摂取量（g/日）＝尿中ナトリウム（mEq/日）÷17

症例問題 2. 四肢切断患者の栄養療法

症例

76歳男性．罹病期間約30年の2型糖尿病患者で，閉塞性動脈硬化症の治療を継続していましたが，右下腿の難治性潰瘍のため右下腿切断術が施行されました．意識はやや混濁しており，この1カ月間はまともな食事ができていません．身長159 cm，体重43.9 kg，体温37.8℃，血圧140/60 mmHg，右下腿欠損（膝下10 cm），浮腫（－），仙骨部褥瘡（＋）．検査データは以下のとおりです．

血液データ			
白血球	9,000/μL	尿素窒素	8 mg/dL
総リンパ球数	1,280/μL	クレアチニン	0.58 mg/dL
Hb	8.7 g/dL	総タンパク	7.8 g/dL
血小板	30.4万/μL	アルブミン	2.2 g/dL
Na	133 mEq/L	空腹時血糖	182 mg/dL
K	4.2 mEq/L	HbA1c	7.5 %
P	1.6 mg/dL	CRP	8.88 mg/dL

1 四肢切断患者の理想体重，BMIはどのようにして求めますか？

四肢切断患者のような身体の一部が欠損している場合は，欠損した身体部分の体重を考慮して

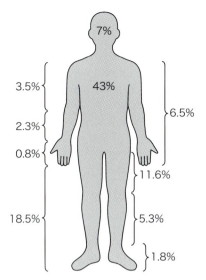

図2 総体重における各身体部位の割合
文献3より引用

調整理想体重を下記の式を用いて求めます．

調整理想体重（kg）＝ 理想体重（kg）×（100％－欠損部分の％）÷100

図2に総体重における各身体部位の割合を示します[3, 4]．四肢切断前の症例2の理想体重は，身長159 cmより55.6 kgと計算されます．次に，切断された右下腿が総体重の7.1％に相当するため，調整理想体重は55.6×0.929＝51.7 kgとなります．一方，BMIは欠損部分が存在すると仮定した調整体重を下記の式を用いて計算したのちに求める必要があります．右下腿が存在していると仮定した場合の調整体重は，43.9÷0.929＝47.3 kgとなり，BMIは47.3÷1.59^2＝18.7 kg/m^2となります．

調整体重（kg）＝ 現体重（kg）÷［（100％－欠損部分の％）÷100］

2 栄養療法を計画するにあたってどんな点に注意しますか？

症例2の検査データをみると，貧血と低アルブミン血症，高血糖，炎症所見高値がみられるのがわかります．それに加え，**低リン血症に気づくことができるか**がポイントです．症例2はこの1カ月間まともに食事ができていませんでした．つまり，長期にわたって低栄養状態にあったことが推測されます．このような患者に栄養療法を開始するにあたって最も気をつけなければならないことは，長期間飢餓状態が続き低栄養状態に陥った患者に対し，急速に栄養補給を行った際に起こることがある一連の代謝合併症，すなわち「refeeding症候群」（**1章8**参照）です．表4に英国国立医療技術評価機構（NICE）によるrefeeding症候群ハイリスク患者の基準を示します[5]．この基準にあてはめると症例2はrefeeding症候群のハイリスク患者であることが一目瞭然です．

表4　refeeding症候群ハイリスク患者の基準

以下の項目を1つ以上満たす場合：
・BMIが16 kg/m² 未満
・最近3～6カ月以内の15%を超える体重減少
・10日を超える絶食または摂食障害
・摂食前の血清リン，カリウム，マグネシウムの低値
以下の項目を2つ以上満たす場合：
・BMIが18.5 kg/m² 未満
・最近3～6カ月以内の10%を超える体重減少
・5日を超える絶食または摂食障害
・アルコール中毒，インスリン，化学療法，制酸剤，利尿剤

文献5より引用

3 どのような栄養ケアプランをたてますか？

症例2は，長い罹病期間を有する2型糖尿病の患者で閉塞性動脈硬化症による下肢の難治性潰瘍のため右下腿切断術が施行され，さらに仙骨部褥瘡も合併した高度栄養障害の症例で，refeeding症候群のハイリスク者です．

このような症例では栄養療法の開始前に電解質，ビタミンの補正を行い，現体重に対するエネルギー必要量の25～50%以下で開始します．症例2では低リン血症がみられるため経静脈的に血清リンの補正を行うとともにビタミンB_1の補充を行います．総摂取エネルギー量については，調整理想体重を用いたHarris-Benedictの式より基礎エネルギー量は1,058.6 kcalとなります．活動係数を1.0，ストレス係数を1.3とすると1,376.2 kcalとなりますが，refeeding症候群の予防のため400～600 kcalから開始し，脈拍，電解質，水バランスなどをモニターしながら調整理想体重1 kgあたり30～35 kcal/日まで漸増します．さらに，ビタミンA（600～1,500 μgRE），ビタミンC（500 mg以上），カルシウム（600 mg以上），鉄（15 mg），亜鉛（30 mg），銅（1.3～3.5 mg）を強化した栄養療法[6]で褥瘡の改善をめざします．タンパク質摂取量に関しては，1.1～1.5 g/kg/日としますが高齢者では腎機能障害がなければ，サルコペニアやフレイルの予防を目的に，ストレスがない状態におけるタンパク質摂取量をやや高めにし，ストレス度に併せて増加しましょう．

●ここがピットフォール　～輸液で糖質を補う際の注意点は？

マルトースは，ブドウ糖と同一の浸透圧で2倍のエネルギーを供給できますが，一部の簡易血糖測定器ではマルトースの影響で血糖値が偽高値表示となることが報告されており，インスリン過剰投与の安全管理の観点から注意を要します．またフルクトースはブドウ糖よりも肝臓への取り込みや代謝が速いため，フルクトースが過剰状態になると，代謝に伴う肝臓におけるリン酸が枯渇し，ATP濃度が低下する結果，乳酸が増加し乳酸アシドーシスを引き起こすリスクがある（fructose toxicity）ことに注意が必要です．したがって，輸液中の糖質はブドウ糖を基本とし，それにより生じた高血糖はインスリン療法で対応します．

4 血糖コントロールにおいて注意する点は？

糖尿病患者においては高血糖が易感染，創傷治癒遅延を導くため，厳格な血糖コントロールを

行いながら，創傷治癒ならびに褥瘡の改善を図りましょう．**安定した血糖コントロールを得るために腸管の利用が可能な場合には，できるだけ経腸栄養を行い，高血糖に対しては経腸栄養剤の注入前の血糖値に合わせて（超）速効型インスリンをスライディングスケールにより皮下注射し，血糖値150〜200 mg/dL以内にコントロールします**．インスリン投与量が安定したら，インスリン量を固定することも可能です．一方，経静脈栄養補給時には，輸液中のブドウ糖濃度を一定にし，4時間（超速効型）〜6時間（速効型）ごとに血糖値をモニタリングしながら，（超）速効型インスリンを皮下注射（スライディングスケール）します．血糖コントロールが困難な場合には，シリンジポンプを用いて速効型インスリン（1単位/mL生理食塩液）の持続静脈内注射を行います．重症患者では高くても150 mg/dL以下にコントロールすることが望まれます．

おわりに

　超高齢社会に突入し，栄養管理を必要とする高齢者糖尿病もますます増加することが予想されます．糖尿病治療薬も増え，患者中心の個別化医療がより行いやすくなってきているものの，まずは糖尿病の基本的な栄養療法の考え方を熟知し，個々の症例が抱えるさまざまな問題に適切に対応できるスキルを身につけてもらいたいと思います．

Column

血糖コントロールで変わる予後

　重症患者における高血糖状態は死亡率を増加させることが多くの研究で証明され，血糖管理は集中治療における重要な領域の1つになっています．集中治療室で治療中の患者を対象に，インスリン療法により血糖値を80〜110 mg/dLにコントロールした群では，180〜200 mg/dLにコントロールした患者と比較して，死亡率，腎機能障害の出現率，人工呼吸器離脱までの期間，集中治療室在室日数などが改善したとされています[7]．しかし，その後に行われたNICE-SUGAR study[8]では，強化インスリン療法群で重症（≦40 mg/dL）および軽症（≦70 mg/dL）低血糖の発生が死亡率上昇を招くことが示されているため[9]，適切に血糖値のモニタリングを行い血糖値≦70 mg/dLの低血糖は避けることが重要です．

引用文献

1) 川崎英二：糖尿病を有する患者の栄養管理．「NSTガイドブック2014　改訂第4版」（日本病態栄養学会/編），pp176-181，メディカルレビュー社，2014
2) 「糖尿病治療ガイド2014-2015」（日本糖尿病学会/編・著），文光堂，2014
3) 「Brunnstrom's Clinical Kinesiology. 6th ed」（Houglum PA & Bertoti DB），F.A. Davis Company，2012
4) 田中弥生：身体計測．「改訂版　NST完全ガイド」（東口髙志/編），pp6-10，照林社，2009
5) NICE Nutrition support for adults: oral nutrition support, enteral tube feeding and parenteral nutrition. NICE clinical guideline, 32: 14, 2006
6) 丸山道生：褥瘡．「病態栄養ガイドブック　改訂第4版」（日本病態栄養学会/編），pp280-286，メディカルレビュー社，2013
7) Van den Berghe G, et al: Intensive insulin therapy in the medical ICU. N Engl J Med, 354: 449-461, 2006

8) NICE-SUGAR Study Investigators：Intensive versus conventional glucose control in critically ill patients. N Engl J Med, 360：1283-1297, 2009
9) NICE-SUGAR Study Investigators：Hypoglycemia and risk of death in critically ill patients. N Engl J Med, 367：1108-1118, 2012

プロフィール

川﨑英二（Eiji Kawasaki）
新古賀病院　副院長・糖尿病センター長
昭和62年　長崎大学医学部卒業
平成6年　長崎大学大学院医学研究科修了
平成7年　米国コロラド大学健康科学センター研究員
平成13年　長崎大学医学部附属病院　代謝疾患治療部　助手，講師を経て
平成15年　同　助教授
平成21年　長崎大学病院　生活習慣病予防診療部　准教授
平成25年　同　部長
平成26年　長崎みなとメディカルセンター市民病院　糖尿病・代謝内科診療部長・研究開発センター長，長崎大学大学院医歯薬学研究科医療科学専攻　地域包括ケア学講座教授（兼任）
平成27年　新古賀病院　副院長，糖尿病センター長
現在に至る
日本内科学会総合内科専門医・認定内科医・研修指導医，日本糖尿病学会専門医・指導医・評議員，日本病態栄養学会理事・病態栄養専門医・評議員，日本静脈経腸栄養学会認定医・指導医・評議員，日本糖尿病・妊娠学会理事・評議員

第3章　症例&問題で身につける栄養療法の実践力〜知りたい病態12選

7. 周術期の栄養管理

日髙重和

● Point

・術前評価で栄養不良があれば，手術を延期し栄養療法で改善をはかる
・基本的に経口または経腸栄養を第一として，次に静脈栄養の適応を考慮する
・待機手術患者では免疫栄養療法は術後感染性合併症減少の効果がある
・ERASに基づいた周術期管理方法が導入され広まりつつある

周術期の基本知識・栄養療法の考え方

はじめに

　周術期には手術侵襲のために代謝が亢進し必要な栄養量は増加しています．加えて担癌患者などでは術前から代謝が亢進していることも多く，特に消化器癌患者においては，これに腫瘍による消化管の通過障害が伴い，食事摂取が減少して栄養障害に陥っていることも多いです．このような栄養不良の状態で手術を行うと術後合併症の発生が多くなり，手術関連死亡率も上昇することは従来からよく知られています．合併症の発症は原疾患の予後との相関も報告されています．周術期の栄養管理は，不足分の栄養をできる限り補正して栄養障害が起因する合併症を予防するために重要です．

1. 術前の栄養療法

1 術前栄養療法の適応

　術前に食事摂取が十分にできており，栄養障害を認めない症例には術前の栄養療法の必要はありません．術前に栄養療法が必要かどうかをまず評価する必要があります．ESPENのガイドラインでは重度の低栄養状態とは「6カ月以内に10〜15％を超える体重減少」「BMI（body mass index）が18.5 kg/m² 未満」「主観的包括的評価（subjective global assessment：SGA）がグレードC」「肝不全や腎不全を認めない血清アルブミン3.0 g/dL未満」の基準を1つ以上満たす場合とされています．術前栄養療法の適応となるこれらの低栄養状態の症例は，待機手術を延期

表 術前栄養療法の適応基準

以下を1つ以上満たす場合
・6カ月以内に10〜15％を超える体重減少 ・BMI（body mass index）が18.5 kg/m² 未満 ・主観的包括的評価（subjective global assessment：SGA）でグレードC ・肝不全や腎不全を認めない血清アルブミン3.0 g/dL 未満
または低栄養状態ない場合でも
・頭頸部や消化器癌の侵襲の大きな手術を予定している場合 ・術後の早期の経口摂取が不可能と予想される場合

文献2より作成

してでも栄養状態を改善すべきです．ただ，癌患者においては，むやみに栄養療法の期間を延長すると原疾患が進行してしまうことを考慮すべきであり，その期間は**約2週間程度**が妥当とされています．また，低栄養状態でなくても，頭頸部や消化器癌の侵襲の大きな手術を予定している場合，術後の早期の経口摂取が不可能と予想される場合は，術前栄養療法の適応とします（**表**）[1]．

2 術前栄養療法の投与経路の選択

基本的にできる限り消化管からの栄養投与（経口摂取，もしくは経腸栄養）を第一と考えることです．まず，消化管からの栄養摂取ができるかどうかを判断します．これが不可能な場合は中心静脈栄養（TPN）の適応となります．次に消化管が使用できるならば，経口摂取ができるかどうかの判断を行います．経口摂取困難であれば，栄養チューブを用いた経腸栄養が可能かどうかを判断します．栄養チューブ投与経路としては経鼻，胃瘻・腸瘻などがあげられますが，栄養チューブ挿入における侵襲性などを検討して選択します．胃瘻，腸瘻を造設する場合には，その後の手術に影響しない投与経路が選択されます．栄養チューブ挿入・留置が困難な場合は，TPNの適応となります．経口摂取可能な場合は，摂取しやすい食事形態（流動食から粥食，副食も刻み菜など）に変更します．また経口的に補助栄養剤を付加します．食事の形態については各施設の栄養士などに相談すると適切なアドバイスが得られるでしょう．経腸栄養，経口栄養だけで足りない分は，末梢静脈栄養（PPN）で補充を行います（**図1**）．

3 免疫賦活栄養法（immunonutrition）

グルタミン，アルギニン，n-3系脂肪酸，核酸などは免疫機能を向上させることが知られており，これらの栄養素を投与して宿主の免疫系を賦活化する栄養管理法のことを免疫賦活栄養法（immunonutrition）といいます．またこれらを強化した栄養剤をimmune-enhancing diet（IED）などと呼んでいます．わが国では，インパクト®，アノム®，イムン®α，メイン®などが市販されています．各製品によって，免疫賦活成分の含有量が異なっていることに留意が必要です．待機手術予定患者への周術期投与により，術後の感染性合併症の減少，在院日数の減少を認めた報告が多くあります[3]．

ASPENガイドラインでのIEDの周術期の適応は，①血清アルブミン値3.5 g/dL未満の中等度から高度の栄養障害がある待機的上部消化器外科手術患者，②血清アルブミン値2.8 g/dL未満の高度な栄養障害がある下部消化器外科手術患者としています．投与方法として術前5〜7日間に1日に1,200〜1,500 mL，もしくは患者の総投与カロリーの少なくとも50〜60％をIEDで投

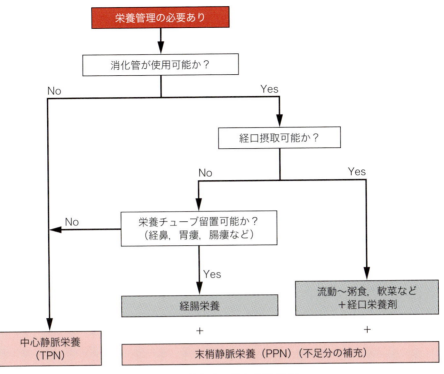

図1　栄養療法の投与経路選択

与すべきとしています[4]が、通常の栄養剤より高価であり漫然とした投与にならないよう留意しましょう。ただ、重症敗血症患者に対してはアルギニンを含むIED投与は、死亡率が上昇したという報告があります[5]。アルギニンによる過剰な炎症反応が原因とも考えられており、アルギニンの適切な投与については不明です。一方で重症症例への免疫賦活栄養法に関してメタ解析の報告があり、n-3系脂肪酸を多く含む栄養剤においては、感染性合併症率、死亡率の減少、在院期間の短縮を認めています[6]。本邦でのIEDの有用性の報告は散見されるも十分なエビデンスがあるとはいえないため、わが国のガイドラインでは、食道癌手術、膵頭十二指腸切除などの高度侵襲手術の周術期、中等度侵襲手術の術前に用いることを推奨としています[7]。

2. 術後の栄養療法

1 術後栄養療法の投与経路の選択

術後の栄養管理についても同様で、**できるだけ早期の経口または経腸からの栄養摂取開始が第一**です。術後24〜48時間以内の早期に経口摂取あるいは経腸栄養を開始する効果として、感染性合併症の減少、在院期間の短縮が多く報告されています[8]。ただし、早期に経口・経腸栄養を開始する場合は、術後の胃や腸管の機能低下やおのおのの手術術式を十分に考慮して少量から開始する必要があります。食道や胃、膵臓などの上部消化管手術では早期の経口摂取は困難であっても、吻合部の肛門側に位置させた経腸チューブからの栄養投与なら実施が可能です。術前低栄

養状態もしくは術後栄養療法が必要と思われる状態では手術時に腸瘻チューブ留置が行われます．**腸管の蠕動などの評価を行いながら，まず10～20 mL/時の速度の持続投与で開始して，1，2日ずつ徐々に投与速度を上げて必要量に達するように調整します．**

2 栄養療法の内容の選択

経腸栄養剤の選択として，基本的に消化機能が保たれているならば標準的な半消化態栄養剤を選択します．膵臓などの手術で消化液分泌が低下している場合は，成分栄養剤の選択を考慮します．画一的な術後中心静脈栄養は感染性合併症の発生が増加するため推奨されていません．しかし，**術後1週間以上経口および経腸栄養が開始できないような症例では，合併症に留意しつつ静脈栄養を開始します．**

術後早期のエネルギー量についてはさまざまな議論がなされています．簡易式（25～30 kcal/kg/日）などで算出することを考慮しますが，侵襲の大きい手術の術後は耐糖能が低下しており，過剰なエネルギー投与は高血糖などを引き起こします．血糖コントロール可能な範囲でのエネルギー投与が必要です．インスリン療法を行う場合は低血糖の危険性を考慮して140～180 mg/dLの血糖値を目標とする管理が推奨されます．

3 縫合不全などの合併症が生じた場合の栄養療法

消化器手術の術後において縫合不全が生じた場合は，直ちに絶食として腹腔内膿瘍があればドレナージなどの処置を行ったうえで，治癒を促すために栄養療法をすみやかに開始する必要があります．この場合は，まずは中心静脈栄養が選択されますが，縫合不全箇所よりも肛門側への栄養チューブの挿入留置が可能であれば，経腸栄養として実施可能です．その方が，カテーテル関連感染症のリスクは減少し，縫合不全の治癒もすすみやすくなります．

3. ERASプロトコール

ERASとは"enhanced recovery after surgery"の頭文字をとった用語であり，大腸手術を対象として北欧で最初に提唱された周術期管理プログラムのことです．現在，欧州では商標登録されています．このプログラムの内容は，おのおのエビデンスのある複数の管理方法を総合して構成された術後回復強化プログラムです（図2）[9]．従来からの古典的な管理方法の常識を見直す内容も多く含まれており，かなり注目されることになりました．**基本的なコンセプトとしては，絶飲食期間の短縮，十分な鎮痛の管理，早期離床です．**近年，わが国でも導入を試みて実践する施設がかなり多くなってきています．

4. 周術期栄養管理の実際

図3に周術期の栄養管理のモデルケースを示しました（主に上腹部手術例）．術前栄養評価で特に問題がない症例では，ERASプロトコールに従って順調に経口摂取が開始され，末梢静脈栄養も必要なくなるという経過となります（図3の上半分）．さまざまな原因で栄養障害がある場合は，追加で栄養療法として介入する必要があります（図3の下半分）．実際例で考えてみましょう．

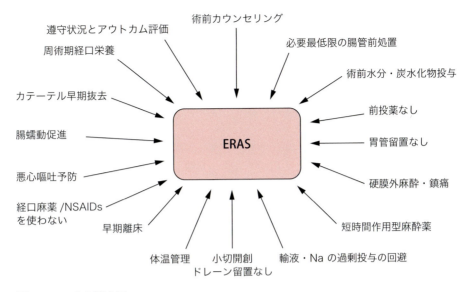

図2　ERASの概念図
文献8より引用

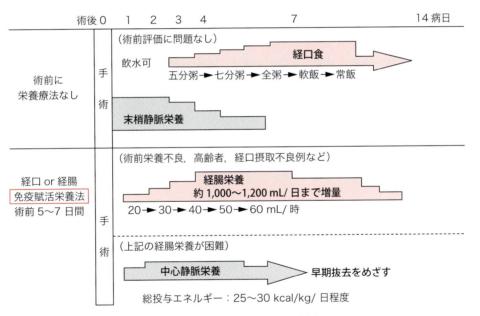

図3　周術期栄養管理の実際例

症例問題

症例問題 1. 消化管癌による高度狭窄に対する術前の栄養療法

症例

65歳の男性．食事のときのつかえ感，食欲不振が3カ月前ごろから自覚した．徐々に強くなり，3週間前から嘔吐が出現し，頻回となったため近医を受診．内視鏡検査にて噴門部に進行胃癌があり狭窄所見が認められた．遠隔転移はなく，根治手術可能であり，胃全摘術が予定されている．入院時の体重43 kg（理想体重50 kg），身長156 cm（BMI：17.7 kg/m^2），飲水，流動食は少し摂取できる状態である．

 どのように術前に栄養療法を開始しますか？

1 栄養療法の経路，栄養剤の選択と開始

BMI低下がみられるため術前栄養療法の適応があります．飲水は可能であるようですが，経口的に必要量をすべて摂取することは困難です．経鼻胃管挿入を試みて留置可能であれば，経鼻経管栄養として半消化態栄養剤で開始します．導入時の不足分は，末梢静脈栄養で補充します．

胃管留置は患者にとって苦痛なことですが，術前栄養療法の重要性について十分に説明し協力を得ることが肝要です．経口摂取が第一選択ですが，狭窄例では嘔吐を誘発させ誤嚥性肺炎を生じるリスクも考慮して投与経路を検討します．

● 栄養剤の食事箋例
- メディエフ®400 mL（1 kcal/mL）×3～4　経鼻胃管から
（絶食期間にもよるが，数日かけて段階的に増量して必要量まで）
- 術前5～7日前からIEDへ変更：インパクト®250 mL（1 kcal/mL）×5～6　経鼻胃管から

【不足分の処方箋例】
ビーフリード®500 mLなどを末梢静脈栄養で補充する

本症例では栄養チューブ先端は胃内となるため投与速度は胃瘻に準じて実施します．この場合は，絶食期間にもよりますが**導入時は50 mL/時持続から開始して，通常200 mL/時程度の間欠投与で維持します**．必要エネルギー量は理想体重から簡易式（25～30 kcal/kg/日）で計算すると，本症例では1,250～1,500 kcal/日は必要となります．特に絶食が長かった症例での栄養療法導入初期はP，Mg，Kなどモニタリングしてrefeeding症候群に陥らないよう注意する必要があります．術後の感染性合併症を減少させる目的で，術前5～7日前より通常の栄養剤からIEDへ変更するのもよいでしょう．

● ここがピットフォール
栄養不良症例では著明に体重減少している場合があります．簡易式（25〜30 kcal/kg/日）などで必要エネルギー量を算出する際に，実測体重でなく理想体重を用いることに注意しましょう．

2 栄養療法の経路の変更

経鼻胃管挿入が不可能，もしくは経鼻胃管を患者が拒否する場合は，中心静脈栄養を選択することになります．可能であれば，経口での栄養剤投与を少量でも併用した方が，脂質の補充の意義だけでなく，消化管の粘膜萎縮予防にもなります．

● 中心静脈栄養の処方例
- エルネオパ® 1号 1,000 mL　1日2回
- 数日後に変更：エルネオパ® 2号 1,000 mL　1日2回（適宜投与量調節）
- 脂肪酸欠乏を疑う場合に追加：イントラリポス® 20% 100 mL　1日1回（4時間以上かけて側管から）

3 栄養療法の評価と終了

総タンパク，アルブミン，トランスサイレチン（プレアルブミン）の評価などを含めた栄養評価で判断します．術前の栄養療法の期間としては，癌患者では原疾患の進行を考慮して約2週間程度を目安とします．

症例問題 2. 胃全摘術後の栄養療法

症例

82歳男性．進行胃癌に対して胃全摘術が施行された．術前の栄養評価，および高齢で，元来，少食であったことから術後合併症のハイリスク群と判断され，手術時に腸瘻として空腸に栄養チューブが留置されている．体重45 kg（理想体重55 kg），身長161.0 cm（BMI：17.4 kg/m²）．

 術後の栄養療法はどのように行いますか？

1 栄養療法の経路，栄養剤の選択と開始

手術時に腸瘻チューブが留置されている症例であり，経口摂取が期待できなくても早期経腸栄養が可能です．本症例は膵切除などを伴ってない術式であり，消化液の分泌は保たれていると考えて半消化態栄養剤を選択します．必要エネルギー量は 1,375〜1,650 kcal/日ですが腹部手術の直後は腸管蠕動も減弱しており，いきなり必要量の投与は難しいです．**まず 10〜20 mL/時の**

速度の持続投与で開始して，腹部所見（下痢，腹部膨満など）を観察しながら1日ずつ速度を速めていきます．急激な増量投与は小腸の虚血が生じる可能性が報告されており，注意すべきです．不足分を末梢静脈栄養で補充しておき，徐々に経腸栄養に移行します．

- ●栄養剤の食事箋例
  - メディエフ®400 mL（1 kcal/mL）などを経腸栄養で投与
    （10～20 mL/時から開始，数日かけて段階的に増量して必要量まで．経口摂取開始の後，減量する）
  - 【不足分の処方箋例】
  - ビーフリード®500 mLなどを末梢静脈栄養で補充する

---

2 栄養療法の変更

経腸栄養中に消化器症状（下痢，腹部膨満）がみられる場合は，原因の検討を行い，投与速度や量の変更，栄養剤の変更で対応しながら**できるだけ継続します**．術後腸管麻痺の遷延や腸瘻チューブの閉塞などで経腸栄養が行えない場合は，症例1と同様に中心静脈栄養に変更します．

3 栄養療法の評価と終了

経口摂取が開始されれば，食事摂取量をみながら栄養剤の投与量を減少させて，最終的に腸瘻チューブの抜去を行います．高齢者では嚥下機能が低下していることも多く，内服薬投与が必要な場合は，しばらく腸瘻チューブから簡易懸濁法※で投与する方がよいでしょう．

※錠剤・カプセル剤を粉砕や脱カプセルせず，そのまま約55℃程度の温湯に入れて崩壊させ懸濁する方法．

おわりに

ERASの概念に沿って管理して順調に早期経口摂取可能となり退院になるのがベストであり，めざすところです．しかし，一定の頻度で術後合併症は生じます．周術期の栄養管理は，低栄養が原因となる合併症を可能な限り予防すること，術後合併症を発症しても最小限にとどめて改善を促進させることが目的であり，原疾患の治療と並行してとても重要です．

Column

褥瘡と栄養

今と違って栄養に関心があるスタッフがわずかだった昔，外科医の短期派遣としてあちこち交代で勤務していたときに栄養の威力を感じた経験があります．

そこでは，派遣外科医の一般業務といえば入院患者の褥瘡回診処置でした．マスクをしてもわかる褥瘡が放つ悪臭にもだえながらの処置の連続でした．またそれが実に多い．どんなに局所処置をがんばっても治癒する気配がない創もしばしばでした．処置中にあまりの悪臭に顔を上げたときに，その多くが末梢静脈栄養で栄養管理された患者であることに気がつきました．そこで歳の離れた常勤医に栄養改善策を提案してみました．実は，経管チューブやCV挿入留置などの処置は外科医が負担だろうと依頼を遠慮していた様子でした．

改善を試みて10日ほどすると処置中の悪臭が減ってきて，創縁にピンクの肉芽を認めることが増えてきました．こうなると介助する看護師たちも創部をみるのが楽しくなるようで，当初敬遠されていた褥瘡処置にも意欲的になりました．そして，患者たちのリハビリも促進されました．次の派遣で勤務した際には褥瘡処置は半減していました．そのかわり，派遣外科医への経管チューブやCV挿入留置などの処置の依頼が多くなっていました．外科医としてもその方がよかったです．

創は局所処置で治しているわけではなく，結局は自身の治癒力なのです．「栄養パワー，恐るべし」の経験でした．

引用文献

1) Sato T, et al：Factors related to malnutrition in patients with esophageal cancer. Nutrition, 7：117-121, 1991
2) Weimann A, et al：ESPEN Guideline on Enteral Nutrition：Surgery including organ transplantation. Clin Nutr, 25：224-244, 2006
3) Cerantola Y, et al：Immunonutrition in gastrointestinal surgery. Br J Surg, 98：37-48, 2011
4) ASPEN committee. Consensus recommendations from the US summit on immune-enhancing enteral therapy. JPEN J Parenter Enteral Nutr, 25：S61-63, 2001
5) Bertolini G, et al：Early enteral immunonutrition in patients with severe sepsis：results of an interim analysis of a randomized multicentre clinical trial. Intensive Care Med, 29：834-840, 2003
6) Peterik A, et al：Immunonutrition in critical illness：still fishing for the truth. Crit Care, 13：305, 2009
7) 「静脈経腸栄養ガイドライン 第3版」（日本静脈経腸栄養学会/編），照林社，2013
8) Marik PE & Zaloga GP：Early enteral nutrition in acutely ill patients：a systematic review. Crit Care Med, 29：2264-2270, 2001
9) Fearon KC, et al：Enhanced recovery after surgery：a consensus review of clinical care for patients undergoing colonic resection. Clin Nutr, 24：466-477, 2005

参考文献・もっと学びたい人のために

1) ERAS時代の周術期管理マニュアル．臨床外科，69：2014
2) 「静脈経腸栄養ガイドライン 第3版」（日本静脈経腸栄養学会/編），照林社，2013

プロフィール

日髙重和（Shigekazu Hidaka）
長崎大学大学院腫瘍外科
趣味：映画鑑賞，音楽鑑賞
好きな食べ物：刺身，お寿司，ラーメン
今興味ある事柄：医学生，研修医の方に外科に興味をもってもらうためのイベント企画

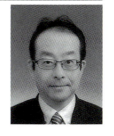

第3章 症例＆問題で身につける栄養療法の実践力〜知りたい病態12選

8. ICUでの栄養療法

堤　理恵，中瀧恵実子，井内茉莉奈，阪上　浩，西村匡司

Point

- 重症患者の栄養評価には信頼性の高い単独の指標がないため，総合的に評価する
- 循環動態が安定し，消化管が機能すれば積極的な早期経腸栄養を開始する
- エネルギー投与量は，はじめは目標量より少なめとするが，タンパク質は十分に補給する

ICU患者の基本知識・栄養療法の考え方

はじめに

　重症患者の栄養管理の重要性は広く認識されてきつつある一方で，侵襲下においては有効な栄養指標や予後指標はなく，栄養投与量や適切な栄養組成についても統一した見解はないのが現状です．しかし，近年の報告によれば栄養投与法や栄養剤の選択が，臓器障害や感染制御に影響し，さらには予後をも左右しうることが証明されています．本稿では，重症患者の栄養についての基本的事項を確認し，重症患者の栄養ケアについてどのように向き合っていくべきかを考えたいと思います．

1. 栄養評価

　重症患者の栄養評価は，栄養管理のプランを立てるうえで重要なポイントとなります．しかし，重症患者は病態の重症度や進行，治療介入などにより刻々と状態が変化するため，正確に評価するのは難しく，また信頼性の高い単独の指標はありません．そのため，入院時の病歴，既往歴，食事摂取量，身体所見や体重変化，検査所見，合併症の有無，重症度スコアや消化管の機能などを併せて評価します（表1）．

2. 栄養投与ルートと開始時期

　栄養投与ルートについては，経腸栄養が経静脈栄養よりも優先すべきであると認識されていま

表1 重症患者の栄養評価ABCDE

ABCDE	評価項目
A：Anthropometry assessment（身体計測）	身長，体重，体組成（体脂肪量，筋肉量など）
B：Biochemistry assessment（血液・生化学検査，尿検査）	血中タンパク質（TP，Alb，RTP*），電解質（Na，K，Cl，Ca，Mg，P），総リンパ球数，血糖値，窒素平衡など
C：Clinicalindicators（臨床症状）	浮腫，腹水，脱水など
D：Dietary assessment（食事摂取状況）	入室までの食事摂取状況
E：Estimated requirement（推定エネルギー必要量）	エネルギー消費量，呼吸商

*RTP：rapid turnover protein
　レチノール結合タンパク（半減期：0.4〜0.7日），プレアルブミン（半減期：1.9日），トランスフェリン（半減期：7〜12日）

す．多くの研究では早期の経腸栄養は死亡率の改善には有意な効果を示していませんが，感染症合併率の有意な低下や在院期間の短縮などには効果があるとの見解で，SCCM/ASPENやESPEN，CCPGの各ガイドラインにおいて経腸栄養が推奨されています[1〜3]．

開始のタイミングについては，早期，すなわちICU入室後24時間以内の開始が有効であるとする報告もあれば[4]，有意な生命予後の差を示した研究に否定的な指摘もあります．しかし，**遅いほどよいとするものはないため，早期の経腸栄養開始は有効であると期待されます．**

3. 目標投与エネルギー量の設定

現在のガイドラインでは間接熱量計によるエネルギー消費量の測定のほか，Harris-Benedictの式，25〜30 kcal/kg/日のような推定式を使用することを勧めています．Harris-Benedictの式は基礎代謝量を推定するもので，求めた基礎代謝量をLongの式※にあてはめ，活動係数およびストレス係数を乗じます．しかしこれらの係数には根拠がなく，**過剰栄養投与になりかねないため注意が必要です．**

最近の研究のメタ解析によると，投与量は目標量の33〜66％のTrophic群が，Full（90〜100％）群よりも予後が改善したという結果が報告されています[5]．つまり中等度のエネルギー制限は投与量を多めにするよりも予後を改善するかもしれません．

※Longの式
　総必要エネルギー量＝基礎代謝量^1×活動係数×ストレス係数
　　1はHarris-Benedictの式で求めたもの

表2　窒素源による経腸栄養剤の分類

	窒素源	消化の必要性	食物繊維	脂肪
成分栄養剤	アミノ酸	不要	なし	なし〜ごくわずか
消化態栄養剤	アミノ酸，低分子ペプチド	ほとんど不要	なし	やや少なめだが含まれる
半消化態栄養剤	タンパク質	必要	ある／なし	必要量含まれる

4. 栄養剤の選び方

　経腸栄養剤は医薬品扱い，食品扱いのものを併せてわが国では200種類以上が販売されており，それぞれの特徴が謳われて，何をどのように選択するかで戸惑うかもしれません．栄養剤の選択について現実には明確なエビデンスが存在しておらず，ポイントを押さえて病態に応じた選択をすることが重要となります．

1 消化機能と窒素源

　経腸栄養剤を窒素源により分類することで（表2），消化の過程の違いから消化機能を考慮した栄養剤の選択が可能となります．

　成分栄養剤は窒素源がアミノ酸のみの栄養剤で，消化が不要であること，食物繊維や脂肪を含まないことなどの特徴があります．消化態栄養剤は窒素源をアミノ酸とともに低分子ペプチドとし，消化はほとんど不要で，脂肪も含有しています．半消化態栄養剤は一般的な栄養剤で窒素源はタンパク質であり，消化の過程を必要とします（詳細は1章6）．重症患者のような消化機能の低下した患者に対しては通常消化態栄養剤が望ましいと考えられます．アミノ酸と低分子ペプチドの吸収を比較した場合，健常時でも低分子ペプチドの方が吸収がすみやかですが，消化管傷害時にはさらにその吸収スピードの差が大きくなり，低分子ペプチドの優位性が明らかとなります．成分栄養剤は消化が不要でも，浸透圧が高いことから逆に下痢を起こしやすいです．

> ●ここがピットフォール　〜陥りやすい失敗
>
> 下痢をしたからといって成分栄養剤にすると，浸透圧が高いためいっそう下痢を引き起こしやすくなることがある．

2 当院でのアルゴリズム

　当院ではよりすみやかな経腸栄養剤の開始をめざしてアルゴリズムを導入しています（図1）．救急医療現場は24時間体制で医療従事者の入れ替わりが激しいために，統一のパスを作成することで，早期の経腸栄養開始が進められると期待されます．経腸栄養剤も第一選択のものを1種類，下痢を起こしにくい消化態栄養剤で，投与速度も最小限としています．その後，個々の患者に応じて調節していきます．

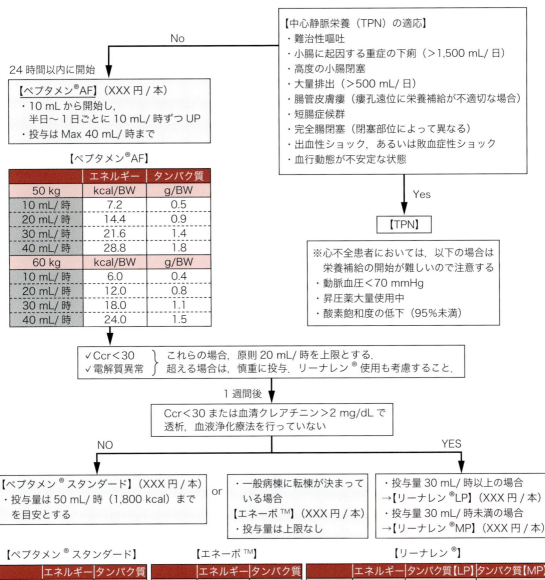

図1 当院で導入している経腸栄養開始のアルゴリズム

症例問題

症例問題 1. 熱傷患者の栄養療法

> **症例**
> 72歳男性，身長165 cm，通常時体重62 kg
> 上肢熱傷（前胸部，両上腕Ⅲ度20％，顔面，頸部，腹部Ⅱ度10％）
> 【来院時所見】焼身自殺未遂であり，着火後約10分後に家人より救急要請．意識レベルE2V4M5-6，ムラあり．BSA（体表面積）：1.67 m²，BI（熱傷指数）：25，PBI（熱傷予後指数）：97．
> 【本症例の栄養管理】栄養剤の選び方，開始，変更
> 　本症例では，循環動態，消化機能を包括的に考慮しても早期経腸栄養開始は可能と判断し，入室後24時間以内に消化態栄養剤ペプタメン®AFを10 mL/時より開始し，TPNと併用しました．受傷後5日目までにペプタメン®AF 50 mL/時〔1,800 kcal/日，タンパク質113 g（1.8 g/kgBW/日）〕を達成し，TPNを中止しました．10日後BUNおよびKの上昇に伴いペプタメン®AF 2本，ペプタメン®スタンダード4本を提案しました（1,800 kcal，タンパク質80 g）．

1 エネルギー必要量の算出はどのように行えばよいでしょうか？

　重症患者の急性期の投与エネルギー量はunderfeedingが勧められていますが，熱傷受傷後はカテコラミンやコルチコイド，炎症性サイトカインの増加に伴い著しい代謝異常を生じるため，熱傷患者では推奨量でもunderfeedingを生じやすくなります．そこで，間接熱量計を用いることが勧められますが，実際には機器をもたない施設も多く，ASPEN（アメリカ静脈経腸栄養学会）では熱傷患者の目標エネルギー量は，体重あたり25〜30 kcal/kg/日，ESPEN（ヨーロッパ静脈経腸栄養学会）ではTorontoの式（成人），Schofieldの式（小児）の使用を推奨しています（表3）[6]．また，熱傷患者の場合，来院歴がない患者が多く，身長などは巻き尺，膝下高推定式※を用いて決定し，これをもとにエネルギー必要量の算出や体組成の評価を行います．

　※膝下高からの推定式（chumleaの式）
　　男性：64.19＋〔2.02×膝下高（cm）〕－（0.04×年齢）
　　女性：84.88＋〔1.83×膝下高（cm）〕－（0.24×年齢）

2 AKIを合併しました．タンパク投与量はどのように決定すべきですか？

　重症熱傷では，著しいタンパク異化により1日に150 g以上のタンパク質を喪失するといわれており，ESPENガイドラインでは成人1.5〜2 g/kg/日，小児では1.5〜3 g/kg/日を必要量として推奨しています．AKI（acute kidney injury）でも高度タンパク異化のため1.4〜1.8 g/kg/日のタンパク質量が必要とされています．そのため本症例では62 kg×1.4〜1.8 g/kg/日より，86.8〜111.6 g/日のタンパク質の投与が必要になります．このようにエネルギー投与量が過剰になら

表3 熱傷患者のエネルギー必要量

Torontoの式			$-4343 + (10.5 \times \%TBSA^{*1}) + [0.23 \times カロリー摂取量(kcal)] + (0.84 \times HB^{*2}から推定したREE^{*3}) + (114 \times 体温) - (4.5 \times 傷害日数)$
Schofieldの式	3-10歳	男性	$(19.6 \times kg) + (1.033 \times cm) + 414.9$
		女性	$(16.97 \times kg) + (1.618 \times cm) + 371.2$
	10-18歳	男性	$(16.25 \times kg) + (1.372 \times cm) + 515.5$
		女性	$(8.365 \times kg) + (4.65 \times cm) + 200$

*1　%TBSA：% total body surface area（熱傷面積/総体表面積）
*2　HB：Harris-Benedictの式
男性：$66.47 + (13.75 \times kg) + (5.0 \times cm) - (6.76 \times 年齢)$
女性：$655.1 + (9.56 \times kg) + (1.85 \times cm) - (4.68 \times 年齢)$
*3　REE：resting energy expenditure（安静時エネルギー消費量）

ない範囲で十分なタンパク質を投与するにはNPC/N比の低い栄養剤を選択することとなり、慢性腎不全の場合とは逆になります．ただし、高タンパク投与はBUNの上昇やKなどの電解質異常をきたすことがあります．BUNの値が尿毒症の目安である80 mg/dLを超えた場合には、タンパク質の増量を見合わせます．また、NPC/N比が低い栄養剤ではKが上昇しやすいため電解質は常に確認する必要があります．

本症例ではAKIにより無尿状態が持続し、CHDF（continuous hemodiafiltration：持続的血液濾過透析）を開始しながら、タンパク質投与を継続しました．

● **ここがピットフォール　〜よくある失敗例**

AKIになったときに、腎不全用の経腸栄養剤やTPN製剤に変更するケースをよく見かけます．特にCHDF時はタンパク必要量が増すため、タンパクがいっそう不足するだけでなく、糖質に偏った栄養投与は高血糖をもたらし、病態を増悪させると考えられます．

症例問題2. 重症急性膵炎の栄養療法

症例

52歳男性，身長168 cm，体重55 kg，BMI 19.5 kg/m²．

1日6〜8合程度の飲酒を毎日くり返していた．前夜より心窩部痛あり，翌日になっても持続していたことから救急外来を受診．

【既往歴】2型糖尿病．

【来院時所見】心窩部痛．血中リパーゼおよび血中アミラーゼの上昇，CRP 17 mg/dL,

CT撮影では膵周囲から腎下極に及ぶ炎症所見，腹水貯留あり．重症急性膵炎と診断された．

【本症例の栄養管理】栄養剤の選び方，開始，変更

本症例では，循環動態が不安定で血圧が低値であったため，TPNをまず開始し，続いて72時間以内を目標に成分栄養剤エレンタール®10 mL/時より開始しました．重症膵炎の栄養剤の選択については，膵外分泌刺激を生じにくい，脂肪分の少ない成分栄養剤を用いることが多いですが，最近の報告では成分栄養剤でも通常の半消化態栄養剤でも合併症や死亡率に有意差はありません[7]．本症例では，2日後には腸蠕動音が消失しましたが，急性膵炎では腸蠕動音の消失や胃液排泄量の増加，腹部膨満は経腸栄養の中止基準となりません．大建中湯を用いて腸管蠕動を促し，成分栄養剤を徐々に増加させながら推定必要エネルギー量1,600 kcal/日（間接熱量計による測定値と30 kcal/kg体重より算出）を達成しました．成分栄養剤では脂質が含まれないこと，また本症例は糖尿病を合併しており，ホエイペプチドを含む消化態栄養剤の方が血糖管理も行いやすいことを考慮し，5日後に消化態栄養剤に変更しました．10日後に抜管，12日後に一般病棟に転棟し，その後経口摂取が可能となりました．

急性膵炎では絶食すべきと習いました．腸蠕動音も低下しており，従来の中止基準にあてはまっても経腸栄養は効果がありますか？

急性膵炎は非常に高度な侵襲で，代謝・異化亢進状態にあり，早期からの積極的な栄養療法が勧められます．重症急性膵炎においては，以前は絶飲食を基本としていましたが，発症から48〜72時間以内の経腸栄養は中心静脈栄養と比較して感染症発症や死亡率を低下させる効果があり，経腸栄養の有効性が期待されます[8]．これは栄養補給目的だけでなく，腸管のバリア機能が低下し免疫力が低下した重症膵炎患者の腸管免疫を賦活化させる目的もあります[9]．しかし，その開始方法や使用栄養剤，投与量などについては日本急性膵炎診療ガイドラインにおいても詳細な推奨はありません．また実際にはわが国の全国調査でもその施行率は10％に満たないとされています[10]．

一般に，**重症膵炎の場合，血行動態の安定，高度な腸麻痺がない状態，腸管穿孔・腸管壊死がない状態では経腸栄養を開始してみる，その後慎重にモニタリングする**，というのが最近の流れになっています．

おわりに

重症患者の栄養管理はまだ明確な答えがない状況です．しかし，経腸栄養に効果があること，なるべく早期に開始すべきこと，投与量ははじめの1週間は目標量に達する必要はないことは現段階でいえるようです．また複雑な病態の患者に対して，個々の病態を考慮した臨機応変の栄養治療を行っていくことが求められます．

Column

なぜ急性期の栄養管理か？

　私は栄養士なので「なぜ栄養療法に目覚めたか？」というより，「なぜ急性期の栄養管理に目覚めたのか？」かもしれません．

　留学先のカリフォルニア大学サンディエゴ校の附属病院には熱傷センターがあり，ロサンゼルスやメキシコなどからも患者を受け入れ，そこでは栄養士が経腸栄養の開始を決めるだけでなく，TPNのメニューを組んでいました（アメリカにはキット製剤がないので，三大栄養素から順に計算します）．それまで日本で経験した熱傷患者の栄養管理は，急性期を脱した一般病棟での貧血や低アルブミン血症への対応だったので，栄養士が受傷後24時間以内に栄養治療に関われるということに衝撃を受けました．さらに帰国後お世話になった兵庫医科大学附属病院ではNSTの中心が災害救急救命センターであり，重度外傷や重症患者にすみやかな栄養介入が行われていました．徳島にうつると，栄養加算のとれないICUでNSTも入っていない状態であるにも関わらず，西村教授に「栄養は大事だから」と門を開いていただけました．「エビデンスがないのならつくればいい」，「やってみないとわからない」，とも仰っていただき感激しました．実際，急性期患者の栄養ほどエビデンスはなく，重要であることだけはわかっているのに明確な答えはないように思います．

　今は，エネルギー代謝や体組成も測定する機会を与えていただき，患者さんに近づくことで栄養の意味も，不可思議もたくさん感じる日々です．エビデンスは構築するのに時間がかかるかもしれません．けれど，その意義を体感できる現場で，少しずつ何かを見出していければと思います．

引用文献

1) Simpson F, et al：Parenteral vs enteral nutrition in the critically ill patients：a meta-analysis of trials using the intention to treat principle. Intensive Care Med, 31：12-23, 2005
2) Kreyman KG, et al：ESPEN Guidelines on Enteral Nutrition：Intensive care. Clin Nutr, 25：210-223, 2006
3) Dhaliwal R, et al：The Canadian critical care nutrition guidelines in 2013：an update on current recommendations and implementation strategies. Nutr Clin Pract, 29：29-43, 2014
4) Doig GS, et al：Early nutrition, provided within 24 h of injury or intensive care unit admission, significantly reduces mortality in critically ill patients：a meta-analysis of randomized controlled trials, Intensive Care Med, 35：2018-27, 2009
5) Choi EY, et al：Calorie intake of enteral nutrition and clinical outcomes in acutely critically ill patients：a meta-analysis of randomized controlled trials. JPEN J Parenter Enteral Nutr, 39：291-300, 2015
6) Rousseau AF, et al：ESPEN endorsed recommendations：nutritional therapy in major burns. Clin Nutr, 32：497-502, 2013
7) Petrov MS, et al：Systematic review and meta-analysis of enteral nutrition formulations in acute pancreatitis. Br J Surg, 96：1243-1252, 2009
8) Marik PE, et al：Meta-analysis of parenteral nutrition versus enteral nutrition in patients with acute pancreatitis. BMJ, 328：1407-1412, 2004
9) Capurso G, et al：Role of the gut barrier in acute pancreatitis. J Clin Gastrpemterol, 46：S46-S51, 2012
10) 竹山宜典，他：急性膵炎の栄養と腸管対策に関する指針．「厚生労働科学研究費補助金難治性膵疾患克服研究事業難治性膵疾患に関する調査研究　平成20年度　総括・分担研究報告書」，pp60-63, 2009

プロフィール

堤　理恵（Rie Tsutsumi）
徳島大学大学院医歯薬学研究部代謝栄養学分野 助教
専門：臨床栄養学．
好きな食べ物：チョコレートとコーヒー．
ICUの患者さんとドクター＆ナースの方々にとって役立つ栄養士になれるよう頑張ります！

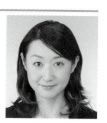

中瀧恵実子（Emiko Nakataki）
徳島大学病院救急集中治療部 助教
専門：集中治療医学
好きな食べ物：おにぎり
急性期医療への関心が高じて，内科から集中治療を志しました．いろんな職種の方から刺激をもらい，日々臨床を楽しくやっています．

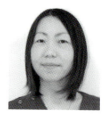

井内茉莉奈（Marina Iuchi）
徳島大学大学院医歯薬学研究部代謝栄養学分野

阪上　浩（Hiroshi Sakaue）
徳島大学大学院医歯薬学研究部代謝栄養学分野 教授

西村匡司（Masaji Nishimura）
徳島大学病院救急集中治療部 教授

第3章 症例&問題で身につける栄養療法の実践力～知りたい病態12選

9. 終末期の栄養療法

二村昭彦, 東口髙志

Point

- 緩和期の栄養障害は, 栄養療法により改善が期待できるが, 終末期は患者の苦痛緩和に重きをおくべき時期である
- 悪液質の進行による代謝異常を伴う栄養障害は, 通常の栄養管理では改善が困難である
- 経口摂取・経腸栄養が困難な場合にのみ静脈栄養を実施するのが原則であるが, 患者・家族の意向を優先し, 柔軟に対応する

終末期の基本知識・栄養療法の考え方

はじめに

　終末期の患者に対する栄養療法は, 医学的なメリットやデメリットに加え, 患者・家族の意向を含めた全人的な判断が必要となります. 経時的に変化していく患者の状態に寄り添うように, 栄養療法の内容も柔軟に対応することが大切です. 特に, 終末期の経口摂取量が低下した患者に対し静脈栄養・経腸栄養を行う場合, 終末期には悪液質をはじめとする種々の代謝異常が生じており, これら強制栄養を行うことで心不全, 呼吸不全を起こしやすくなって浮腫や胸水・腹水, 気道分泌の増悪を招くため, 過剰な投与は避けることが肝要です.

1. 緩和期から終末期の栄養療法の基本知識

　終末期は, 一般に適切な治療を受けても回復の可能性がなく, 死期が間近であると判定された状態をさします. 緩和期から終末期患者の4～23％はがん自体ではなく栄養障害により死亡すると報告されています[1～3].
　緩和期においても平常時と同様の考え方で可能な限り栄養状態を維持できるような栄養療法が必要です. 緩和期から終末期における栄養投与は, 患者・家族の要望も含めて, できる限り経口栄養で行い, 輸液はあくまで補助的手段であることが原則です[4]. また, 「食べられない」ことを理由に, すぐに輸液療法を行うのではなく, その前に経口摂取量の低下をきたしている原因を追究し, 治療可能な要因に対する治療を行うことが重要です. 終末期の経口摂取量低下の原因には,

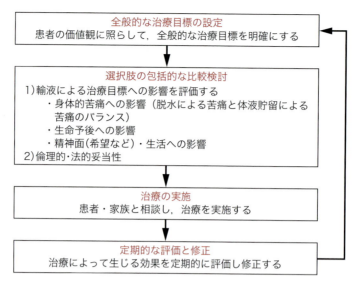

図1 終末期がん患者に対する輸液療法の概念的枠組み
文献5より引用

①消化管閉塞・狭窄，②消化管出血，③頭蓋内圧亢進，④高カルシウム血症，⑤悪液質，⑥臓器障害，⑦低栄養，⑧感染症などの病態に基づくものから，緩和されていない苦痛症状，におい・味・量の不都合な食事，薬物などの状況要因，そして抑うつ・不安などの精神的要因など多岐にわたります．原因に対する治療を行っても，経口摂取単独では必要エネルギーを充足することができない際には，患者・家族に説明し同意が得られた場合に，静脈栄養，経腸栄養を併用します．

がん患者における栄養療法では，常に悪液質の段階評価を念頭におく必要があります．すなわち，真の終末期には，抗がん治療に抵抗性で，高度に進行または急速に増大するがんにより，もはや体重減少の回復が不可能と思われる病態となります．そのような病態では，すでにperformance statusも悪化していることが多く，残された予後も短い状態であることが予想され，静脈栄養，経腸栄養の投与は適応外となります．

臨床上の判断では，まず，患者・家族の価値観を尊重したうえで栄養療法の目標を明確にし，終末期の悪液質を含む病態と栄養療法の身体的苦痛，生命予後，精神面や生活面への影響を評価します．そのうえで施行された栄養療法を定期的に評価して，病態の変化に応じて必要があれば修正していくことが推奨されています（図1）[5〜7]．

■ ギアチェンジの見分け方

医療の世界で「ギアチェンジ」という言葉を聞いたことのある人は少ないと思います．ここでのギアチェンジとは，避けられない死を目の前にした患者に対して，それまで受けてきた医療（栄養管理を含む）を車の速度に合わせてギアを入れ替えるように，切り換える（身体機能に対する負荷を軽減する）という概念です．現時点では，終末期における栄養療法のギアチェンジの診断基準や至適エネルギー量，必要栄養素量を決定するに足るエビデンスはありません．しかし，2010年欧州静脈経腸栄養学会（ESPEN）において，がん患者の臨床的特徴から，「前悪液質"pre-cachexia"→悪液質"cachexia"→**不可逆的悪液質"refractory cachexia"**」の連続する3段階の病期に分類した概念が提唱されました（図2）[8]．ギアチェンジは，この悪液質の病期のrefractory cachexiaに相当する時期に行われるものと考えられます．

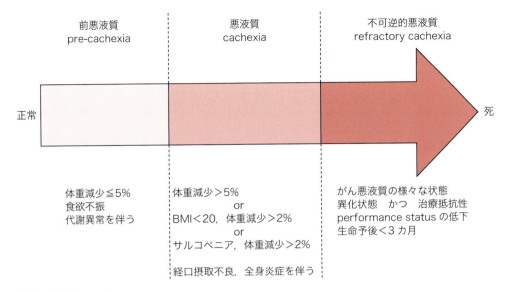

図2　悪液質の病期
文献8より引用

表1　終末期がん患者に対する輸液栄養管理（不可逆的悪液質を伴う症例の場合）

経口摂取可能症例
自由な摂食：好きな食事・食べられる食品（緩和ケア食など）
経口摂取不能例
1. 本人・家族の希望を尊重する
2. 水分投与量＝15～25 mL/kg体重/日（500～1,000 mL/日）
3. 必要カロリー（kcal/日）＝5～15 kcal/kg体重/日（200～600 kcal/日）
4. 投与栄養素：糖質が中心，必要に応じてアミノ酸・必須脂肪酸を少量投与
5. ビタミン・微量栄養素：一日必要量投与（口内炎，褥瘡発生予防のため）

文献9より転載

　その診断は，適切な栄養管理を実施しても，rapid turnover protein（RTP，トランスサイレチンなど）に代表される栄養アセスメントタンパクの回復が得られない栄養障害，あるいは薬物治療や処置等を行ってもコントロールが不能な胸水や腹水ならびに全身浮腫などのいわゆる真の終末的な臨床像が出現する時期に判定されます．これらの評価は，少なくとも緩和医療に精通した複数のスタッフにより行うことが望ましいです．いったん不可逆的悪液質が臨床的に明確になったならば，**一気にギアチェンジすることによって細胞や各組織レベルでの過剰な水分やエネルギーなどの投与を抑制し，残された身体機能に対する負荷を制御できます．**これによりQOLの延長や尊厳ある延命が可能となります[6]．

　この時期は，原則として患者・家族の意向を最大限に尊重し，経口摂取を中心に考えますが，経口摂取が困難な場合には，水分量は15～25 mL/kg体重/日，必要カロリーは5～15 kcal/kg体重/日に留め，糖質を中心とした組成の維持輸液が推奨されます[9]（**表1**）．静脈経路の確保が困難な場合は侵襲の少ない皮下経路より等張輸液を投与することが可能です．

症例問題

症例問題 1. 終末期消化管閉塞に対する栄養療法

症例

70歳代男性，胃癌，腹腔内播種による消化管閉塞．

performance status 1～2，生命予後が3カ月未満と考えられ，腹腔内播種による消化管閉塞のために経口的な水分摂取が困難で激しい嘔気，嘔吐の持続を認め，それに対し経鼻胃管が挿入されていた．表情はかたく，かつ暗く，悲観的な発言もあり，うつの診断下に抗うつ薬の処方がなされていた．前医より末梢静脈より糖加アミノ酸輸液1,000 mLと補充輸液1,000 mLが施行されていた．間接熱量計による安静時エネルギー消費量は，1,200 kcal/日と測定された．

 Q1：この患者のQOLを栄養療法によりどのように改善しますか？
Q2：静脈栄養におけるギアチェンジはどのように変更しますか？

1 輸液剤の選び方

補充輸液には，生理食塩液，乳酸リンゲル液，酢酸リンゲル液，重炭酸リンゲル液がありますが，血清の電解質組成により近い乳酸・酢酸・重炭酸リンゲル液を一般的に使用することが多いです．本症例では，激しい嘔吐あるいはイレウスチューブから消化液が失われ，体液がアルカリ性に傾いている状況であれば，生理食塩液の投与は適正なものと考えることができます．しかし，長期的に細胞外液を補充することが想定される場合には，生理食塩液は高ナトリウム血症や高クロール血症，低カリウム血症が出現するリスクがあることや，下部消化管閉塞の場合では，アルカリ性消化液である小腸液が失われ，代謝性アシドーシスを起こすリスクがあることから，アルカリ化成分である乳酸・酢酸ナトリウムや重炭酸イオンを含んでいる補充輸液を選択するのが望ましいです．

維持輸液は，近年，医療安全および作業効率の点で多くのキット製剤が開発され使用されていますが，患者によってはキット製剤だけでは適切な栄養管理ができない場合があることを知っておく必要があります．特に，高カロリー輸液キット製剤は，2Lで成人の1日必要量が補給される設定になっており，輸液量を制限する場合などではアミノ酸や微量栄養素などが不足する可能性があるので注意する必要があります．

2 栄養療法の開始

消化管閉塞により経口的水分摂取ができない患者のうち，数カ月の予後が見込め，performance statusの低下が認められない場合は，患者の活動量に見合った輸液治療を行うことが総合的にQOLを改善させる可能性があると考えられています．本症例では終末期ではあるが悪液質はないとの判断から安静時エネルギー消費量に見合う輸液設定を行います．閉塞状態が長期にわたるときは，中心静脈カテーテルを留置して，高カロリー輸液を行うことが推奨されます．

本症例にはさらにエネルギー供給の意味ではなく"食べる満足を得るために再び口から食する"

という観点から減圧PEG（経皮的内視鏡胃瘻造設術造設）を行い，患者の嗜好を重視した食事（緩和ケア食）を提供しました．その後，栄養状態の改善とともにうつ症状も軽快しました．PEGよりの減圧は良好でチューブ閉塞なく経過し，嘔気・嘔吐は認めませんでした．定期的に減圧PEGから喪失される消化液の電解質，pHの評価を行い，側管より補充輸液を投与することで体液バランスの維持が確保されました．

●処方例
・高カロリー2号輸液（エルネオパ® 2号輸液）1,500 mL（1,230 kcal，アミノ酸45 g）
・10％総合アミノ酸輸液（アミニック®輸液）200 mL（80 kcal，アミノ酸20 g）
・20％脂肪乳剤（イントラリポス®輸液）100 mL（200 kcal，脂質20 g）
・嘔吐量，排液量分を重炭酸リンゲル液より補充する
　合計：1,800 mL，熱量1,510 kcal，アミノ酸65 g，脂質20 g，NPC/N：120

3 栄養療法の変更

本症例はその後performance statusが3〜4に低下し，生命予後が1〜2週間未満と考えられ，経口摂取の低下とともに倦怠感があらわれ，上下肢に浮腫が認められるようになりました．そして栄養指標（トランスサイレチンなど）の反応がみられなくなったためギアチェンジのタイミングと判断しました．医師から患者・家族に対して，病状の変化から栄養療法の医学的妥当性と適切性を説明し，十分な話し合いをもったうえで，患者本人による意志決定を基本としてギアチェンジを行いました．

原則として，経口摂取を中心に考え，輸液量は最小限とし，維持輸液500〜1,000 mLに留めたことで，浮腫の軽減，倦怠感の緩和が得られました．本症例では，減圧PEG造設以降，好物のスープを最期まで召し上がることができ，全般的なQOLの向上が得られました．

症例問題2. 終末期頭頸部がんの栄養療法

症例

64歳女性，下顎歯肉癌，身長153 cm，体重52 kg．
performance status 1〜2，生命予後が3カ月未満と考えられ，経口摂取不良，下顎部の疼痛，全身倦怠感を主訴とし，左下顎歯肉癌と診断．化学療法を開始し，病巣の安定が継続したため，下顎骨区域切除術，即時プレート再建，大胸筋皮弁を用いた左頸部郭清術が施行された．しかし，術後腫瘍の再発，増大を認めたため，化学放射線療法，化学療法を施行するもPD（progressive disease）のため中止となる．開口障害があり，通常食は摂食困難であるが右口角から少しずつ軟らかくした食事は食べられている．しかし，経口摂取のみでは必要栄養量の確保ができないため入院となる．

Q1：この患者にどのように栄養療法を開始しますか？
Q2：経腸栄養におけるギアチェンジはどのように変更しますか？

1 栄養剤の選び方

　本例の場合，経口投与が困難なため，胃瘻の適応と判断しました．経口摂取は楽しみ程度とし，経腸栄養により栄養状態の維持を目標としました．体重52 kgより必要水分量は1,300 mL/日が基準となります．QOLと安全性の観点から，栄養剤は半固形栄養剤を選択し低カロリー・低電解質の水分補給ゼリーを組み合わせて投与します．体液管理が安定している症例では，加水タイプの半固形化栄養剤を使用するのも便利です．水分投与量を設定する際には，1 kcal/g規格の半固形栄養剤は水含有量が76％，1.3 kcal/g規格では65％となっており，個々の経腸栄養剤の水分含有量の違いも理解しておく必要があります．

2 栄養療法の開始

　経口摂取での栄養が不十分な場合には，経鼻栄養や胃瘻造設などの経腸栄養を選択します．しかし，経鼻カテーテルを用いた経腸栄養は，カテーテル留置に伴う不快感などが緩和医療の目的に反することがあり，その場合には胃瘻を考慮します．ただし終末期で胃瘻造設に伴う下痢，腹部膨満などの合併症のリスクが高いと予想される場合は適応となりません．さらに，緩和期・終末期とも最優先すべきは患者・家族の意向であり，十分な話し合いにより，栄養管理法を決定すべきです．頭頸部がん症例では食道以下の消化管に問題がないことが多く，経腸栄養を併用すれば，治療期から終末期に至るまで良好な栄養状態の維持が可能になります．本症例では，咀嚼困難なため500 kcal程度の嚥下調整食を提供することで，経口摂取の継続性が期待されました．胃瘻からの処方を以下に示します．

> ●処方例（経口摂取分を除く）
> ・ハイネ®ゼリー300 g　4袋（1,200 kcal，タンパク質60 g，脂質27.2 g，水分量900 g）
> ・ハイネ®ゼリーアクア250 g　2袋（400 kcal，タンパク質20 g，脂質9 g，水分量400 g）
> 　合計：水分量1,400 g，熱量1,600 kcal，タンパク質80 g，脂質36.2 g，NPC/N：140

3 栄養療法の変更

　本症例はその後performance statusが3～4に低下し，生命予後が1～2週間未満と考えられ，栄養状態の維持に必要とされる栄養管理を実施しても，栄養指標（トランスサイレチンなど）の値が著しく低下し，さらに気道分泌量の増加に伴い，胃瘻からの経腸栄養の継続も難しい状況になってきたことから，ギアチェンジの時期と判定しました．ギアチェンジ後は，本人，家族と十分に話し合いながら，徐々に経腸栄養剤の投与量を減量し，ときには，患者からの意向に沿うかたちで，維持輸液のソルデム®3号輸液200 mLが皮下投与されました．最期は家族に見守られ安らかに永眠されました．

おわりに

　終末期における栄養療法の目的は，**栄養障害の進行を伴うがん悪液質の発症・進行を抑制してQOLの維持・改善をはかる**ことです．その際には，多専門職種からなる医療・ケアチームにより，医学的妥当性と適切性をもとに慎重に判断することが求められます．真の終末期（不可逆的

悪液質）におけるギアチェンジの判定は，患者と家族の意向を最優先し，十分な説明のうえで行われることを切に望みます．

> **Column**
>
> ### 身近であり奥深い栄養管理
>
> 筆者が栄養管理に惹かれたのは，病院勤務5年目に，NSTを全国に広めた東口髙志先生との出会いがきっかけです．本邦初の全科型の栄養サポートチームの稼働から運営にたずさわり，チーム医療や臨床栄養の重要性を学ばせていただきました．当初は，多種多様な急性期疾患と在宅の栄養管理を経験しましたが，現在ではがん終末期の栄養管理を勉強しています．
>
> 栄養はわれわれにとって身近な分野であるため，一見軽視しがちになりますが，実はきわめて奥深く，診療に役立つ学問と思います．ぜひ，栄養管理の知識を修得し，そのうえでさまざまな病態や疾患を診ることのできる医師になってほしいと願います．

引用文献

1) Klastersky J, et al：Causes of death in patients with cancer. Eur J Cancer, 8：149-154, 1972
2) Ambrus JL, et al：Causes of death in cancer patients. J Med, 6：61-64, 1975
3) Inagaki J, et al：Causes of death in cancer patients. Cancer, 33：568-573, 1974
4) 東口髙志, 他：末期癌患者の輸液療法．日医雑誌, 132：61-64, 2004
5) 「終末期癌患者に対する輸液治療のガイドライン」（日本緩和医療学会 緩和医療ガイドライン作成委員会/編），金原出版, 2013
6) American Society for Parenteral and Enteral Nutrition：Guidelines for the use of parenteral and enteral nutrition in adult and pediatric patients. J Parent Ent Nutr, 26：82-83SA, 2002
7) Bozzetti F, et al：Guidelines on artificial nutrition versus hydration in terminal cancer patients. European Association for Palliative Care. Nutrition, 12：163-167, 1996
8) Fearon K, et al：Definition and classification of cancer cachexia：an international consensus. Lancet Oncol, 12：489-95, 2011
9) 東口髙志：がん悪液質の代謝動態からみた栄養管理．臨床栄養, 113：602-607, 2008

プロフィール

二村昭彦（Akihiko Futamura）
藤田保健衛生大学七栗記念病院薬剤課
藤田保健衛生大学医学部外科・緩和医療学特別研究員
代謝栄養学の観点から緩和医療を研究しています

東口髙志（Takashi Higashiguchi）
藤田保健衛生大学医学部外科・緩和医療学講座 教授
p.20参照

第3章 症例＆問題で身につける栄養療法の実践力〜知りたい病態12選

10. 化学療法中の栄養療法

熊谷厚志，比企直樹，峯　真司，井田　智，望月宏美，髙木久美，
伊丹優貴子，伊沢由紀子，蓑輪雄一，中濱孝志

Point

- 近年は外来化学療法が増えており，化学療法中でも経口で栄養を摂ることが基本です
- 化学療法中には悪心・嘔吐，味覚障害，口内炎など，摂食障害をもたらす副作用がしばしばみられます
- 個々の副作用に適切に対処し栄養状態を良好に保つことで化学療法が遂行でき，ひいてはよりよい治療成績が得られると期待されます
- 化学療法中の栄養管理には副作用と栄養についての幅広い知識を身につけるとともにチームとして取り組むことが必要です

化学療法の基本知識・栄養療法の考え方

はじめに

　近年の抗がん剤や分子標的治療薬の開発には目覚ましいものがあり，多くのがんでこれらによる治療が行われるようになりました．化学療法は白血病や悪性リンパ腫といった血液疾患のほか，消化器癌などで手術前に行われる術前化学療法，術後の再発予防を目的とした術後補助化学療法，あるいは手術適応のないがんに対して行われる緩和治療的な化学療法など，さまざまな形で行われます．担がん患者に対する栄養療法は，栄養素の投与が腫瘍の増殖や転移を促進する可能性があるとして控えられてきた歴史的背景があります．しかしながら栄養療法ががんに悪影響を及ぼすという科学的根拠はほとんどありません．実際にはいずれの治療も長期間にわたることが多く，quality of life（QOL）を保つためにも良好な栄養状態を維持することは重要です．また，がん患者の体重減少は生存期間を短縮すると報告されており，栄養状態はQOLのみならず予後をも左右するといえます[1]．

　化学療法中でも栄養は経口で摂取することが基本です．近年化学療法は外来診療で行われることが多くなりました．外来化学療法を継続するためにも，経口で十分な栄養を摂取できることが重要です．一方，よく知られているように化学療法には経口摂取を妨げるさまざまな副作用がつきまといます．本稿では化学療法に伴って生じやすい摂食障害の発現機序，対策を症状別に紹介します．

1. 化学療法に伴う摂食障害の発現機序と対策

1 悪心・嘔吐

　悪心・嘔吐は食物の吸収を妨げ，食べる意欲を奪い，摂食障害をきたして栄養障害につながることから，適切にコントロールすることが必要です．**がん化学療法時の悪心・嘔吐は発現を予防することが最も重要であり，発現した悪心・嘔吐を治療することは予防することよりも難しいとされています．**

1）発現機序

　悪心・嘔吐の発現機序はいまだ不明な部分も多いですが，延髄外側毛様体背側にある嘔吐中枢の刺激により引き起こされるとされています．抗がん剤やその代謝物による嘔吐中枢の刺激には，以下の3つの経路があると考えられています．

　①抗がん剤により第4脳室にある化学受容体引金帯（chemoreceptor trigger zone：CTZ）が直接刺激され，延髄の嘔吐中枢に伝達される経路

　②消化管粘膜細胞に存在する腸クロム親和性細胞（EC細胞）が抗がん剤により産生されるフリーラジカルによって刺激されてセロトニンを分泌し，これが消化管神経末端に存在する5-HT$_3$受容体を介して迷走神経や交感神経求心路を経て直接延髄の嘔吐中枢に伝わる経路，あるいはCTZを経由して嘔吐中枢に伝わる経路

　③過去の抗がん剤投与時の悪心・嘔吐の体験や精神的素因，視覚・嗅覚などの刺激が大脳皮質から延髄の嘔吐中枢に伝わる経路

化学療法中のがん患者では，抗がん剤のほかにも消化管閉塞，脳転移，電解質異常，オピオイド等の併用薬などが悪心・嘔吐の原因となり得るので，臨床症状や検査所見に注意が必要です．

2）分類

　抗がん剤による悪心・嘔吐はその発現時期と持続期間によって，急性，遅発性，予測性に分類されます．悪心・嘔吐は投与後数時間で出現し，24時間以内に消失するものを急性，投与後24時間以降に出現し，1週間程度持続するものを遅発性と分類します．予測性の悪心・嘔吐は過去に抗がん剤による悪心・嘔吐を経験した患者において，次回の抗がん剤の投与前から生じます．

悪心・嘔吐が起こりやすい抗がん剤

悪心・嘔吐の発現頻度は抗がん剤によって異なり，制吐薬の予防投与なしで24時間以内に発現する悪心・嘔吐の頻度に従って，各抗がん剤は①高度（催吐頻度>90％），②中等度（催吐頻度30〜90％），③軽度（催吐頻度10〜30％未満），④最小度（催吐頻度<10％）の4つに分類されています[2]．

3）予防と治療

　上記の催吐性リスクに応じて適切な制吐薬を使用することが重要です．日本癌治療学会ホームページで「制吐薬適正使用ガイドライン」における催吐リスク別の制吐療法が見られますので参考にしてください[2]．

　適切な予防策を講じたにもかかわらず悪心・嘔吐が発現した場合，有害事象共通用語基準[3]に基づいてGrade評価をするとともに，適切な栄養サポートが必要です．経口摂取が可能な場合，①頻回に少量ずつ分けて食べる，②刺激の強いものを避ける，③料理のにおいによる嘔気の誘発を避けるため，においを感じやすい温かい料理を避ける，などの工夫をします．経口摂取が難し

い場合，末梢あるいは中心静脈栄養を行います．米国静脈経腸栄養学会（American Society for Parenteral or Enteral Nutrition：ASPEN）の栄養療法選択のアルゴリズムが参考になります（1章8参照）．

2 味覚障害

味覚は甘み，塩味，うまみ，酸味，苦みの5つの基本味から成り立ちます．舌に分布する味蕾を構成する味覚受容体細胞から舌咽神経，顔面神経を介して脳に伝わります．味覚障害の多くは味覚受容体細胞の傷害か伝導路である舌咽神経・顔面神経障害によって生じます．抗がん剤の亜鉛キレート・排泄促進作用による亜鉛不足でも味覚障害が生じます．

1）発現時期・症状

末梢神経障害が出現するのと同時期に生じることが多いといわれています．抗がん剤による味覚障害の症状は「味がわかりにくい」，「味がない」という味覚の鈍麻に加え，「苦く感じる」，「金属のような味」，「砂を噛んでいるような感じ」などとして訴えられることがあります．

2）味覚障害が起こりやすい抗がん剤

フルオロウラシル系薬剤は粘膜障害を生じやすく，味蕾を傷害することにより味覚障害を生じます．また，タキサン系，ビンクリスチン，ビンブラスチンなどは神経障害により味覚障害をきたします．

3）予防と治療

口腔内を清潔に保ち，乾燥させないことが味蕾の傷害を防ぐために重要です．亜鉛不足を補うために牡蠣，うなぎ，海藻類，肉類を摂取することも大事です．一方亜鉛は吸収されにくく大半が体外に排泄されるので，クエン酸やビタミンCを含むレモンと一緒に摂取するなどの工夫も必要です[4]．一般に亜鉛の必要量は成人男性で12 mg/日，成人女性で9 mg/日とされていますが，味覚障害の治療には50 mg/日は必要ともいわれています[5]．食物だけで不十分な場合，亜鉛を含有する胃潰瘍治療薬ポラプレジンクを内服することも有効です．味蕾や神経の再生・修復には鉄やビタミンB_{12}も必要であり，これらの補充も重要です[6]．

食事における工夫として，①味を感じにくい場合，肉魚に含まれるイノシン酸，昆布や野菜に含まれるグルタミン酸，干ししいたけに含まれるグアニル酸といった『うま味』を生かす，②塩味を強く感じる場合，だしと極少量の調味料で味付けをする，③甘みを強く感じる場合，塩味をベースにして酸味でアクセントをつける，④苦味や金属味がする場合，だしのきいた薄味のものにする，などがあります．

3 口内炎（口腔粘膜炎）

化学療法中に伴って起きる口内炎には，抗がん剤によって産生されたフリーラジカルが直接口腔粘膜を傷害することによるものと，白血球減少に伴って生じた口腔内感染によるものの2つがあります．

1）発現時期・症状

抗がん剤投与から2～10日で出現します．好中球減少と重なる投与2週間後あたりは特に注意が必要です．好中球の回復に伴って通常2～3週間で回復します．

2）口内炎が起こりやすい抗がん剤

フルオロウラシル，メトトレキサート，S-1，シスプラチン，カペシタビン等の他，mTOR阻害薬などの分子標的治療薬でも起こりやすいとされています．

3）予防と治療

口腔内を清潔に保つことが重要です．化学療法開始前に口腔内感染の有無をチェックし，含嗽，ブラッシング，舌苔除去などの口腔ケアを行います．治療開始後もこれらを継続するよう，歯科・口腔外科と連携してセルフケアを指導します．また，1日24 gあるいは30 gのグルタミン経口摂取が化学療法に伴う口内炎を有意に予防したという報告があります[7, 8]．

口内炎が生じてしまった場合，アズレンスルホン酸ナトリウムなどの薬剤を用いて含嗽を行います．ステロイド軟膏塗布も有効です．強い疼痛を伴う場合は鎮痛薬を併用し，4％キシロカイン®（リドカイン）含有含嗽薬を用いたりします．好中球数が1,000/μL以下ではカンジダ感染のリスクが高くなるので抗真菌薬の投与も考える必要があります．食事は熱いものや刺激の強いものは避け，軟らかいものを食べるよう指導します．

●処方例
【抗炎症を期待して】
　含嗽用ハチアズレ®顆粒　1回1包（2 g）を100 mLの微温湯に溶かし1日4〜5回 含嗽．
【疼痛を伴う場合】
　4％キシロカイン®液　　2 mL
　含嗽用ハチアズレ®顆粒　1包
　1日3回 含嗽
　上記を1回分としてコップに入れ，最後に水で100 mLに薄める．1回25 mLで含嗽．
（※作り置きせず使用の都度，調製）

---

4 下痢

化学療法に伴う下痢は早発性下痢と遅発性下痢に分類されます．

①早発性下痢（コリン作動性）：抗がん剤投与で消化管の副交感神経が刺激され，腸管の蠕動が亢進することによるものです．
②遅発性下痢（腸管粘膜傷害性）：抗がん剤あるいはその代謝産物により腸粘膜が傷害されることによるものです．

1）発現時期
①早発性下痢：抗がん剤（特にイリノテカン）投与後数時間以内に出現し，鼻汁，発汗などのコリン作動様症状を伴うことが多いです．
②遅発性下痢：抗がん剤投与後数日〜10日経過して出現します．

2）下痢を起こしやすい抗がん剤

イリノテカン，フルオロウラシル，S-1，テガフール，カペシタビン，シタラビン，メトトレキサート，ドセタキセル，ドキソルビシン，ゲフィニチブ，エルロチニブ，ソラフェニブ，スニチニブ，イマチニブ，ラパチニブなど．

3）予防と治療

症状が重篤なときは電解質を含むスポーツ飲料や経口補水液による水分摂取のみとし，症状が落ち着いてきたら低脂肪，低食物繊維の食事から開始します．

① **早発性下痢**：抗コリン薬（ブチルスコポラミン，アトロピンなど）の投与で軽快し，臨床的に問題になることは少ないです．
② **遅発性下痢**：軽症ではロペラミドの投与で症状を観察しますが，重症では補液し水分バランスの管理を行います．

●処方例

【早発性下痢】
　ブスコパン®錠10 mg　1回1錠　頓服
予防投与として下記の薬剤を前投与する場合もある．
　アトロピン硫酸塩注0.5 mg　1アンプル
　生理食塩液　　　　　　　50 mL
　イリノテカン投与前に15〜30分で点滴静注
【遅発性下痢】
ロペラミド大量療法
　ロペミン®カプセル1 mg　初回4 mg
　その後は4時間ごとに2 mg服用．もしくは下痢のたびに2 mg服用（16 mg/日を超えない）．24時間経っても改善しない場合は，2 mgを2時間ごとに増量を検討．

---

5 便秘

ビンカアルカロイド系抗がん剤（ビンクリスチン，ビンブラスチンなど）タキサン系抗がん剤（パクリタキセル，ドセタキセルなど）や5-HT$_3$受容体拮抗薬（グラニセトロン，オンダンセトロンなど）などにより腸管の自律神経障害が生じ，腸管蠕動が低下して便秘が生じることがあります．

1）発現時期

抗がん剤投与後3〜10日とされています．

2）便秘を起こす抗がん剤

ビンカアルカロイド系抗がん剤，タキサン系抗がん剤などで便秘が起こりやすいです．

3）予防と治療

十分に水分を摂取し，水溶性食物繊維を豊富に含む果物や海藻，不溶性食物繊維を豊富に含む豆類，野菜，キノコ類を摂るようにします．腸管蠕動を回復するために大腸刺激性下剤（センノシドやピコスルファートナトリウム）を内服します．坐剤ではビサコジル坐剤などが有効です．また，便を軟らかくするために塩類下剤（酸化マグネシウム）を併用します．

●処方例
【大腸刺激性下剤】
　　プルゼニド®錠12 mg　1回1〜2錠　頓服または就寝前定時服用
　　ラキソベロン®内用液0.75％　1回10〜15滴　頓服
　　硬便が直腸に貯留している場合（坐剤）：テレミンソフト®坐剤10 mg　1回1個　頓用
　　　　　　　　　　　　　　　　　　　　　新レシカルボン®坐剤　　　　1回1個　頓用
【塩類下剤】
　　酸化マグネシウム　1回0.66〜1 g　1日3回　毎食後

症例問題

症例問題 1. Wernicke脳症

症例

【患者】59歳女性．

【現病歴】2013年11月胃癌に対し，胃全摘術を施行した．病理組織学的検査の結果，T3N2M0 Stage ⅢAと診断された．TS-1（120 mg/日）4週間内服2週間休薬による補助化学療法を開始した．2コース目の13日目に悪心・嘔吐，下痢を主訴に救急外来を受診された．Grade 2の食欲不振，悪心，口内炎，低カリウム血症を認めた．入院後，五分粥食が提供されていたが悪心が改善せず，ほとんど摂取できていなかったため，末梢点滴（ソリタ®T3 1,000 mL/日とラクテック®G 500 mL/日）による補液が行われていた．入院45日目，歩行困難を訴えるようになった．次第に呼びかけに対する反応が不良となった．瞳孔異常なし，対光反射あり．左右の注視方向性眼振を認めた．血算，生化学検査では異常を認めなかった．

症状の原因をどのように考えますか？　どのように栄養療法を変更しますか？

1 意識障害の原因は？

　栄養障害が原因で生じる意識障害として低血糖はよく知られていますが，ビタミンB₁（チアミン）欠乏によって引き起こされるWernicke脳症も忘れてはいけません．Wernicke脳症は意識障害，眼球運動障害，運動（歩行）失調の3つを主徴とし，1881年にWernickeによってはじめて報告されました[9]．『Wernicke脳症＝アルコール中毒』というイメージがあるかもしれませんが，必ずしもアルコール中毒患者でなくてもチアミン欠乏は起こり得ます．①アルコール中毒と栄養失調，②胃腸の術後，③頻回嘔吐や慢性下痢，④がんと化学療法，⑤チアミン代謝障害，⑥マグネシウム欠乏，⑦薬剤，⑧低栄養などがチアミン欠乏の原因になります．チアミンは解糖系やクエン酸回路が円滑に機能するための補酵素として重要です．チアミン欠乏では，糖を主な栄養源とする脳神経が障害されるため脳症を発症すると考えられます．チアミンの体内備蓄期間は18日程度であり，2〜3週間供給不足状態におかれるとWernicke脳症を生じ得ます[10]．血中濃度の

測定によりチアミン欠乏は診断できますが，病歴と臨床症状が重要です．本症例では五分粥食が出されており，それに加えて補液が行われていましたが，悪心のため経口摂取は少量のみでした．禁食でなかったためビタミン製剤を含まない末梢補液で約1カ月半経過観察されていたという病歴と意識障害，眼球運動障害（特に注視方向性眼振：右注視時に右向き眼振を，左注視時に左向き眼振を認めるもの）からWernicke脳症を疑い，チアミン投与により回復しました．Wernicke脳症において眼球運動障害はほぼ必発で，なかでも注視方向性眼振が特徴的です．病理組織学的には第3脳室，中脳水道，第4脳室周囲の灰白質，乳頭体，四丘体，小脳虫部などに左右対称に毛細血管の増生やグリオーシスなどを認めます[11]．画像検査ではMRIが有用で，変成部位に一致してT2またはFLAIR強調画像で高信号を呈します[12, 13]．

2 栄養療法を見直す

一般成人において，Wernicke脳症の予防に必要なチアミンの推奨投与量は1.4 mgあるいは1,000 kcalあたり0.5 mgと微量ですが，糖を含有する補液が必要な低栄養患者においては，十分量（25〜100 mg/日）のチアミンを投与すべきといわれています[14]．

1）栄養療法の開始

Wernicke脳症を疑った場合，ビタミンB_1（チアミン）の大量経静脈投与を行います．アリナミン®F100注またはビタメジン®静注用（いずれもチアミン塩酸塩100 mg含有）をすみやかに静脈内投与します[14]．その後，チアミン塩酸塩25〜100 mg/日を静脈内投与します[10]．

2）栄養療法の変更

数日後にチアミン塩酸塩25〜100 mg/日の経口投与に切り替えます〔25 mgアリナミン®F糖衣錠）1回25〜50 mg 1日1〜3回（朝昼夕食後）[9]〕．

3）栄養療法の評価

臨床症状の改善の評価，血中チアミン濃度の測定を行います．

おわりに

2006年に発表された欧州静脈経腸栄養学会（European Society for Clinical Nutrition and Metabolism：ESPEN）のガイドラインによると，放射線療法あるいは放射線化学療法中は，経口摂取の減少と治療に伴う体重減少および治療の中断を防ぐために，積極的な栄養介入と経口栄養補助食品の摂取が推奨されています[15]．一方で，化学療法中の経腸栄養は治療効果や化学療法に伴う有害事象によい影響をもたらすという証拠は乏しく，ルーチンにこれを行うことは推奨されていません．放射線療法は局所治療です．頭頸部がん，食道がん，肺がんなどに対する放射線照射によって食道炎が生じますが，原則的には局所の問題であり，食道を経由しない栄養ルート（経鼻あるいは胃瘻・腸瘻からの経腸栄養）で栄養することにより大きな改善が期待できます．これに対して化学療法は全身治療であり，その副作用も全身に及びます．栄養介入による効果が証明しにくいのも必然といえます．それでも，1つ1つの問題に対して適切に介入し，問題を解決していくことで体重減少や治療の中断を防ぐことが期待できます．化学療法をレジメン通り遂行することは，よりよい治療効果をもたらすでしょう．

化学療法中の栄養療法には総合力が問われます．最良の栄養サポートを実践するためには，幅広い知識を身につけるとともに，歯科医師，薬剤師，看護師，栄養士と連携して，チームとして栄養サポートに取り組むことが大切です．

Column

がん研有明病院における管理栄養士の活動

NST（nutrition support team）による栄養管理は多くの病院で行われていますが，がん研有明病院での取り組みを特に管理栄養士の活動に焦点を当てて紹介します．

がん研有明病院では2006年にNSTを結成して以来，全病院型のNSTを運営してきました．NSTによる栄養管理は原則的に全入院患者に対する1次スクリーニングからはじまります．これをもとに栄養障害のリスク患者を抽出し，抽出された患者について各病棟の看護師がチャート回診で患者の状態，問題点を提示し，NSTメンバーで解決策や方針が検討されます．1次スクリーニングは図1のごとく看護師が電子カルテ上で行い，さらに管理栄養士が『推奨栄養補給量算出テンプレート』を用いて栄養プランを立案します（図2）．このテンプレートでは，各患者の必要栄養量が自動計算されるのみでなく，当院における栄養剤や点滴，食事をすべてプルダウンメニューで選択することができ，それにより栄養必要量に対する充足度が算出されます．このテンプレートを用いることでいつでも迅速に栄養プランを立てることができるようになりました．病棟医師達が自分で栄養プランを立てる際にも大きな助けになり，またNST検討会での綿密なディスカッションにおいてもその理論的根拠として役立っています．このテンプレートは主に入院中の患者の経腸および経静脈栄養が中心の段階では大いに役立ちますが，外来患者さん，すなわち経口摂取が中心になるべき段階での栄養障害に対しては，患者さんの摂食状況や問題点に関する情報の詳しい聴取やそれらの情報をもとにした具体的なアドバイスが必要です．がん研有明病院では，各病棟のみならず外来にも『栄養コンシェルジュ』の名のもとに管理栄養士を配置し，担当医が必要と判断したときにはいつでも管理栄養士が対応できるような体制を整えています．このような取り組みにより，管理栄養士を中心としたNST活動が強化されつつあり，今後その成果がさまざまな分野で数字となって現れることが期待されています．

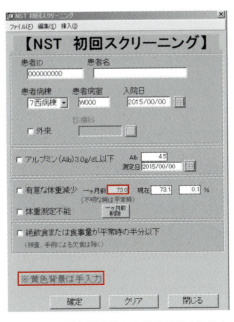

図1　がん研有明病院における栄養1次スクリーニングテンプレート

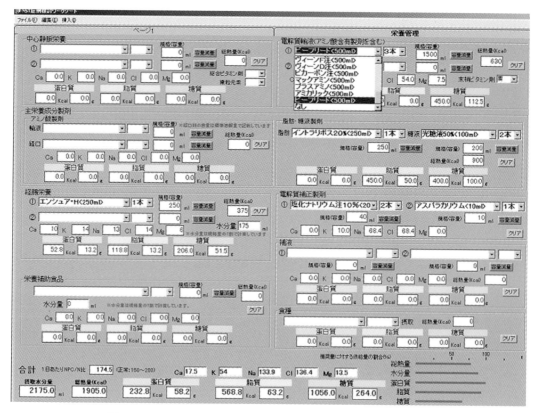

図2 がん研有明病院における推奨栄養補給量算出テンプレート

引用文献

1) Dewys WD, et al：Prognostic effect of weight loss prior to chemotherapy in cancer patients. Am J Med, 69：491-497, 1980
2) 「制吐薬適正使用ガイドライン　第2版」（日本癌治療学会/編），金原出版，2015
3) Common Terminology Criteria for Adverse Events version 4.0：CTCAE ver4.0
http://ctep.cancer.gov/protocolDevelopment/electronic_applications/ctc.htm#ctc_40
4) 「イラスト生化学入門」（川崎英二/編），メディカ出版，2013
5) 「日本人の食事摂取基準（2015年版）」（菱田 明，佐々木敏/監），第一出版，2015
6) 生井明浩：味覚障害の治療．ENTONI，10：28-33, 2002
7) Cockerham MB, et al：Oral glutamine for the prevention of oral mucositis associated with high-dose paclitaxel and melphalan for autologous bone marrow transplantation. Ann Pharmacother, 34：300-303, 2000
8) Choi K, et al：The effect of oral glutamine on 5-fluorouracil/leucovorin-induced mucositis/stomatitis assessed by intestinal permeability test. Clin Nutr, 26：57-62, 2007
9) Wernicke C：Die akute haemorrhagische polioencephalitis superior.「Lehrbuch der Gehirnkrankheiten für Äerzte und Studierende, Bd II」Kassel：Fisher Verlag, 229-242, 1881
10) 「今日の治療指針」（山口 徹，他/監），医学書院，2014
11) 橋詰直孝：ビタミンB1欠乏症．医学のあゆみ，198：949-952, 2001
12) Drayer BP：Imaging of the aging brain. Part II. Pathologic conditions. Radiology, 166：797-806, 1988
13) Gallucci M, et al：Wernicke's encephalopathy：MR findings in five patients. AJNR, 11：887-892, 1990
14) Reuler JB, et al：Current concepts. Wernicke's encephalopathy. N Engl J Med, 18：1035-1039, 1985
15) Arends J, et al：ESPEN Guidelines on Enteral Nutrition：Non-surgical oncology. Clin Nutr, 25：245-259, 2006

プロフィール

熊谷厚志（Koshi Kumagai）
がん研有明病院消化器外科 胃外科
好きな食べ物はクロワッサン．『人はパンのみにて生くるにあらず』と戒めつつ，ほぼ毎食何らかのパンを食べています．がん研有明病院では熱意溢れる栄養士さん達と力を合わせ，栄養に関する臨床研究に楽しく取り組んでいます．

比企直樹（Naoki Hiki）
がん研有明病院消化器外科 胃外科，栄養管理部

峯　真司（Shinji Mine）
がん研有明病院消化器外科 食道外科，栄養管理部

井田　智（Satoshi Ida）
がん研有明病院消化器外科 胃外科

望月宏美（Hiromi Mochizuki）
がん研有明病院栄養管理部

髙木久美（Kumi Takagi）
がん研有明病院栄養管理部

伊丹優貴子（Yukiko Itami）
がん研有明病院栄養管理部

伊沢由紀子（Yukiko Izawa）
がん研有明病院栄養管理部

蓑輪雄一（Yuichi Minowa）
がん研有明病院薬剤部

中濵孝志（Takashi Nakahama）
がん研有明病院栄養管理部

第3章 症例&問題で身につける栄養療法の実践力～知りたい病態12選

11. 小児の栄養療法

児玉浩子

Point

- 小児の栄養状態を評価する基本は，まず日本人小児の標準体重・身長・頭囲と比較して，体重・身長・頭囲の評価を行う．栄養療法中も経時的に評価する
- 肥満・やせの判定は，肥満度で行う
- 必要エネルギー・水分および各栄養素の推奨量は，体重あたりでは成人に比べて多い．そのため，不足による欠乏症が発症しやすい

小児の基本知識・栄養療法の考え方

はじめに

"小児は小さな大人ではない"といわれるように，小児には小児の特性があります．小児の特性を理解して，栄養療法を考えることが必要です．また，小児においても食事療法が必要な疾患は多いです．それぞれの疾患でのガイドライン等に食事療法が記載されているので，各疾患での食事療法については，該当疾患ガイドライン等を参考にしてください．例えば，食物アレルギー[1]，先天代謝異常症等の治療乳が必要な疾患[2, 3]，糖尿病[4]のガイドラインなどがあります．

1. 小児の特性

1 体重あたりの水分必要量は成人より多い

年少児ほど体重あたりの水分量が多くなります．細胞内液量は成人とほぼ同じで，約40％であるが，細胞外液，特に間質液が多くなっています．また，体重あたりの体表面積が大きく，不感蒸泄や汗として失われる水分が多くなり，適切な水分補給がないと脱水症になりやすいです（表1）[5]．

2 エネルギー・各種栄養素も体重あたりでは，成人より多く必要

水分だけでなく，エネルギーや各種栄養素も体重あたりでは，成人より多く必要です（表2）．性別・年齢別の推定エネルギー必要量，各栄養素の推奨量は，「日本人の食事摂取基準2015年

表1　小児の年齢別水分所要量

年齢	1日水分量（mL）	mL/kg/日
3日	250〜300	80〜100
10日	400〜500	125〜150
3カ月	750〜850	140〜160
6カ月	850〜1,100	130〜155
9カ月	1,100〜1,250	125〜145
1年	1,150〜1,300	120〜135
2年	1,350〜1,500	115〜125
4年	1,600〜1,800	100〜110
6年	1,800〜2,000	90〜100
10年	2,000〜2,500	70〜80
14年	2,200〜2,700	50〜60
18年	2,200〜2,700	40〜50

文献5より転載

版」[6]に記載されています．また，乳児期前半の栄養源はほぼ100％乳汁であり，後半から離乳食をはじめますが適切な離乳ステップが咀嚼能獲得などに大切であるといわれています[7]．摂取エネルギーが不足すると，体重増加や身長の伸びが障害されます．また，微量栄養素が不足すると，特に小児では欠乏症が発症しやすくなります．わが国では，経腸栄養剤や治療乳の使用によるカルニチン，ビオチン，セレンなどの微量栄養素の欠乏が多く報告されています[8]．

3 検査値は成人と異なるものがある

自動分析器で測定する一般検査などは，同時に基準値が示されていますが，これは一般に成人の基準値です．異常値がみられた場合は，小児での基準値で判断することが必要です[9]．

2. 小児での栄養アセスメント

1 小児の栄養状態の評価

栄養状態の評価は，栄養管理上，病初期および経過中にくり返し行う基本的な最も重要なことです．エネルギー摂取に関しては，体重，身長，頭囲を経時的に，日本人小児の標準成長曲線（小児内分泌学会ホームページの「日本人小児の体格の評価」からダウンロード可能）にプロットして，その変化を評価します．成長標準曲線から逸脱していれば，エネルギー過剰/欠乏をある程度評価できます．

栄養障害が長期に続くと，身長や頭囲の発育も障害されます．栄養障害の程度を食事摂取量，成長発育状態，疾患により評価する方法も提唱されています[10]．

2 肥満・やせ度

成人では肥満およびやせの評価は一般にBMI（body mass index）で行われています．しかし，健康な小児でもBMIは年齢により大きく変化するので，BMIで評価するのは困難です．**わが国では一般に肥満度で評価されており，肥満度は以下の計算式で求められます．**

表2 小児の年齢別推定エネルギー必要量およびたんぱく質・カルシウム・鉄の推奨量

年齢	男性 推定エネルギー必要量 kcal/日 (kcal/kg/日)	男性 たんぱく質 g/日 (g/kg/日)	男性 カルシウム mg/日 (mg/kg/日)	男性 鉄 mg/日 (mg/kg/日)	女性 推定エネルギー必要量 kcal/日 (kcal/kg/日)	女性 たんぱく質 g/日 (g/kg/日)	女性 カルシウム mg/日 (mg/kg/日)	女性 鉄 mg/日 (mg/kg/日)
0〜5 (月)	550 (87)	10 (1.6)	200 (32)	0.5 (0.08)	500 (85)	10 (1.7)	200 (34)	0.5 (0.08)
1〜2 (歳)	950 (83)	20 (1.7)	450 (39)	4.5 (0.39)	900 (82)	20 (1.8)	400 (36)	4.5 (0.4)
3〜5 (歳)	1,300 (79)	25 (1.5)	600 (36)	5.5 (0.33)	1,250 (78)	25 (1.6)	550 (34)	5.0 (0.3)
6〜7 (歳)	1,550 (70)	35 (1.6)	600 (27)	6.5 (0.29)	1,450 (66)	30 (1.4)	550 (25)	6.5 (0.3)
8〜9 (歳)	1,850 (66)	40 (1.4)	650 (23)	8.0 (0.29)	1,700 (62)	40 (1.5)	750 (27)	8.5 (0.3)
10〜11 (歳)	2,250 (63)	50 (1.4)	700 (20)	10.0 (0.28)	2,100 (58)	50 (1.4)	750 (21)	月経なし 10.0 (0.3) / 月経あり 14.0 (0.4)
12〜14 (歳)	2,600 (53)	60 (1.2)	1,000 (20)	11.5 (0.23)	2,400 (51)	55 (1.2)	800 (17)	10.0 (0.2) / 14.0 (0.3)
15〜17 (歳)	2,850 (48)	65 (1.1)	800 (13)	9.5 (0.16)	2,300 (44)	55 (1.1)	650 (13)	7.0 (0.1) / 10.5 (0.2)
18〜29 (歳)	2,650 (42)	60 (0.9)	800 (13)	7.0 (0.11)	1,950 (39)	50 (1.0)	650 (13)	6.0 (0.1) / 10.5 (0.2)

注：①日本人の食事摂取基準2015年版より作成
②カッコ内は体重あたりで算出した（体重は参照体重を用いた）
③推定エネルギー必要量は，身体活動レベルⅡ
④乳児に関しては0〜5カ月の目安量のみを示す
⑤0〜5カ月児の鉄の目安量に少ないが，母乳鉄含有量が少ないためである

肥満度（％）＝（実測体重－標準体重）÷標準体重×100

肥満度20～30％未満を軽度肥満，30～50％未満を中等度肥満，50％以上を高度肥満とし，－20％以下がやせ，－30％以下が高度やせとされています[11]．簡便な肥満度判定曲線を利用することも可能で[11]，幼児版は母子手帳にも掲載されています．肥満度判定曲線上に経時的に対象者の値をプロットすることにより，栄養状態の変化を知ることができます．

注：標準体重とは，対象児の身長に見合った体重のことで，日本小児内分泌学会ホームページの「日本人小児の体格の評価」で，標準体重を求めることが可能です（http://www.auxology.jp/japanesechildren/fuhyo4.pdf）．または，標準身長・体重曲線から標準体重を求めることもできます．

3 身体所見

エネルギー摂取状況は，肥満度で評価できますが，ビタミン・ミネラルの欠乏・過剰に関しては，疑って検査してはじめて診断される場合が多いです．常に全身の所見を丁寧に診察するのが，栄養素過不足の早期発見につながります[11]．

4 生化学的栄養アセスメント

栄養評価に用いられる生化学的検査には，特に小児特有な検査はないですが，年齢により基準値が異なるものがあるので注意が必要です[9]．

3. 小児のnutritional support team（NST）

小児のNSTに関しては，欧米では早くからその必要性が認識され，NSTの活動を推奨し，必要性を発表しています[12]．わが国では小児病院・大学病院などを中心に小児のNSTが行われています[13]．これらを参考にして，各施設での小児のNSTを充実させることができるので，ぜひ一読していただきたいです．

症例問題

症例問題 1. 嘔吐と下痢をくり返す幼児

症例

1歳1カ月の男児．主訴は嘔吐と下痢．一昨日より嘔吐，下痢が始まり，回数が増加し，昨日は嘔吐4回，下痢7回であった．嘔吐は胃残渣で，便は水様で血液の付着はない．軽度の咳と鼻汁がある．食欲はなく，6時間排尿がない．受診1週間前の健診での体重は9.5 kgであった．食事は，フォローアップミルク約500 mL／日と離乳食3回であった．診察時は機嫌が悪く，あまり元気がない．体温37.4 ℃，体重9.2 kg，身長75 cm．大泉門は平担，咽頭経度発赤，胸部は異常なく，腹部は平担で軟らかい．腸音がやや亢進している．

表3 脱水症の重症度と臨床症状

重症度 臨床徴候	軽症	中等症	重症
体重の減少度	〜4%	〜9%	9%以上
全身状態	ややぐったり	ぐったり 〜あまり動かない	動かない
意識状態	ほぼ正常	低張性脱水：ぽんやり 高張性脱水：易刺激性	低張性脱水：〜昏睡 高張性脱水：刺激性亢進、けいれん
capillary refilling time（CRT）	〜1.0秒	1.5秒〜2.5秒	2.5秒以上
尿量	排尿あり	8〜12時間なし	12〜24時間なし
皮膚緊張度（turgor）低下（乳幼児）	なし	あり	高度
口腔粘膜面の乾燥	軽度	中等度	完全に乾燥
心拍数	軽度増加	増加	著しく亢進
血圧	正常	正常	低下
大泉門（乳児）	正常	軽度の陥凹	高度の陥凹

文献14より引用

血液データ	
白血球数	10,000/μL
CRP	0.1 mg/dL
Na	138 mEq/L
K	3.6 mEq/L
Cl	96 mEq/L
BUN	15 mg/dL
血糖	70 mg/dL

 この患者にどのような栄養療法を開始しますか？

1 初期対応および食事指導はどうしますか？

　本患児は，上気道感染に伴う急性胃腸炎と考えられます．体重減少は約3％で軽度の脱水と評価できます（脱水の評価：表3を参照）[14]．体温は37.4℃ですが，熱があるとは判断しなくてもよいです（1〜6歳児の体温は36.5〜37.4℃）[15]．欧州のガイドライン[16]に準じて（表4），経口補液（oral rehydration solution：ORS，医薬品ではソリタ®-T配合顆粒2号，市販品ではOS-1）を少量（1回30〜50 mL）からはじめ，徐々に増加させて，900〜1,000 mLを4〜6時間を目安に与えます[17]．一般のスポーツドリンクは，乳幼児急性下痢症に推奨されている組成[16]に比べナトリウム濃度が低いなどの理由で，推奨されません．

　自宅で嘔吐しないことを確認したら，"かゆ"や"うどん"など消化のよいものを少量から開始し，徐々にイモ類，バナナなど種類と量を増やします[17]．ミルクを希釈する必要はなく，離乳食をやめる必要もありません．

表4　欧州の乳幼児急性胃腸炎のガイドラインの概要[16]

1) 軽度〜中等度の脱水では，輸液を行わなくても，ORS（50〜60 mEq/LNa）で対応可能である．
2) 離乳食やミルク（母乳を含めて）は，経口補液中または補液後すみやかに与える．エネルギー摂取を制限すると，消化管機能の回復が遅くなるといわれている．
3) プロバイオティクスは症状の改善に有効である．
4) 制吐薬では，オンダンセトロンは効果があるが，ドンペリドンを含む他の薬剤は一般的に効果がない．ロペラミド（ロペミン®）は使用すべきでない．
（注：日本では本症はオンダンセトロンの保険適疾患ではない）
5) 止痢薬では，diosmectite と racecadotril（いずれも日本では市販されていない）は多少効果があるかもしれないが，他の止痢薬はあまり効果がない．
6) 重症の脱水症では，輸液を行う．輸液は，生理的食塩水（0.9%生食）を2〜4時間かけて，20 mL/kg/時で投与する．
（注：低張輸液より，低ナトリウム血症になる頻度が低い[21]）

2　投薬はどうしますか？

ビオフェルミン® 1.0 g/日を1日3回で数日分処方します．帰宅後に内服できなかったり，嘔吐が続いたりする場合のことを考えて，ドンペリドン（ナウゼリン®坐剤，10 mg）を念のために2，3個頓用で処方します．座薬は嘔吐がなければ使用する必要がないことを説明しましょう．座薬使用は，1回1個で，1日2個までとします．

3　2週間後に再受診，対応はどうしますか？

症例の経過

投薬により，嘔吐は消失し，機嫌もよく，食欲もある．しかし，下痢が1日5〜6回と続いている．便は軟便で血性ではない．

急性胃腸炎後の2次性乳糖不耐症が考えられます．フォローアップミルク[※1]を乳糖が含まれないラクトレスミルクまたは乳児用大豆乳（ボンラクト®）に変更します．

乳幼児で下痢が続くと，腸粘膜にある乳糖分解酵素（ラクターゼ）活性が低下し，2次性乳糖不耐症になります．この状態で乳糖を含むミルク・牛乳などを摂取していると，下痢がますます悪化するため，対応としては乳糖を除去したミルクを使いましょう．便性状が改善すれば，ミルクを通常の下痢・嘔吐発症前のミルクに変更可能です．母乳栄養児の場合は，ガランターゼ[※2]を授乳時に服用させましょう[19]．

[※1] フォローアップミルク：生後9カ月からのミルクで，乳児用調整粉乳に比べてたんぱく質，カルシウム，鉄などが多い．離乳食が順調に進んでいる場合は，必ずしも必要でない．
[※2] ガランターゼ：成分はβガラクトシダーゼで，乳糖分解作用がある．母乳の場合は乳糖を除去できないので，母乳中の乳糖を分解するために用いる．

症例問題 2. 肝機能異常の小児

症例
10歳6カ月の男子．感冒による近医受診時に調べた血液検査で肝機能異常を指摘されて紹介受診した．初診時所見は身長148 cm（＋1.5 S.D.），体重54.9 kg（＋2.5 S.D.），胸腹部異常はなく，外性器は思春期前の男子の所見である．知能発達も問題ない．

血液データ

白血球数	8,200/μL
CRP	0.2 mg/dL
AST	50 IU/L
ALT	120 IU/L
LDH	300 IU/L
ALP	820 IU/L
総ビリルビン	0.8 mg/dL
アンモニア	34 μg/dL
HBs抗体	＜4倍
HCV抗体	＜0.9COI

この患者にどのような栄養療法を開始しますか？

1 本例の肝機能異常の原因は？
本症例の肝機能異常の原因は，肥満による脂肪肝が原因と考えられます．肥満による脂肪肝の肝機能の特徴は，ALTがASTに比べて有意に上昇することです．本症例の血清ALPは成人基準値に比べて著しく高値ですが，骨成長に伴うALPの高値と思われるので，肝機能異常の1つとして考える必要はありません．小児，特に思春期の血清ALPは，骨成長を反映して，成人に比べて基準値が高くなっています（例：10歳男児の基準値は395〜1,100 U/L）[9]．

2 肥満の程度の評価はどうしますか？
本患児は，身長も同性同年齢の小児より高く，小児の身長基準値から調べると，11歳10カ月相当の身長であり，体重は標準体重（41.5 kg）よりも13.4 kg重くなっています．前述した肥満度の計算式から，＋32％となり，中等度の肥満と診断できます．

3 肥満の原因は何が一番考えられますか？
小児の肥満では，症候性肥満と単純性肥満を鑑別する必要があります．症候性肥満は，一般に低身長，性腺機能不全，知能障害を合併していることが多いです[20]．本症例は，いずれの所見もみられないこと，また身長も大きいことより，単純性肥満と思われます．

4 対応はどうしますか？
食事療法と運動の奨励が基本です．食事療法については，摂取エネルギーをどれくらいにすれ

ばよいか明確な基準はありません．まずは，今までの摂取エネルギーや脂肪エネルギー比など食事内容を分析します．管理栄養士に依頼すると食事調査を行ってくれます．一般に肥満児は同性同年齢の小児に比べてエネルギーを過剰に摂取しています．対応として，同性同年齢相当の摂取エネルギー量にするか，または同性同年齢の摂取エネルギーの約90％位にする[21]．食事内容では，野菜を多く摂取する，脂肪エネルギー比を30％以下にするなどの食事指導を行いましょう．しかし，毎日の摂取エネルギー量を計算するのは困難です．現実的で有効な評価方法は，毎日，体重を測定してもらうことです．体重が現状維持または全体として徐々に減少していれば，コントロールは良好と判断できます[21]．体重が現状維持でも，身長は伸びますので，肥満度は改善します．小児肥満での食事療法で注意することは，過度に食事制限をすると身長の伸びも障害する恐れがあることで，身長の伸びもフォローすることが大切です．

運動に関しては，日常の活動量を増やし，興味があり長続きできる運動を勧めましょう．小児の2型糖尿病のコンセンサス・ガイドラインに準じた運動療法も勧められます[4]．

これらの対応で，肝機能はすみやかに正常化すると考えられます．

おわりに

小児に栄養療法を行うときは，保護者の理解と同意が不可欠です．保護者に必要性を十分理解してもらい，協力してもらいましょう．患児に対しても，年齢に応じたわかりやすい説明が必要です．

Column

私が栄養に関心をもったきっかけ

私が栄養に関心をもったきっかけは，当時，研修医として勤めていた大阪大学医学部付属病院で診た乳児の皮膚炎です（写真）．当時，大阪大学医学部附属病院小児外科の岡田正先生が留学先の米国から帰国して，わが国で先駆的に中心静脈栄養（TPN）を導入しました．TPN中の乳児で，写真のような皮膚炎が発症し，いろいろ検索した結果，亜鉛欠乏によるものと考えられ，亜鉛を投与すると，数日で劇的に皮膚炎は治癒しました．また，同時期にTPN中の乳児で，貧血，白血球減少が発症し，苦労して精査し銅欠乏によるものと診断され，銅投与で，劇的に改善した患児も経験しました．このような患児の経験から栄養の重要性を認識し，栄養に関心をもちました．栄養学を勉強すればするほど，小児にとって適切な栄養の重要性を痛感しています．どのような疾患に罹患している子どもでも，できうる限り栄養状態を良好にすることは，発達・発育や免疫能維持に重要で，かつ疾患の軽減・治癒につながります．

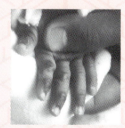

（Color Atlas ⑤参照）

引用文献

1) 「食物アレルギー診療ガイドライン2012」（宇理須厚雄，近藤直実/監），日本小児アレルギー学会食物アレルギー委員会，2011
2) 「改訂2008 食事療法ガイドブック アミノ酸代謝異常症・有機酸代謝異常症のために」（登録特殊ミルク共同安全事業

安全開発委員会/編)，恩賜財団母子愛育会，2008
3) 特殊ミルクの適応症と食事療法ガイドライン～先天代謝異常症から内分泌，腎，消化器，神経疾患まで～．平成24年度厚生労働科学研究費補助金（厚生労働科学特別研究事業），先天代謝異常症等の治療のための特殊調合した調製粉乳（特殊ミルク）の効果的な使用に関する研究（H24-特別-指定-026），2013
4) 「小児・思春期糖尿病管理の手びき 改訂第3版」(日本糖尿病学会，日本小児内分泌学会/編)，南江堂，2011
5) 川上 肇：小児の脱水と経口補水液（ORS）．「臨床栄養別冊JCNセレクト9 小児の臨床栄養 エビデンスとトピックス」(雨海照祥/編)，pp97-101，医歯薬出版，2014
6) 厚生労働省：日本人の食事摂取基準2015年版
http://www.mhlw.go.jp/file/04-Houdouhappyou-10904750-Kenkoukyoku-Gantaisakukenkouzoushinka/0000041955.pdf
7) 厚生労働省：授乳・離乳の支援ガイド
http://www.mhlw.go.jp/shingi/2007/03/s0314-17.html
8) 児玉浩子，他：特殊ミルク・経腸栄養剤使用時のピットホール．日本小児科学会雑誌，116：637-654，2012
9) 武田英二：検査値一覧．「小児臨床栄養学（児玉浩子，他/編)，pp455-458，診断と治療社，2011
10) 千葉正博：小児に適した栄養アセスメントとは．「臨床栄養別冊JCNセレクト9 小児の臨床栄養 エビデンスとトピックス」(雨海照祥/編)，pp2-7，医歯薬出版，2014
11) 児玉浩子：小児の輸液・栄養管理の基礎と実践Ⅰ．総論 小児の栄養管理の基本．小児科診療，78：729-736，2015
12) Marchand V & Motil KJ：Nutrition support for neurologically impaired children：a clinical report of the North American Society for Pediatric Gastroenterology, Hepatology, and Nutrition. J Pediatr Gastroenterol Nutr, 43：123-135, 2006
13) 土岐 彰，他：小児の栄養〔栄養療法〕小児領域におけるNST．小児内科，46：1106-1111，2014
14) 関根孝司：小児の輸液・栄養管理の基礎と実践Ⅰ．総論 脱水症のみかたと輸液の基本．小児科診療，78：723-728，2015
15) 児玉浩子：小児の年齢別特徴．「今日の小児治療指針 第16版」(水口 雅，他/編)，pp93-94，医学書院，2015
16) Guarino A, et al：European Society for Pediatric Gastroenterology, Hepatology, and Nutrition/European Society for Pediatric Infectious Diseases evidence-based guidelines for the management of acute gastroenteritis in children in Europe：update 2014. J Pediatr Gastroenterol Nutr, 59：132-152, 2014
17) 田尻 仁：急性胃腸炎．小児科診療，78：781-784，2015
18) McNab S, et al：140 mmol/L of sodium versus 77 mmol/L of sodium in maintenance intravenous fluid therapy for children in hospital（PIMS）：a randomised controlled double-blind trial. Lancet, 385：1190-1197, 2015
19) 児玉浩子：乳糖不耐症．「医科栄養学」(板倉弘重/監，近藤和雄，他/編)，pp773-775，建帛社，2010
20) 七尾謙治：肥満．「小児内分泌学」(日本小児内分泌学会/編)，pp68-70，診断と治療社，2009
21) 児玉浩子：生活習慣病に対する食事療法：肥満の食事療法．「小児の生活習慣病ハンドブック」(清水俊明/編)，pp104-111，中外医学社，2012

参考文献

1) 「小児臨床栄養学」(児玉浩子，他/編)，診断と治療社，2011
2) 特集：小児の輸液・栄養管理の基礎と実践．小児科診療，78，2015
3) 「臨床栄養別冊JCNセレクト9 小児の臨床栄養 エビデンスとトピックス」(雨海照祥/編)，医歯薬出版，2014

プロフィール

児玉浩子（Hiroko Kodama）
帝京平成大学健康メディカル学部健康栄養学科

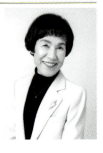

12. 高齢者の栄養療法

若林秀隆

Point

- サルコペニアの対応は原因で異なり,リハビリテーション栄養の考え方が有用です
- 急性期病院で医原性サルコペニアにさせないことが大切です
- 褥瘡治療には,栄養改善をめざした攻めの栄養管理を行います

高齢者の基本知識・栄養療法の考え方

はじめに

　高齢者では低栄養を認めることが多いです.身体要因として,併存疾患（消化管疾患,悪性腫瘍,慢性臓器不全など）や老人性嚥下機能低下（老嚥）,味覚・嗅覚の低下,歯を含めた口腔機能低下があります.また,精神要因（認知症,うつ病）,薬剤要因（多剤内服,薬剤副作用）,社会要因（独居,介護不足,経済的問題）も栄養状態に悪影響を与えます.そのため,すべての高齢者に栄養スクリーニングを行い,低栄養を見落とさないことが必要です.本稿ではサルコペニアと褥瘡を中心に,高齢者の栄養管理について解説します.

1. サルコペニア

　サルコペニアとは進行性,全身性に認める筋肉量減少と筋力低下であり,身体機能障害,QOL低下,死のリスクを伴います[1].サルコペニアの原因が加齢のみの場合を原発性サルコペニア,その他の原因（活動,栄養,疾患）の場合を二次性サルコペニアと分類します（表1）[1].成人低栄養の原因は,急性疾患・損傷（急性炎症,侵襲）,慢性疾患（慢性炎症,悪液質）,社会生活環境（飢餓）の3つに分類されます.これらはすべて二次性サルコペニアの原因であるため,低栄養では二次性サルコペニアを認めることが多いです.40歳以降では年に0.5～1％程度,筋肉量が減少します.また,廃用症候群患者の88～91％に低栄養を認めます[2, 3].そして,原疾患によるサルコペニアに,加齢,活動,栄養,侵襲,悪液質によるサルコペニアを合併する可能性があります.

　サルコペニアの診断基準は,筋力低下（握力：男性26kg未満,女性18kg未満）もしくは身

表1　サルコペニアの原因による分類

原発性サルコペニア
・加齢の影響のみで，活動・栄養・疾患の影響はない
二次性サルコペニア
・活動によるサルコペニア：廃用性筋萎縮，無重力 ・栄養によるサルコペニア：飢餓，エネルギー摂取量不足 ・疾患によるサルコペニア 　侵　襲：急性疾患・炎症（手術，外傷，熱傷，急性感染症など） 　悪液質：慢性疾患・炎症（がん，慢性心不全，慢性腎不全，慢性呼吸不全，慢性肝不全，膠原病，慢性感染症など） 　原疾患：筋萎縮性側索硬化症，多発性筋炎，甲状腺機能亢進症など

文献1より作成

体機能低下（歩行速度0.8 m/秒未満）を認め，筋肉量減少も認めた場合です[4]．臨床での筋肉量減少の目安は，下腿周囲長が男性34 cm未満，女性33 cm未満とします[5]．

フレイルとは，加齢のために身体機能を支える恒常性維持機構の低下により，ストレスに抗う力が低下し健康障害に対する脆弱性が高まった状態です．フレイルの中核要因がサルコペニアと低栄養であるため，フレイルの対応にはサルコペニア対策と栄養改善が重要です．

2. 褥瘡

褥瘡とは圧迫による血流低下などで，皮膚に障害を生じた状態です．深達度によって，浅い褥瘡（持続する発赤，真皮までの潰瘍，びらん，水疱）と深い褥瘡（皮下組織，筋肉，骨に達する潰瘍）に分類します．褥瘡の評価には，日本褥瘡学会が作成したDESIGN-R®（表2）を使用することが多いです．DESIGN-R®は深さ，滲出液，大きさ，炎症・感染，肉芽組織，壊死組織，ポケットの7項目で評価します．DESIGN-R®の得点が高いほど，エネルギー消費量は増加しやすいです．

褥瘡発生の危険因子には，基本的動作能力低下，病的骨突出，関節拘縮，低栄養，皮膚湿潤，浮腫などがあります．サルコペニアが重度の場合，低栄養，病的骨突出，浮腫の割合が増加し，褥瘡発生のリスクが高くなります．つまり，**サルコペニアは褥瘡のリスク因子**といえます．

表2　DESIGN-R®

DESIGN-R®　褥瘡経過評価用

カルテ番号（　　　）
患者氏名（　　　）

			月日	/	/	/	/	/	/

Depth　深さ　創内の一番深い部分で評価し，改善に伴い創底が浅くなった場合，これと相応の深さとして評価する

d	0	皮膚損傷・発赤なし	D	3	皮下組織までの損傷
	1	持続する発赤		4	皮下組織を越える損傷
	2	真皮までの損傷		5	関節腔，体腔に至る損傷
				U	深さ判定が不能の場合

Exudate　滲出液

e	0	なし	E	6	多量：1日2回以上のドレッシング交換を要する
	1	少量：毎日のドレッシング交換を要しない			
	3	中等量：1日1回のドレッシング交換を要する			

Size　大きさ　皮膚損傷範囲を測定：[長径（cm）×長径と直交する最大径（cm）] *3

s	0	皮膚損傷なし	S	15	100以上
	3	4未満			
	6	4以上　16未満			
	8	16以上　36未満			
	9	36以上　64未満			
	12	64以上　100未満			

Inflammation/Infection　炎症/感染

i	0	局所の炎症徴候なし	I	3	局所の明らかな感染徴候あり（炎症徴候，膿，悪臭など）
	1	局所の炎症徴候あり（創周囲の発赤，腫脹，熱感，疼痛）		9	全身的影響あり（発熱など）

Granulation　肉芽組織

g	0	治癒あるいは創が浅いため肉芽形成の評価ができない	G	4	良性肉芽が，創面の10％以上50％未満を占める
	1	良性肉芽が創面の90％以上を占める		5	良性肉芽が，創面の10％未満を占める
	3	良性肉芽が創面の50％以上90％未満を占める		6	良性肉芽が全く形成されていない

Necrotic tissue　壊死組織　混在している場合は全体的に多い病態をもって評価する

n	0	壊死組織なし	N	3	柔らかい壊死組織あり
				6	硬く厚い密着した壊死組織あり

Pocket　ポケット　毎回同じ体位で，ポケット全周（潰瘍面も含め）[長径（cm）×短径*1（cm）] から潰瘍の大きさを差し引いたもの

p	0	ポケットなし	P	6	4未満
				9	4以上16未満
				12	16以上36未満
				24	36以上

部位[仙骨部，坐骨部，大転子部，踵骨部，その他（　　　　）]　　合計*2

*1："短径"とは"長径と直交する最大径"である
*2：深さ（Depth：d.D）の得点は合計には加えない
*3：持続する発赤の場合も皮膚損傷に準じて評価する

© 日本褥瘡学会/2013

文献6より転載

症例問題

症例問題 1. 医原性サルコペニアの栄養療法

症例

85歳男性．身長164 cm，体重42 kg，BMI 15.6 kg/m²．既往歴として12年前に胃癌で胃全摘出術を受けました．今回は誤嚥性肺炎のため急性期病院に入院しました．肺炎発症前は常食を経口摂取可能で，歩行ベースでADL自立していました．とりあえずベッド上安静，禁食として抗菌薬，酸素療法，末梢静脈輸液（ソルデム® 3A 1,500 mL）で加療しました．

2週間後，肺炎が治癒したため，食事とリハビリテーション（以下，リハ）を開始してすぐに自宅退院と考えましたが，重度の摂食嚥下障害を認め，経口摂取困難でした．この時点で体重37 kg，BMI 13.8 kg/m²と2週間で5 kgの体重減少を認めていました．下腿周囲長24 cm，握力12 kg，歩行不可でサルコペニアでした．

 Q1：肺炎発症前は常食を経口摂取可能であったのに，なぜ重度の摂食嚥下障害を認めたのでしょうか？
Q2：どのような栄養療法を行えば医原性サルコペニアを予防できたでしょうか？

1 重度の摂食嚥下障害になった原因

本症例では2週間のベッド上安静，禁食，不適切な栄養管理によって医原性サルコペニアをつくり，サルコペニアの摂食嚥下障害となりました．サルコペニアの摂食嚥下障害とは，全身および嚥下関連筋の筋肉量低下，筋力減少による摂食嚥下障害です[7, 8]．

誤嚥性肺炎は高齢者に多く，急性炎症による侵襲を認めるため，全身や嚥下関連筋のサルコペニアが進行しやすいです．誤嚥性肺炎では「とりあえず安静」「とりあえず禁食」とされることが臨床で多いため，廃用によるサルコペニアを合併しやすいです．さらに末梢静脈栄養で水電解質輸液のみといった不適切な栄養管理が行われた場合，飢餓によるサルコペニアも合併します．つまり，誤嚥性肺炎ではサルコペニアの4つの原因すべてを合併しやすいのです（図）[9]．その結果，誤嚥性肺炎の前は老嚥や軽度の摂食嚥下障害で常食を経口摂取可能であったにもかかわらず，誤嚥性肺炎の治癒後にサルコペニアの摂食嚥下障害となりました．

2 高齢者の誤嚥性肺炎に対する栄養療法

誤嚥性肺炎の場合，入院当日からの早期離床，早期経口摂取，適切な栄養管理が，サルコペニアの摂食嚥下障害の予防と治療に重要です．高齢の肺炎入院患者では，**入院後2日以内に経口摂取を開始**した場合，より早期に経口摂取で退院できます[10]．ただし，適切な摂食嚥下機能評価と摂食嚥下リハの実施が必要です．誤嚥性肺炎の入院高齢患者では，入院後3日以内に理学療法を開始した方が，死亡率が有意に低くなります[11]．また低栄養の場合に，全量経口摂取が遅れやすくなります[12]．これらより誤嚥性肺炎の場合，入院当日に摂食嚥下機能を評価して可能であれば

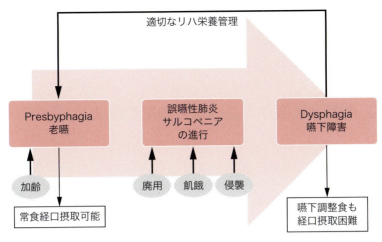

図　誤嚥性肺炎・サルコペニアによる嚥下障害
文献9より引用

表3　リハ栄養評価のポイント

項目	内容
栄養障害	栄養障害を認めるか評価する．何が原因か評価する．
サルコペニア	サルコペニア（広義）を認めるか評価する．何が原因か評価する．
嚥下障害	摂食嚥下障害を認めるか評価する．
予後予測	現在の栄養管理は適切か，今後の栄養状態はどうなりそうか予測する．
訓練内容判断	機能改善を目標としたリハを実施できる栄養状態か評価する．

経口摂取を開始するとともに，リハと栄養療法を開始すべきです．

　入院当日の栄養療法は，末梢静脈輸液で構いません．ただし，ソルデム®3A 1,500 mLでは，1日エネルギー摂取量258 kcal，アミノ酸と脂質0 gと少なすぎです．ビーフリード® 1,500 mL＋20％イントラリポス® 100 mLとすれば，1日エネルギー摂取量830 kcal，アミノ酸45 g，脂質20 gとなり，2週間以内であれば対応可能です．

3 リハ栄養で患者の状態を管理する

　サルコペニアの対応は加齢，活動，栄養，疾患の原因によって異なり，リハ栄養の考え方が有用です．**リハ栄養とは，栄養状態も含めて国際生活機能分類で評価を行ったうえで，障害者や高齢者の心身の機能，生活活動，社会への参加（以下，機能，活動，参加），QOLを最大限発揮できるような栄養管理を行うことです**[8]．リハ栄養管理の主な内容は，①低栄養や不適切な栄養管理下におけるリハのリスク管理，②リハの時間と負荷が増加した状況での適切な栄養管理，③筋力・持久力などのさらなる改善の3つです．リハ栄養評価のポイントを表3に示します．

　表3の予後予測の欄にある今後の栄養状態は，栄養も含めた全身状態と栄養管理の内容によって，改善，維持，悪化のいずれになるか予測します．今後の栄養状態が悪化すると予測される場合，体重，筋肉量，持久力は低下する可能性が高いです．この状況で筋肉量増強目的のレジスタ

ンストレーニングや持久力改善目的の持久性トレーニングを行うと，栄養状態が悪化してかえって筋力や持久力が低下するので禁忌となります．

症例問題 2. 褥瘡と重度サルコペニアの栄養療法

症例

90歳女性．身長143 cm，体重19 kg，BMI 9.3 kg/m²．既往歴として7年前に脳梗塞で重度右片麻痺，失語を認めました．今回は脱水と仙骨部褥瘡のため急性期病院に入院しました．入院前は家族の介助で3食経口摂取していましたが，ADLは全介助でした．DESIGN-R®では，D4 E6 s12 I9 G5 N3 P9（皮下組織を越える損傷，滲出液は多量で1日2回以上のドレッシング交換を要する，大きさ64 cm²以上100 cm²未満，炎症・感染は発熱など全身的影響あり，良性肉芽が創面の10％未満を占める，柔らかい壊死組織あり，ポケットは4 cm²以上16 cm²未満）で44点でした．とりあえずベッド上安静，禁食として末梢静脈輸液（ソルデム®3A 500 mL＋ヴィーン®D 500 mL）で加療しました．下腿周囲長18 cm，握力0 kg，歩行不可でサルコペニアでした．

Q1：とりあえず禁食でよかったでしょうか？
Q2：末梢静脈輸液の内容は適切だったでしょうか？

1 栄養療法か禁食か判断する

本症例は入院前，家族の介助で3食経口摂取していましたが，摂取量が不十分であったため著明な低栄養，サルコペニア，仙骨部褥瘡を認めました．脳梗塞の既往と重度のサルコペニアから，摂食嚥下障害の存在が示唆されます．しかし，とりあえず禁食とするのは不適切です．本症例でも，入院当日に摂食嚥下機能を評価して可能であれば経口摂取を開始するとともに，リハと栄養療法を開始すべきです．

2 褥瘡と重度サルコペニアに対する栄養療法

Ⅲ，Ⅳ度の褥瘡を有する経管栄養患者に，基礎エネルギー消費量×1.1×1.3〜1.5のエネルギー量（37.9±6.5 kcal/kg/日）を投与すると，対照群（研究前と同等のエネルギー量，29.1±4.9 kcal/kg/日）と比較して褥瘡のサイズが8週間以降で有意に改善しました[13]．本症例では褥瘡や，低栄養とサルコペニアの改善のためにも，入院当日から栄養改善をめざした栄養療法が必要です．しかし，ソルデム®3A 500 mL＋ヴィーン®D 500 mLでは，1日エネルギー摂取量186 kcal，アミノ酸と脂質0 gと少なすぎです．可能な範囲での経口摂取およびビーフリード® 1,000 mL＋20％イントラリポス®100 mLで開始します．その後，refeeding症候群に留意しながら栄養モニタリングを行い，エネルギー・タンパク質の摂取量を徐々に増加させていきます．

摂食嚥下障害で経口摂取が困難な場合には，経管栄養を開始します．その際，半固形化栄養剤を用いて投与時間を短縮することが，褥瘡の予防と治療に有用です．褥瘡では適切な栄養療法，エアマットなどによる除圧および局所療法を入院当日から開始すべきです．

おわりに

サルコペニアと褥瘡を中心に高齢者の栄養管理について解説しました．高齢者ではサルコペニアを認めることが多く，その対応には適切な栄養療法とともにリハ栄養の考え方が有用です．高齢者では，低栄養が心身の機能障害，生活活動制限，社会への参加制約，QOL低下の一因であり，栄養改善でこれらの改善を期待できます．**リハ栄養管理のゴールは，栄養改善だけでなく，機能，活動，参加，QOLのさらなる改善です**．これらの改善に貢献できる栄養管理を，臨床現場で実践してください．

Column：私が栄養に関心をもったきっかけ

リハ科医師である私が栄養に関心をもったきっかけは，主治医の不適切な臨床栄養管理などのために餓死した患者さんを何人もみてきたことです．餓死寸前の患者さんに最も必要なものは，当然ですが適切な栄養管理です．餓死寸前でも機能維持目的のリハは実施できますが，適切な栄養管理なしに機能，活動，参加，QOLを改善させることは不可能です．急性期病院はサルコペニア製造工場になりやすいことを認識してください．

一方，リハを頑張っても経口摂取や歩行は難しいと予後予測した患者さんが，栄養改善の結果，常食3食経口摂取可能や歩行自立となったこともかなり経験してきました．栄養改善の目的は単に体重増加や検査値改善ではなく，機能，活動，参加，QOLを最大限発揮させることです．リハ栄養の考え方を身につけて実践すると，低栄養やサルコペニアの患者さんの機能回復が変わります．高齢の入院患者さんでは必ず，低栄養とサルコペニアの存在を疑ってください．

引用文献

1) Cruz-Jentoft AJ, et al：Sarcopenia：European consensus on definition and diagnosis：Report of the European Working Group on Sarcopenia in Older People. Age Ageing, 39：412-423, 2010
2) Wakabayashi H, Sashika H：Association of nutrition status and rehabilitation outcome in the disuse syndrome：a retrospective cohort study. General Med, 12：69-74, 2011
3) Wakabayashi H, Sashika H：Malnutrition is associated with poor rehabilitation outcome in elderly inpatients with hospital-associated deconditioning：a prospective cohort study. J Rehabil Med, 46：277-282, 2014
4) Chen LK, et al：Sarcopenia in Asia：consensus report of the asian working group for sarcopenia. J Am Med Dir Assoc, 15：95-101, 2014
5) Kawakami R, et al：Calf circumference as a surrogate marker of muscle mass for diagnosing sarcopenia in Japanese men and women. Geriatr Gerontol Int, 15：969-976, 2015
6) DESIGN-R® 褥瘡経過評価用．日本褥瘡学会 http://www.jspu.org/jpn/member/pdf/design-r.pdf
7) Wakabayashi H：Presbyphagia and sarcopenic dysphagia：association between aging, sarcopenia, and deglutition disorders. J Frailty Aging, 3：97-103, 2014
8) Wakabayashi H, Sakuma K：Rehabilitation nutrition for sarcopenia with disability：a combination of both rehabilitation and nutrition care management. J Cachexia Sarcopenia Muscle, 5：269-277, 2014
9) 若林秀隆：誤嚥性肺炎．「サルコペニアの摂食・嚥下障害—リハビリテーション栄養の可能性と実践」（若林秀隆，藤本篤士／編・著），p127，医歯薬出版，2012
10) Koyama T, et al：Early commencement of oral intake and physical function are associated with early hospital discharge with oral intake in hospitalized elderly individuals with pneumonia. J Am Geriatr Soc, 63：2183-2185, 2015

11) Momosaki R, et al : Effect of early rehabilitation by physical therapists on in-hospital mortality after aspiration pneumonia in the elderly. Arch Phys Med Rehabil, 96 : 205-209, 2015

12) Momosaki R, et al : Predictive factors for oral intake after aspiration pneumonia in older adults. Geriatr Gerontol Int, 2015　doi : 10.1111/ggi.12506.

13) Ohura T, et al : Evaluation of effects of nutrition intervention on healing of pressure ulcers and nutritional states（randomized controlled trial）. Wound Repair Regen, 19 : 330-336, 2011

参考文献

1) 「サルコペニアの摂食・嚥下障害－リハビリテーション栄養の可能性と実践」（若林秀隆, 藤本篤士/編）, 医歯薬出版, 2012
2) 「悪液質とサルコペニア－リハビリテーション栄養アプローチ」（荒金英樹, 若林秀隆/編・著）, 医歯薬出版, 2014.
3) 「日本リハビリテーション栄養研究会監修：実践リハビリテーション栄養－病院・施設・在宅でのチーム医療のあり方」（若林秀隆/編・著）医歯薬出版, 2014
4) 「認知症のリハビリテーション栄養」（若林秀隆/編・著）, 医歯薬出版, 2015

プロフィール

若林秀隆（Hidetaka Wakabayashi）
横浜市立大学附属市民総合医療センターリハビリテーション科
質の高い仕事をするには，自分の慣れた生活範囲から外に出ることと感性を磨くことが重要だと感じています．可能な範囲で国際学会や国内学会に参加して，旅行先で美術館や博物館に行ったり，街中の歴史的建築物を見たり，ワインを飲んだりすることを心がけています．

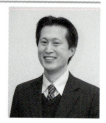

索引 Index

数字

24〜48時間以内 ················· 90

欧文

A〜E

AKI ····················· 136, 140
bacterial translocation ········· 106
BTR ························ 123
BUN/Cr比 ··················· 178
β酸化 ························ 25
CART ······················ 127
CHDF ······················ 199
Child-pugh分類 ··············· 123
Clostridium difficile ··········· 112
controlling nutritional status ···· 31
CONUT法 ···················· 31
CRRT ······················ 141
DESIGN-R® ·················· 230
Early PN study ··············· 101
EAT-10 ······················ 60
EN ·························· 57
enteral nutrition ··············· 57
EPA ························· 75
EPaNIC study ················ 101
ERASプロトコール ············ 188

F〜O

Fischer比 ···················· 72
GVHD ······················ 112
γ-リノレン酸 ·················· 75
Hypermetabolism ············· 27
immune-enhancing diet ······· 186
immunonutrition ············· 186
LES ····················· 72, 124
Maroniの式 ················· 180
NPC/N比 ················ 84, 199
npRQ ······················ 126
NST ······················· 223
ONS ······················· 130
over feeding ················· 83

P〜W

PEG ························ 61
PEM ······················· 124
percutaneous endoscopic gastrostomy
 ·························· 61
percutaneous trans-esophageal
 gastro-tubing ·············· 61
peripheral parenteral nutrition ·· 58
PPN ························ 58
PTEG ······················· 61
rapid turnover protein ········· 35
RBP ························ 35
refeeding症候群
 ··············· 137, 138, 181, 190
Schofieldの式 ················ 198
SGA ···················· 30, 185
subjective global assessment
 ······················ 30, 185
Tf ·························· 38
Torontoの式 ················· 198
total parenteral nutrition ······ 58
TPN ························ 58
TTR ························ 35
VAP ···················· 106, 108
Wernicke脳症 ················ 215

和文

あ行

亜鉛 ··················· 128, 212
亜鉛欠乏 ···················· 116
悪液質 ······················ 204
アミノ酸 ····················· 24
アルギニン ················ 75, 187
アルゴリズム ················· 196
アルブミン格差 ··············· 127
安静時エネルギー消費量 ········· 75
異化抑制 ····················· 94
医原性サルコペニア ············ 232
医原性廃用症候群 ············· 171
維持透析 ················ 135, 139
移植片対宿主病 ··············· 112
胃内容物 ···················· 101
胃瘻 ························ 61
インスリン ··················· 175
インスリン抵抗性 ············· 124
栄養アセスメントタンパク ······ 205
栄養素 ······················ 21
栄養評価 ···················· 194
栄養療法 ······ 186, 187, 190, 191, 192
液性免疫 ····················· 54
エネルギー制限 ··············· 195
嚥下訓練 ···················· 155
嚥下障害 ····················· 42
嚥下造影検査 ·················· 44
嚥下調整食 ··················· 208
嚥下内視鏡検査 ················ 44
炎症性サイトカイン ············· 75
嘔吐 ······················· 211
嘔吐中枢 ···················· 211
悪心 ······················· 211
おやつ法 ···················· 119
オリゴ糖 ····················· 55
オリゴペプチド ············· 24, 70

か行

改訂水飲みテスト ·············· 44
解糖系 ····························· 25
過剰栄養投与 ················· 195
カルニチン ···················· 221
簡易懸濁法 ············· 168, 192
簡易法 ·························· 82
肝機能異常 ··················· 226
肝性脳症 ······················ 131
間接訓練 ······················ 169
間接熱量計 ··················· 195
乾燥痰 ·························· 48
緩和期 ························ 203
緩和ケア食 ··················· 207
ギアチェンジ ················ 204
飢餓 ···························· 134
基礎エネルギー消費量 ····· 83
キット製剤 ··················· 206
急性膵炎 ······················ 200
菌交代現象 ··················· 112
空腸瘻 ························ 155
口から食べる幸せを守る ··· 121
グリコーゲン ················ 176
経胃投与 ······················· 92
経空腸投与 ············ 103, 109
経口栄養補助 ················ 130
経静脈栄養 ···················· 94
経腸栄養 ················· 57, 191
外科的糖尿病 ············ 74, 176
血液透析 ······················ 135
結晶アミノ酸 ·················· 69
血糖値 ························ 175
下痢 ···························· 110
顕性誤嚥 ······················· 47
原発性サルコペニア ······· 230
口腔ケア ················· 47, 213
口腔内感染 ··················· 213
高血糖 ························ 163
抗重力位 ····················· 166

口内炎 ························ 212
高齢者 ························ 118
誤嚥性肺炎 ········ 42, 118, 232
呼吸器関連肺炎 ············· 106
呼吸商 ·························· 75
五大栄養素 ···················· 22

さ行

催吐性リスク ················ 211
サイトメガロウイルス腸炎 ····· 112
サルコペニア ···· 27, 124, 229, 234
サルコペニアの摂食嚥下障害 ··· 232
三大栄養素 ···················· 22
四肢切断患者 ················ 180
脂質 ····························· 95
脂質分解酵素 ·················· 23
持続的腎代替療法 ·········· 136
湿性嗄声 ······················· 43
脂肪肝 ························ 226
重症熱傷 ······················ 198
就寝前食 ······················ 124
主観的包括的評価 ····· 30, 185
術後偽糖尿病 ················ 176
循環動態不安定 ·············· 90
消化管出血 ··················· 100
消化態栄養剤 ················ 196
食事摂取量 ··················· 115
食事療法 ······················ 226
褥瘡 ······················ 230, 234
食道瘻 ·························· 61
食物網 ·························· 21
食欲不振 ······················ 116
侵襲 ···················· 134, 136, 140
侵襲期用アミノ酸製剤 ····· 141
浸透圧 ·························· 69
腎不全用アミノ酸製剤 ····· 138
腎不全用経腸栄養剤 ······· 139
水分補給ゼリー ············· 208
ストーマ ······················ 156

ストレッサー ·················· 52
成分栄養剤 ··················· 188
摂食嚥下障害 ················ 167
摂食障害 ······················ 210
セレン ························ 221
セレン欠乏症 ·················· 86
早期経口摂取 ················ 231
早期経腸栄養 ········· 106, 141
早発性下痢 ··················· 213
総必要エネルギー量 ········· 83

た行

代謝性アシドーシス ········· 95
唾液 ····························· 23
唾液誤嚥 ······················· 46
多臓器不全 ···················· 95
脱水 ···························· 156
単純性肥満 ··················· 226
短腸症候群 ··················· 155
単糖類 ·························· 24
タンパク・エネルギー低栄養 ··· 124
タンパク異化 ················ 198
タンパク質 ···················· 95
たんぱく分解酵素 ············ 23
ダンピング症候群 ····· 104, 155
チアミン欠乏 ················ 215
窒素係数 ······················· 85
窒素源 ························ 196
窒素出納 ······················ 134
窒素バランス ··········· 36, 180
遅発性下痢 ··················· 213
中心静脈栄養 ·········· 58, 189
中性脂肪 ······················· 26
チューブ径 ··················· 168
腸管蠕動麻痺 ················ 106
調整標準体重 ················ 181
腸蠕動音 ······················ 200
腸内細菌学 ···················· 55
腸内常在菌 ···················· 51

腸内常在菌叢	55	
低亜鉛血症	128	
低アルブミン血症	159	
低栄養状態	95	
低用量	92	
電解質	96	
糖原性アミノ酸	27	
糖質液	95	
糖質分解酵素	24	
糖新生	25	
糖尿病腎症	178	
糖尿病腎症生活指導基準	178	
特定保健用食品制度	55	
トランスサイレチン	35, 191	
トランスフェリン	36	

な行

二次性サルコペニア	230
日本人の食事摂取基準2015年版	220
乳酸菌製剤	54
乳糖分解酵素	225
乳糜漏	160
乳幼児急性胃腸炎	222
尿素窒素	27
粘液瘻	161
年齢別水分所要量	221

は行

ハーフ食	118
排液量	102
排便コントロール	110
半固形化	109, 111
半固形状流動食	71
半消化態栄養剤	188
反復唾液嚥下テスト	43
ビオチン	221
ビタミン	22
ビタミンB_1	86, 96
非タンパク呼吸商	126
必須脂肪酸欠乏	69
肥満度	221
肥満度判定曲線	223
標準成長曲線	221
付加水	103
不可避窒素喪失量	74
腹水	127
腹水貯留	129
腹水濾過濃縮再静注法	127
腹部症状	101
腹部膨満	200
腹膜透析	135
服用コンプライアンス	130
不顕性誤嚥	44, 47
藤島の嚥下障害グレード	62
フリーラジカル	212
フルクトース	182
プレアルブミン	35, 191
フレイル	230
プレバイオティクス	54
プレフィルドシリンジ	86
プロバイオティクス	54
分岐鎖アミノ酸	72
ベッドサイドスクリーニング評価	171
ペプチド	111
便秘	214
包括的ケア	166
包括的評価視点	167
芳香族アミノ酸	72
縫合不全	157
ホエイペプチド	200
補酵素	22
保存期腎不全	135, 137
ポラプレジンク	212
ホルモン感受性リパーゼ	26

ま行

末梢静脈栄養	58, 187
麻痺性イレウス	154
マルトース	182
味覚障害	116, 212
ミネラル	22
免疫賦活栄養剤	190
免疫賦活栄養法	186, 187
目標量	92

や行

幽門後投与	92
遊離脂肪酸	24, 27
癒着性イレウス	157

ら行

ラクトレスミルク	225
リザーバー機能	23
六君子湯	107, 109
リハ栄養	233
リハ栄養評価	233
レチノール結合タンパク	35

編者プロフィール

泉野浩生（Hiroo Izumino）

長崎大学病院 救命救急センター
現在 りんくう総合医療センター・大阪府泉州救命救急センター

2005 年	長崎大学医学部 卒業
2007 年	長崎大学病院腫瘍外科 入局
2009 年	関西医科大学附属滝井病院　救急医学科・高度救命救急センター
	救命センター NST 委員長，院内 NST 専任医師
2011 年	長崎大学病院　救命救急センター
	救命センター NST 委員長，院内 NST 専任医師
2015 年	りんくう総合医療センター・大阪府泉州救命救急センター（現職）

【専門医】JSPEN 認定医，病態栄養専門医，外科専門医，救急科専門医
【専門分野】外傷全般，重症病態の栄養・呼吸療法，侵襲学
【資格】日本 DMAT 隊員，Infection Control Doctor

救命救急の現場では，刻々と変化する多様な疾患の患者さんに対応しなくてはなりません．最も実践が難しく，最もエビデンスがないといわれる重症患者の栄養療法，これが私の専門分野です．
急性期から"攻める"栄養療法を共に実践してきた看護師，栄養士，薬剤師，歯科医師，理学療法士が，他の部署で落胆しないよう，若手医師のみなさんを育てることも私の仕事です．
やっている人は少ないけど，ニーズは高い．

まさに，Professional！

レジデントノート　Vol.17　No.17（増刊）

栄養療法がわかる！できる！

プレゼンのカリスマから学ぶ基本知識と 症例問題 で身につく 実践力 で，治療 がグッとうまくいく！

編集／泉野浩生

レジデントノート 増刊

Vol. 17　No. 17　2016〔通巻219号〕
2016 年 2 月 10 日発行　第 17 巻　第 17 号
2021 年 3 月 25 日第 3 刷発行
ISBN978-4-7581-1564-3
定価4,950円（本体4,500円＋税10％）（送料実費別途）

年間購読料
　24,000 円＋税（通常号12冊，送料弊社負担）
　51,000 円＋税（通常号12冊，増刊6冊，送料弊社負担）
郵便振替　00130-3-38674

Ⓒ YODOSHA　CO., LTD. 2016
　　Printed in Japan

発行人	一戸裕子
発行所	株式会社 羊 土 社
	〒101-0052
	東京都千代田区神田小川町 2-5-1
	TEL　03（5282）1211
	FAX　03（5282）1212
	E-mail　eigyo@yodosha.co.jp
	URL　www.yodosha.co.jp/
装幀	野崎一人
印刷所	広研印刷株式会社
広告申込	羊土社営業部までお問い合わせ下さい．

本誌に掲載する著作物の複製権・上映権・譲渡権・公衆送信権（送信可能化権を含む）は（株）羊土社が保有します．
本誌を無断で複製する行為（コピー，スキャン，デジタルデータ化など）は，著作権法上での限られた例外（「私的使用のための複製」など）を除き禁じられています．研究活動，診療を含み業務上使用する目的で上記の行為を行うことは大学，病院，企業などにおける内部的な利用であっても，私的使用には該当せず，違法です．また私的使用のためであっても，代行業者等の第三者に依頼して上記の行為を行うことは違法となります．

JCOPY ＜（社）出版者著作権管理機構　委託出版物＞
本誌の無断複写は著作権法上での例外を除き禁じられています．複写される場合は，そのつど事前に，（社）出版者著作権管理機構（TEL 03-5244-5088，FAX 03-5244-5089，e-mail：info@jcopy.or.jp）の許諾を得てください．

乱丁，落丁，印刷の不具合はお取り替えいたします．小社までご連絡ください．